# 世界听力报告

# World Report on Hearing

主　　译　韩德民

副 主 译　黄丽辉　傅新星

译　　者（以姓氏笔画为序）

王　杰　王　硕　亓贝尔　刘　博　李　轶

李永新　张　娜　陈雪清　赵守琴　郝新平

黄丽辉　韩德民　傅新星

翻译秘书　李　悦　李炎姬

人民卫生出版社

·北 京·

图书在版编目(CIP)数据

世界听力报告 / 世界卫生组织(WHO)组织编写;韩德民主译. —北京:人民卫生出版社,2021.10
ISBN 978-7-117-32078-8

Ⅰ. ①世… Ⅱ. ①世… ②韩… Ⅲ. ①听力-研究报告-世界 Ⅳ. ①R339.16

中国版本图书馆 CIP 数据核字(2021)第 192522 号

| 人卫智网 | www.ipmph.com | 医学教育、学术、考试、健康,购书智慧智能综合服务平台 |
| 人卫官网 | www.pmph.com | 人卫官方资讯发布平台 |

**世界听力报告**

Shijie Tingli Baogao

主　　译:韩德民
出版发行:人民卫生出版社(中继线 010-59780011)
地　　址:北京市朝阳区潘家园南里 19 号
邮　　编:100021
E - mail:pmph @ pmph.com
购书热线:010-59787592　010-59787584　010-65264830
印　　刷:廊坊一二〇六印刷厂
经　　销:新华书店
开　　本:710×1000　1/16　印张:16
字　　数:296 千字
版　　次:2021 年 10 月第 1 版
印　　次:2021 年 10 月第 1 次印刷
标准书号:ISBN 978-7-117-32078-8
定　　价:70.00 元

打击盗版举报电话:010-59787491　E-mail:WQ @ pmph.com
质量问题联系电话:010-59787234　E-mail:zhiliang @ pmph.com

# 主译简介

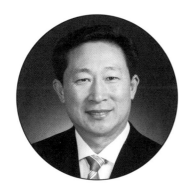

**韩德民**
中国工程院院士
医学博士与医学哲学博士
博士研究生导师

国家防聋治聋技术指导组丨组长（2015—　　）

国家科学技术奖励委员会丨委员（2017—　　）

中国医学科学院丨学部委员（2019—　　）

中国医疗保健国际交流促进会丨会长（2015—　　）

华夏医学科技奖理事会丨理事长（2015—　　）

世界华人耳鼻咽喉头颈外科学会理事会丨理事长（2002—　　）

教育部耳鼻咽喉头颈外科重点实验室丨主任（1998—　　）

世界卫生组织（WHO）防聋合作中心丨主任（2008—　　）

国家临床重点专科丨主任（2015—　　）

首都医科大学耳鼻咽喉科学院丨院长（2012—　　）

中华医学会耳鼻咽喉 – 头颈外科学分会丨主任委员（2007—2015）

中国医师协会耳鼻咽喉头颈外科医师分会丨名誉会长（2018—　　）

国家耳鼻咽喉疾病临床医学研究中心学术指导委员会丨主任委员（2020—　　）

获奖：

国家科学技术进步奖二等奖 3 项、省部级科技进步奖 13 项

何梁何利基金科学与技术进步奖（2005）、树兰医学奖（2020）

第 67 届联合国大会授予"南 – 南人道主义精神奖"（2012）

# 序　一

听力损失通常被称为"看不见的残疾"。不仅因为症状看不见，并且此病长期以来在社群中受到歧视，被政策制定者所忽视。

未经干预的听力损失在全球伤残损失健康生命年的成因中居第三位。它影响各年龄段人群、家庭和经济水平。由于未能完善地解决听力损失，预计每年会造成1万亿美元的损失。未经干预的听力损失带来的巨大经济负担是可量化的，但无法量化的是沟通、教育和社会交流缺失所造成的痛苦。

在未来数十年中，听力损失的人数可能会大大增加，这使得我们面临的局面将比以往更加紧迫。目前，全球有超过15亿人遭受某种程度的听力损失，到2050年这一数字可能会增加到25亿。此外，全球11亿年轻人由于长期暴露于高音量音乐而面临永久性听力损失的风险。*World Report on Hearing* 表明，循证且具有成本效益的公共卫生措施，可以预防多种原因造成的听力损失。

为了指导未来的行动，*World Report on Hearing* 介绍了一系列由各会员国提议的战略举措，这些战略举措将被纳入国家卫生体系，以确保所有需要这些服务的人可根据全民健康覆盖的原则，不受经济条件所限，平等地获得耳和听力保健服务。

COVID-19大流行突显了听力的重要性。疫情期间，我们努力与家人、朋友和同事保持社交联络，此时我们比以往任何时候都更需要听到他们的消息。疫情也给了我们一个沉重的教训：健康不是奢侈品，而是社会、经济和政治发展的基础。预防并治疗各种疾病和残疾不是一种消费，而是所有人为建立一个更安全、更公平、更繁荣的世界而作出的投资。

当我们从这场全球疫情的大流行中清醒和反应过来时，我们必须吸取它带给我们的教训，再也不能对听力损失置若罔闻。

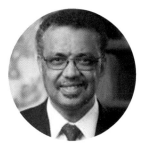

谭德塞博士
世界卫生组织总干事

# 序 二

  我在世界各国都遇到了一些年轻女孩,她们曾经与贫困、童婚和歧视进行过不懈抗争,最终获得留在学校读书的机会并完成了学业。这些女孩有着不同的家庭背景、宗教信仰,说着不同的语言,但她们都怀有共同的愿望,追求未来的梦想。

  相比于这些女孩、妇女和其他被边缘化的人群,在获得公平时所面临的障碍,听障人群则处于更加不利的境地。全球约有 10 亿人面临可避免的听力损失风险。据 WHO 估计,全球超过 4 亿人存在残疾性听力损失,其中包括 3 400 万儿童。他们的健康和生活质量受到影响。

  我也患有听力损失,但并没有影响我接受教育。听力残疾人士在听力保健、康复和相应技术的帮助下,可以平等地接受教育、获取工作,并融入社区。影响他们发挥全部潜能的不是听力损失,而是贫穷和歧视。

  为了应对这一全球性公共卫生挑战,*World Report on Hearing* 为耳和听力保健提供了循证、公平且具有成本效益的行动方案。本报告中的指导方案,有助于世界卫生组织会员国对听力损失进行预防,并确保听力损失者获得听力保健的权益。

  我希望,各位主导者能够共同努力,落实 *World Report on Hearing* 中的建议,让每一位听力损失者有机会与我们一起共享未来。

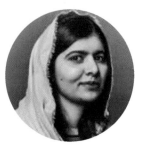

马拉拉·优素福·扎伊( Malala Yousafzai )
诺贝尔奖获得者 联合国和平使者

# 序 三

从小我就知道自己喜欢从事音乐相关的工作——音乐就是我的一切。相信很多人都有着和我同样的感受。

过去的 45 年中，我在欣赏音乐时一直注重保护听力。我想通过 *World Report on Hearing* 传递这些信息：

"音乐于我就是一切，如同听觉于你。"

听力损失不仅对年轻人有影响，对所有年龄段的人都有影响。我们欣赏音乐的方式至关重要，音量过大可能会对您的听力造成永久性损害。因此，请调至适当的音量，爱护听力。

请记住，听力一旦失去，将不再复返。

继续摇滚吧，但请注意保护听力。

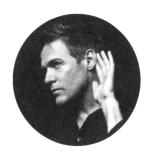

布莱恩·亚当斯（Bryan Adams）
音乐家

# 序 四

听觉是上天赐予人类的礼物。聆听不仅给予人美的享受，赋予生命美学的意义，更是我们学习和社交的媒介。

从我的亲身经历中，我深切体会到教育和学习对残疾儿童的重要性，教育不仅伴我走过了一生中最艰难的时刻，也激发了我的全部潜能。因此我无法接受，即使在今天，世界上仍有成千上万的儿童被剥夺了受教育和沟通的权利，致使他们的愿望无法实现。更重要的是，听力损失可防可治，听力损失儿童不应该被剥夺教育和沟通的权利。

世界卫生组织的 *World Report on Hearing*，强调了全球近 4.5 亿残疾性听力损失者对康复服务的需求，并进一步阐述了如何在世界范围内公平地提供服务。

我代表康复国际（Rehabilitation International）感谢世界卫生组织对听力残疾人士的持续支持，我们为能成为这份重要报告的贡献者感到自豪。我衷心希望，报告的发布能够进一步推动落实世界卫生大会 2017 年通过的《预防耳聋和听力损失决议》，使包括听力损失者在内的所有人都能健康、充实地生活。康复国际愿与世界卫生组织携手努力。

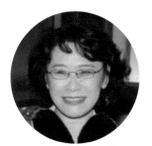

张海迪
康复国际主席
中国残疾人联合会主席

# 致　谢

世界卫生组织（WHO）向参与本报告编写的超过 200 名顾问、编辑、同行评审专家、世界卫生组织工作人员以及其他提供支持和指导的贡献者致以谢意。这份报告离不开他们的奉献、支持和专业知识。

*World Report on Hearing* 由 Shelly Chadha 和 Alarcos Cieza 起草，Kaloyan Kamenov 和 Ricardo Martinez 提供技术支持，并在世界卫生组织助理总干事任明辉和非传染性疾病司主任 Bente Mikkelsen 的整体指导下完成。本报告的制订和最终成型，离不开 Karen Reyes 和 Christine Turin Fourcade 的支持。本报告离不开以下 WHO 工作人员的贡献：Hala Sakr Ali、Elena Altieri、Islene Araujo de Carvalho、Melanie Bertram、Somnath Chatterji、Chitra Chander、Giorgio Cometto、Neerja Choudhary、Diana Estevez、Gaurav Gupta、Hayatee Hasan、Ivan Dimov Ivanov、Kim Warrick Junsuk、Chapal Khasnabis、Etienne Krug、Teena Kunjumen、Ariane Laplante-Lévesque、Alina Lashko、Maryam Mallick、Satish Mishra、Ellick Narayan、Patanjali Dev Nayar、Alana Officer、Nuria Toro Polanco、Nathalie Roebbel、Sarah Russel、Juan Carlos Silva、Karin Stenberg、Gabriella Stern、Yuka Sumi、Emma Tebbutt、Adriana Velasquez。

## 贡献者

### 编辑指导

Jackie Clark、Susan Emmett、Suneela Garg、Linda Hood、Catherine McMahon、Carrie Niemann、Bolajako Olusanya、George Tavartkiladze、Peter Thorne。

### 咨询委员会和审稿专家

Mazin Al Khabori、Kasper Bergmann、Mahmood Bhutta、Abraham Blau、Li-Rong Cheng、Michael Chowen、Carolina Der、John Eichwald、Rachael Hapunda、Kelly King、Frank Lin、Isaac Macharia、Norberto Martinez、Donald Bradley McPherson、Amarilis Melendez、Katrin Neumann、Gerard

O'Donoghue、Milan Profant、Diego Santana-Hernández、Lana Shekim、Andrew Smith、Paige Stringer、De Wet Swanepoel、Ruth Warick、Blake Wilson。

## 背景资料作者和审稿人

Arun Agarwal、Sue Archbold、Agnes Au、David M. Baguley、Elizabeth F. Beach、Melanie Bertram、Mahmood Bhutta、Isabelle Boisvert、Chris Brennan-Jones、卜行宽，Robert Cowan、Sharon L. Cushing、Adrian C. Davis、Virgil De Mario、Carolina Der、Lauren Dillard、Robert Dobie、Richard C. Dowell、Susan D. Emmett、Kris English、Harald A. Euler、Melanie Ferguson、Samuel C. Ficenec、Jean-Pierre Gagné、Suneela Garg、René Gifford、Karen A. Gordon、Helen Goulios、Lydia Haile、Wyatte C. Hall、Rachael Hapunda、Howard Hoffman、Elizabeth A-L. Holt、Linda J. Hood、Gitte Keidser、Sarah M. Kortebein、Teena Kunjumen、Ariane Laplante-Lévesque、Judith Lieu、Frank Lin、Lucero Lopez、Isaac Macharia、Norberto Martinez、Ricardo Martinez、David McDaid、Catherine McMahon、Bradley McPherson、Nikki Mills、Thais Morata Johannes Mulder、Wilhelmina Mulders、Joseph Murray、Serah N. Ndwega、Katrin Neumann、Carrie Niemann、Ian O'Brien、Bolajoko Olusanya、Neelima Panth、Blake C. Papsin、Danielle Powell、William T. Reed、Mariana Reis、John S. Schieffelin、Alan Shan、Sunil D. Sharma、Kristin Snoddon、Mario Svirsky、George Tavartkiladze、Peter Thorne、James Ting、Kelly Tremblay、Alejandra Ullauri、Theo Vos、Ruth Warick、Karl R. White、Warwick Williams、Michael Yong、Christine Yoshinaga-Itano、Robin Youngs。

## 数据收集、分析和建模人员

Arun Agarwal、Melanie Bertram、Paul Briant、Carolina Der、Somenath Chatterjee、Nathan Green、Tim Jesudason、Lydia Haile、Rachael Hapunda、Institute for Health Metrics and Evaluation( IHME )、Ricardo Martinez、David McDaid、Catherine McMahon、Aislyn Orji、A-La Park、Alejandra Rodarte、Jaimie Steinmetz、George Tavartkiladze、David Tordrup、Theo Vos。

## 传播工具组件提供者

Paige Stringer，协助者还包括 Elena Altieri、Hayatee Hasan、Matt Howick、Karen Reyes、Sarah Russel、Gabriella Stern。

## 案例和图片提供者

Ratna Anggraeni；Nazmul Bari；Bianca Birdsey；Matt Brady，Karen Mojica（五月花医疗外展服务）；Ruth Thomsen，Greg Nassar（英国国家医疗服务体系听力学专家组和英国听力学会）；Kahn Bury；中国听力语言康复研究中心；Oh Chunghyeon（斐济 CWM 医院）；Sneha Das Gupta；Janet DesGeorges（美国 Hands & Voices）；Raphael Elmiger（瑞士联邦公共卫生局）；Susan Emmett；Joaquin Escoto（尼加拉瓜卫生部）；Gemeinschaft Eltern 和 Freunde Hörgeschädigter（奥地利）；Global Coalition of Parents of Children who are Deaf or Hard of Hearing（GPODHH）；Rachael Hapunda（赞比亚卫生部）；Hear the World 基金会；意大利儿科联盟听力学网络；日本政府；Ozlem Konukseven；Nguyen Thi Hong Loan；Cleopa Kilonzo Mailu（肯尼亚共和国常驻联合国和瑞士日内瓦其他国际组织办事处）；Maryam Mallick（WCO 巴基斯坦）；Olga Manukhina；Peace Masinde-Mutuma；Otto Mejia；Shadrack Mngemane（南非 Aurum 研究所）；国家聋儿父母协会（乌干达）；Mouna Sakly（突尼斯卫生部）；Diego Santana（CBM 国际）；Seema Rupani Shah（肯尼亚 SNR 听力中心）；Sandhya Singh（南非国家卫生部），Snigdha Sarkar（印度 Anwesha Kolkata）；Wendy Dawn Snowdon；听觉国际；Starkey 听力基金会；Paige Stringer（全球听力损失儿童基金会）；George Tavartkiladze（国家听力学和听力康复研究中心，俄罗斯莫斯科）；Glyn Vaughan（柬埔寨 All Ears）；Ruth Warick（国际重听者联合会）。

## 其他贡献者

世界听力论坛成员：Luke Alexander，Sue Archbold，Kasper Bergmann，Bianca Birdsey，Jeanette Blom，Ora Buerkli，Lise Lotte Bundesen，Patricia Castellanos de Muñoz，Michael Chowen，Jackie Clark，John Eichwald，Susan Emmett，Alison End Fineberg，Suneela Garg，Linda Hood，Julia Ligeti，Isaac Macharia，Norberto Martinez，Catherine McMahon，Katrin Neumann，Alana Nichols，Carrie Niemann，M Kathleen Pichora-Fuller，Ann Porter，Milan

Profant, Audra Renyi, Diego Santana, Paige Stringer, George Tavartkiladze, Bowen Tang, Peter Thorne, Elena Torresani, Ruth Warick, Stephen Williamson, Lena Lai Nar Wong, Lidia Zabala。

## 文献管理

Chitra Chander, Arunda Malachi, Kai Nash 和 Azhar Rahman。

## 设计和排版

Inis Communication。

## 封面设计

Ricky Kej, Howdy Pardners。

此外，世界卫生组织还要在此鸣谢以下组织在编写、出版和发行 *World Report on Hearing* 的慷慨资助：国际克里斯朵夫盲人协会、美国疾病预防控制中心、Michael Chowen 先生（英国）、国际听力学会、美国国家耳聋与其他交流障碍研究所和康复国际。

# 缩 略 词

| | |
|---|---|
| AABR | 自动听性脑干反应 |
| ABR | 听性脑干反应 |
| AOM | 急性中耳炎 |
| APD | 听处理障碍 |
| APGAR | 阿普加评分 |
| ARHL | 年龄相关性听力损失 |
| ASHA | 美国言语－语言－听力协会 |
| ASOM | 急性化脓性中耳炎 |
| ASSR | 听觉稳态反应 |
| CART | 通信访问实时翻译 |
| CCAC | 字幕辅助沟通协作组 |
| CDC | 疾病控制与预防中心（美国） |
| CMA | 社区卫生助理/服务机构 |
| CHW | 社区卫生工作者 |
| CMV | 巨细胞病毒 |
| CSOM | 慢性化脓性中耳炎 |
| DALY | 伤残调整寿命年 |
| dB | 分贝 |
| dBA | A 计权分贝 |
| D/HH | 聋/重听 |
| DLU | 乌干达聋人协会 |
| DR-TB | 耐药结核病 |
| DST | 地塞米松抑制试验 |
| DTC | 直接面对消费者 |

| EHC | 耳和听力保健 |
|---|---|
| EHDI | 早期听力检测和干预 |
| ENT | 耳鼻咽喉科 |
| FDA | 食品药品监督管理局（美国） |
| FLIP | 以家庭为中心的早期干预项目（澳大利亚） |
| FM | 调频 |
| FRESH | 集中资源用于有效的学校健康 |
| GBD | 全球疾病负担 |
| GDP | 国内生产总值 |
| GP | 全科医生 |
| HHL | 隐性听力损失 |
| HIV | 人类免疫缺陷病毒 |
| Hz | 赫兹（声音频率的单位） |
| ICF | 国际功能、残疾和健康分类 |
| IPC-EHC | 以人为本的综合耳和听力保健 |
| ITU | 国际电信联盟 |
| MDR-TB | 耐多药结核病 |
| MHMS | 卫生和医疗服务部（斐济） |
| MoH | 卫生部门 |
| NGO | 非政府组织 |
| NHSP | 新生儿听力筛查项目（以色列） |
| NICU | 新生儿重症监护室 |
| NIHL | 噪声性听力损失 |
| NSOM | 非化脓性中耳炎 |
| OAE | 耳声发射 |
| OM | 中耳炎 |
| OME | 分泌性中耳炎 |
| OTC | 非处方 |

| | |
|---|---|
| PCV | 肺炎球菌结合疫苗 |
| PEHC | 初级耳和听力保健 |
| PEHC-TR | 初级耳和听力保健培训资源 |
| PSAP | 个人声音放大设备 |
| PTA | 纯音测听 |
| QALY | 质量调整生命年 |
| QOL | 生活质量 |
| RAHL | 听力损失快速评估 |
| RCT | 随机对照试验 |
| SDG | 可持续发展目标 |
| SFHA | 自验配助听器 |
| SLT | 言语 – 语言治疗师 |
| SSNHL | 突发性感音神经性听力损失 |
| STT | 语音转文字 |
| STTI | 语音转文字翻译 |
| STTR | 语音转文字录入 |
| TEOAE | 瞬态诱发耳声发射 |
| UN | 联合国 |
| UNCRPD | 联合国《残疾人权利公约》 |
| UNHS | 新生儿听力普遍筛查 |
| USA | 美国 |
| VA | 退伍军人事务部(美国) |
| WHA | 世界卫生大会 |
| WHO | 世界卫生组织 |
| WHF | 世界听力论坛 |
| WISN | 工作人员需求量指标(世界卫生组织) |
| YLD | 伤残损失健康生命年 |

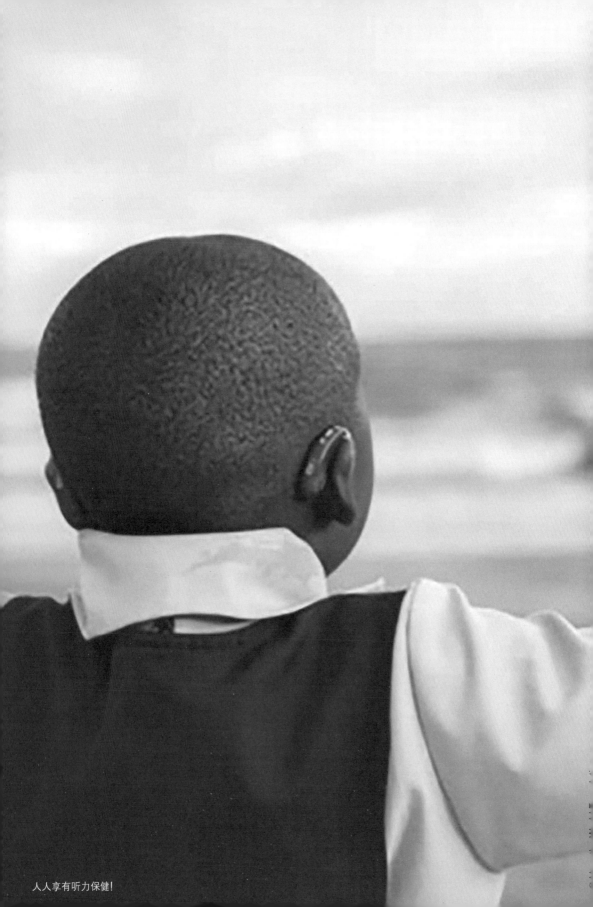

人人享有听力保健!

# 译者前言

    2021 年 3 月 3 日是个不平凡的日子——它不仅是中国第 22 次"爱耳日",也是第 7 次"世界听力日"。值此之际,世界卫生组织( World Health Organization, WHO )在全球首次发布 *World Report on Hearing*。全文 272 页,分为:听力对全生命周期的重要意义;全生命周期的处理方案:听力损失可以得到解决;耳和听力保健面临的挑战;规划未来:耳和听力保健的公共卫生框架建设。

    《世界听力报告》( *World Report on Hearing* )站位于全球听力健康,系统分析了不同国家、地域的听力损失现况、损失程度、影响因素、保护和预防因素,同时提出了新的听力损失分级标准,强调了全生命周期耳和听力保健的重要性,并呼吁将其作为全球公共卫生的优先事项。

    "在这个世界上,可预防的听力损失不再发生,而那些听力损失者可以通过康复、教育和赋权发挥其全部潜能。"《世界听力报告》如是说。

    WHO 估计,目前全球约有 15 亿人不同程度地受到听力损失的影响。其中约 11.6 亿人为轻度听力损失,约 4.3 亿人为中等程度以上听力损失。随着年龄增长,中度以上听力损失的患病率将从 60 岁的 12.7% 上升到 90 岁的 58% 以上。到 2050 年,全球将有近 25 亿人出现不同程度的听力损失,其中至少 7 亿人需要康复服务。如果这部分人群被排除在沟通、教育和就业之外,而没有采取抢救性康复行动,将对全社会公共福祉造成巨大影响。

    《世界听力报告》阐述了上述问题,认识到面临的严峻挑战,发出了《听力康复紧急行动》呼吁。希望通过经济高效的临床和公共卫生解决方案,解除听力健康康复领域潜在的危险,并纳入全民健康体系。

    《世界听力报告》更新了听力损失分级标准:以较好耳 0.5、1、2、4kHz 平均听阈进行听力损失程度分级,平均听阈 <20dB 为正常,20～<35dB 为轻度听力损失,35～<50dB 为中度听力损失,50～<65dB 为中重度听力损失,65～<80dB 为重度听力损失,80～<95dB 为极重度听力损失,≥95dB 为完全听力损失 / 全聋。此外,还对单侧听力损失进行定义,即好耳 <20dB,差耳 ≥35dB。相比 1997 年标准,有几点不同:轻度听力损失,由原来较好耳听阈 26dB 降低到 20dB;将原来的中度听力损失( 平均听阈为 41～60dB )进行拆分,增加了中重度听力损失( 50～<65dB )分级;将原来的每 20dB 一级改为每 15dB 一级;并定义了全聋和单侧听力损失的标准等。WHO 新的听力损失分级标准,体现了对轻度听力损失

的关注,细化了分级,有利于对听力损失诊断的准确把控。建议我国在听力损失的诊断、治疗和康复的临床实践中逐步推广应用。

《世界听力报告》将全生命周期的耳和听力保健划分为四个阶段:产前期、围产期的孕产妇和新生儿听力保健及遗传咨询;儿童期(含青少年期)人群的免疫接种和中耳炎的早期诊疗;成年期人群的生活、娱乐、职业噪声控制及安全聆听;老年期人群的听力筛查、年龄相关性听力损失及早干预。完善和推进全生命周期的耳和听力保健工作,积极应用现代技术,规范新生儿听力筛查和诊治流程、提升高风险职业人群和老年人群听力筛查效率,将是听力保健康复工作者面临的重要课题。

《世界听力报告》强调,未干预的听力损失和耳疾病患者人数数目如此巨大,这是不可接受的。因此,我们应对全生命周期的听力损失进行预防和干预。投资于具有成本效益的听力康复措施将使患者受益,并造福于全社会。为此,各国必须采取行动,将以人为本的耳和听力保健纳入全民健康覆盖的国家卫生计划。通过共同努力,实现 2030 年的可持续发展目标,即在全球范围内将耳和听力保健服务的覆盖率提高 20%。

中国国家防聋技术指导组联合中国世界卫生组织防聋合作中心,经世界卫生组织确认,组织翻译《世界听力报告》中文版,由人民卫生出版社出版。

世界卫生组织防聋合作中心( WHO Collaborating Center for the Prevention of Deafness ),2008 年 12 月 8 日在首都医科大学附属北京同仁医院、北京市耳鼻咽喉科研究所正式挂牌成立,成为中国第一家 WHO 防聋合作中心,并于 2012 年10 月、2016 年 11 月、2020 年 12 月连续获得 WHO 总部的任命。2009 年 4 月,江苏省人民医院和中国聋儿康复研究中心( 现更名为中国听力语言康复研究中心 ),分别获得 WHO 预防聋和听力减退、听力障碍预防与康复合作中心的任命。三家防聋合作中心先后在中国设立,说明 WHO 对中国防聋工作的高度关切和全球范围的高度认可。

世界卫生组织防聋合作中心成立十几年来,经过最早期发起人刘锃教授等几代人坚持不懈的努力,在国家卫生健康委员会( 原国家卫生部 )等上级主管部门支持下,组建了全国防聋网络,2015 年在国家卫生计生委员会组织下成立了国家防聋治聋技术指导组,重点开展了以下几项工作:①组织全国专家编写《国家防聋治聋规划》,围绕"一老一小",开展人工听觉技术、听力学检测技术以及耳和听力保健技术的培训,培养了大批听力学专业技术人员,为国家防聋工作可持续发展注入了新的动力;②按照 WHO 的目标,借鉴其他国家的防聋治聋合作工作经验,组织国内众多医疗和康复机构开展国情调查,推广国家防聋规划,开展遍布城乡的

"启聪行动"等各项工作，建立了中国听力障碍及听力损失资料数据库，翻译出版 WHO 官方宣传文件，进行各种媒体宣传，提高公众的防聋意识；③定期举办年度国家防聋大会及各种国内外防聋会议，促进国内外广泛交流等。

当今世界，国与国之间相互依存，休戚与共。继承和弘扬联合国宪章的宗旨和原则，构建以合作共赢为核心的新型国际关系，打造人类命运共同体是大势所趋。

新型冠状病毒肺炎疫情在全球暴发，人类在健康问题上命运与共。我们将秉持人类命运共同体理念，为全球疫情防控分享经验，同各国一道促进全球公共卫生事业发展，构建人类卫生健康共同体。在听力健康领域，通过举办耳和听力保健论坛，面向社区基层、偏远农村推广听力康复技术，分享中国防聋治聋经验，提升世界卫生组织的公信力和号召力。

《世界听力报告》作为一本提供预防、诊治和保健知识的听力学通俗读物，适合于各级耳科医师、护士、听力师、听力教育工作者、听力保健与康复工作者、妇幼保健工作者、围产保健工作者、政府部门相关决策者、听力残疾人士及其家属的阅读和参考。

为了保证翻译准确和忠实于原文，参与翻译和校对的专家们，花费了大量时间和心血，力求做到准确无误。鉴于语言差异，错漏不当之处在所难免，敬请读者们批评指正。

《世界听力报告》中文版的出版发行，将惠及听力损失人群、听力保健与康复工作者、政府相关职能部门和社会各界人士。希望助力社会主义现代化建设，实现人民对美好生活的向往。

感谢人民卫生出版社为此书翻译出版付出的心血和努力！

韩冰民

2021 年 8 月 北京

# 原著前言

*World Report on Hearing* 展望了这样一个世界——在这个世界上，可预防的听力损失不再发生，而那些听力损失者可以通过康复、教育和赋权发挥其全部潜能。

听觉是一种感观：通过听觉，我们能够感知周围的声音，能够与环境相融，能够与他人交流、表达思想，能够接受教育。全球超过 15 亿人在其一生中会发生不同程度的听力损失，其中至少有 4.3 亿人将需要听觉康复服务。

听力损失如果得不到及早发现和处理，会在语言发展、社会心理健康、生活质量、教育获取和经济独立方面对人生各阶段产生深远的不利影响[1-3]。得不到干预的听力损失每年给全球造成超过 9 800 亿美元的经济损失，并可能影响联合国会员国到 2030 年实现消除贫困，确保所有人享有和平与繁荣的全球目标[4,5]。

听力损失的许多病因都是可以预防的。常见的耳疾病、耳部感染、可通过接种疫苗预防的疾病、噪声和某些化学物质的暴露，都会对不同年龄人群的听力造成威胁。据世界卫生组织( World Health Organization，WHO )预测，超过 10 亿年轻人由于过长时间听高音量音乐，而在不知不觉中面临永久性听力损失的风险。通过公共卫生行动降低这些风险，对于解决听力损失至关重要。

在全生命周期中，患有耳疾病者或听力损失者都可以从有效且可获取的干预措施中受益。在过去的几十年中，听力技术、诊断和远程医疗方面出现了诸多巨变，技术创新可在任何年龄和环境中发现耳疾病和听力损失问题。诸多解决方案，包括内科及手术治疗、助听器验配、人工耳蜗植入、康复治疗、手语和字幕，都可以使患有耳疾病者或听力损失者享有接受教育和与人沟通的机会，并因此能够发挥其潜能。

尽管这些干预措施现成且有效,但绝大多数有干预需求的人仍无法获取这些干预措施。大多数听力损失者处于低收入水平,通常难以获取耳和听力保健方面的人力资源和服务。

为了解决这个问题,2017 年世界卫生大会通过了 WHA 70.13 号决议 [6],该决议敦促各国政府将耳和听力保健纳入国家卫生系统框架,并指导世界卫生组织为各国政府提供相应的依据和所需的工具。

*World Report on Hearing* 的主旨是在各种社会环境下推进公平获取耳部和听力保健的全球行动。该报告为将听力损失列为全球公共卫生的重点问题提供了明确的依据,各国应结合本国国情优先考虑"H–E–A–R–I–N–G"一系列措施。同时报告还概述了各国在应对挑战时所付出的努力。

COVID–19 的流行让我们面临的挑战更加严峻,它暴露出当前卫生系统的脆弱,并将关注集中于对卫生健康投资的需求,因为卫生健康将作为保护全球人口的手段。随着政府和公共卫生机构着手于优化面向未来的卫生体系建设,我们必须汲取经验教训,以实现覆盖全民健康的愿景。公共卫生行动必须考虑到持续性变化——预计在未来几十年中听力损失人口数量将增长 1.5 倍以上。通过优先考虑听力损失这一公共卫生问题并将听力保健整合到卫生体系建设中,WHO 会员国可以确保耳和听力保健服务由国家卫生系统提供的全民健康保障服务所覆盖。

各会员国需要采取明确的行动,这不仅是为了执行 WHA 70.13 号决议的任务,也是执行《可持续发展目标》( Sustainable Development Goals, SDGs )计划中对应的要求:SDG3——良好的健康与福祉;SDG4——优质教育;SDG8——体面工作和经济增长;SDG10——减少不平等。在 2015 年通过了新的 17 个可持续发展目标议程时,各会员国承诺不让任何人掉队。他们认识到,消除贫困需通过两项战略支持:①经济增长;②满足一系列社会需求( 包括教育、卫生、社会保障和就业机会 )。

通过 *World Report on Hearing*，世界卫生组织强调了将耳和听力保健服务于可持续发展目标议程的需求和措施，这与每个人都息息相关，不论其年龄、国籍、听力状况如何。报告呼吁会员国采取积极行动，涵盖并解决患有耳疾病和听力损失的人，以及面临这些疾病风险的人们的需求。报告还邀请民间团体、发展中的公共卫生机构、专业协会、卫生保健提供者和研究人员，对这一全球性呼吁做出回应，让所有人在全生命周期都能享有正常的听力，从而获得良好的健康和福祉。

## 报告的目标与目的

该报告的总体目标是通过展示耳和听力保健在全生命周期中的相关性，将其作为全球公共卫生的优先事项，并确定一种公共卫生措施，解决从产前阶段到成年阶段乃至老年阶段的耳和听力保健。报告中概述的目标包括：

- 政策制定者将全生命周期中的听力损失列为公共卫生重点。

- 关注现有听力损失的预防和康复解决方案，以及提供和获取解决方案时面临的挑战。

- 通过国家卫生系统建立以人为本的综合耳和听力保健服务体系，在此过程中，记录科学证据和国家经验。

- 提出建议并设定目标，通过将"HEARING"干预措施整合为全民健康覆盖的一部分，激励国家层面的行动，以改善获取耳和听力保健的途径。

# 报告的编写

*World Report on Hearing* 是采用咨询和循证医学的流程编写的，听力领域的利益相关方对报告的结构、内容和推荐意见提供了指导。确定报告的结构后，世界卫生组织明确了信息需求，并与更广泛的研究人员合作，在文献综述的基础上扩展和回顾了背景资料。获取这些文献中的信息并形成文本报告。通过与来自卫生计量和评估研究所的全球疾病负担研究团队的合作，对患病率、伤残损失健康生命年和未来预测进行了估算[1]。数据来自世界卫生组织六个区域的会员国在过去两年中进行的调查活动和研讨会。报告还进行了经济学分析，以更好地了解听力损失对经济的影响以及耳和听力保健带来的收益。示例、案例故事和照片均由世界各地的政府和非政府合作伙伴提供。通过基于网络的公开磋商征求了各会员国的意见，并将其反馈意见体现于最终议案中。

通过协商程序确定了优先干预措施清单，并通过广泛回顾文献、评估有效性和成本效益等形式，进一步完善了这些措施。通过与世界卫生组织的不同部门密切合作进行开发，并由利益相关者审核了最终议案。对报告中证据的质量进行了评估，详见本书末线上资源 A。

为了确保观点的包容性，通过举行网络研讨会，与所有感兴趣的人士共享信息，并向任何希望参与的人士开放。整个过程旨在基于证据撰写报告，同时立足于现实并反映来自真实生活的经验，而这些经验在同行评议的文献中并非总能体现出来。

# 下一步行动

*World Report on Hearing* 发布后，将进行广泛宣传，以促进 WHO 各会员国执行其建议。世界卫生组织将提供技术支持，并在必要时制订循证指导，以促进各会员国应对实际情况。

---

[1]　参见：http://www.healthdata.org/gbd/2019

# 参考文献

1.	Olusanya BO, Neumann KJ, Saunders JE. The global burden of disabling hearing impairment: a call to action. Bull World Health Organ. 2014;92(5):367−73.

2.	Nordvik Ø, Laugen Heggdal PO, Brännström J, Vassbotn F, Aarstad AK, Aarstad HJ. Generic quality of life in persons with hearing loss: a systematic literature review. BMC Ear Nose Throat Disord. 2018;18:1.

3.	Shield B. Evaluation of the social and economic costs of hearing impairment. Hear−it AISBL; 2006.

4.	World Health Organization. Global costs of unaddressed hearing loss and cost−effectiveness of interventions. Geneva: Switzerland; 2017.

5.	United Nations. Transforming our world: the 2030 agenda for sustainable development. General Assembley 70 session. Available at: https://www.unfpa.org/sites/default/files/ resource−pdf/Resolution_A_RES_70_1_EN.pdf; 2015 , accessed January 2021.

6.	World Health Organization. WHA.70.13. World Health Assembly resolution on prevention of deafness and hearing loss. In: Seventieth World Health Assembly, Geneva, 31 May 2017. Resolutions and decisions, annexes. Available at: http://apps.who.int/gb/

# 目　录

# 3

# 4

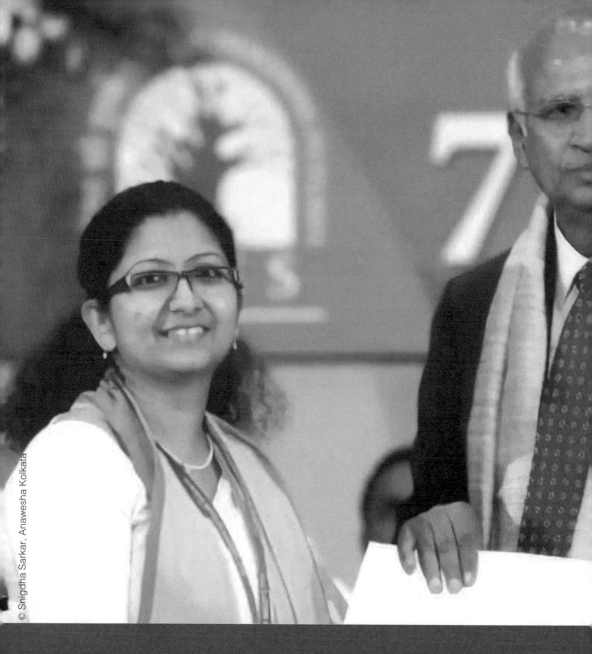

# 社会变革有助于减轻听力损失带来的影响：来自印度的案例 *

* Anwesha Kolkatta 提供．详见：https://anweshakolkata.org/en_US/

　　作为一名聋儿，我在学校时常面临很多的困境。我的母亲告诉我，幼年时我在老师的帮助下，尽自己最大努力去调试助听器，接受治疗，以提高自己听说的能力。但是，当我不得不开始学习母语以外的语言时，我的处境变得非常艰难。我依靠助听器和唇读来理解别人所说的话，而当使用三种语言时这一切就变得非常困难。虽然国立《残疾人法案》将聋儿作为特例，但这种"单一语言权利"在我居住的地方并不适用。我的父母竭尽全力支持我，这在我看来却是不可能胜利的战斗。

　　当看到我和其他聋儿日常生活中面临的困境时，我的母亲，作为一名家长协会的活跃成员，决定采取行动。她向当地政府和法院提起了请愿书，但此事拖了多年，随后我完成学业并进入了大学。我加入了一个名为"Bondhu"的青年自我倡导组织，我们决定与我们的父母一道加入这场抗争。

　　当我们能为自己发声并阐述我们的观点后，我们注意到官员们有了新的认识。最终，经过五年的奋斗，聋儿被赋予了学习单一语言的权利。即使我已不能从中受益，但我知道这将帮助其他耳聋儿童继续接受教育，并实现他们的目标。

　　这些经历让我意识到发声的力量，以及作为听力损失者的力量。我们必须让自己成为社会变革的推动者。

印度 博士研究生 Sneha Das Gupta

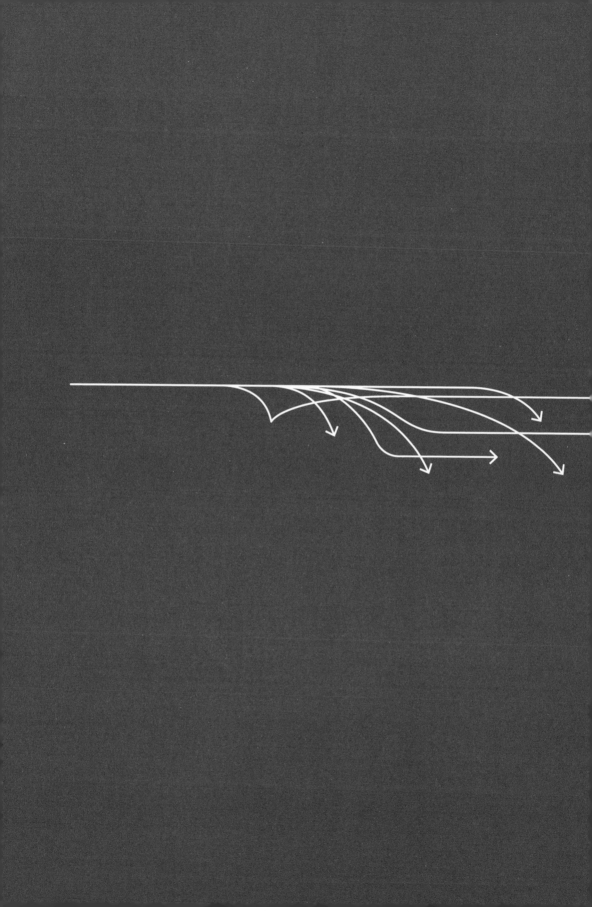

# 1

# 听力对全生命周期的重要意义

 听觉在生命各个阶段都发挥着至关重要的作用。听力损失如果不能得到适当的干预,会影响整个社会。

## 1.1　概述

O 每个人的听觉都有独特的轨迹,它受到一生中经历的各种因素影响,这些因素包括遗传特征以及生物–行为–环境因素。

O 听觉的轨迹决定了个体一生中不同阶段的听力状况。致病因素和保护因素共同影响听功能。

O 虽然在一生的各个阶段都可能接触影响听力的因素,但某些因素更可能在某些特定时候造成影响,或者说此时个体更容易受到其影响。

O "1 听力对全生命周期的重要意义"主要描述了从产前至老年期间遇到的听力损失致病因素和保护因素,重点阐述了与公共卫生最相关的因素。

O 听功能通常采用纯音测听进行测试,并根据听阈进行分类。任何听功能下降都被称为听力损失[2],其严重程度可从轻度至全聋。

O 全球超过 15 亿人有某种程度的听力损失。其中,约 4.3 亿人听力较好耳存在中度及以上听力损失。在世界卫生组织各区域,听力损失的发生率有所不同。受听力损失影响的人群绝大多数生活在中低收入国家。

---

[2]　本报告原文中,"听力损失"和"听力损伤"交替使用。译者依据国家名词委规范术语为听力损失。

○ 听力损失对个体的影响不仅取决于听力损失的严重程度和特征，其很大程度上还取决于听力损失是否通过有效的临床或康复干预措施得以解决，以及社会环境对个体需求的反应程度。

○ 听力损失如果得不到干预，可能会对生活的诸多方面造成负面影响，包括：人际沟通、儿童言语语言发育、认知、教育、就业、心理健康以及人际关系。听力损失可能导致自卑，常常被歧视，并显著影响患者的家庭成员及其他交流对象。

○ 未干预的听力损失可造成全球每年花费超过 9 800 亿美元[3]，包括与医疗保健、教育、生产力丧失相关的成本以及社会成本。正如本报告下文所述，可以通过采用具有成本效益的干预措施来减少其中的大量花费。

听觉是人类先天能力的重要组成部分，是人们与他人交流及接触时最依赖的感觉。全生命周期任何时间点出现的听力下降，若不及时干预都可能对日常的功能造成不良影响[1,2]。"1 听力对全生命周期的重要意义"强调了这些影响因素，并阐述了听力损失未干预对患者、家庭和整个社会的影响。

---

[3] 除非另作说明，报告中所用"美元"或"$"均指国际美元。

多种因素相互作用，共同决定个体在全生命周期的听觉轨迹。

## 1.2 听力的影响贯穿全生命周期

在全生命周期中，人类暴露于多种风险及保护因素，两者共同决定了整体的听功能[3]。健康发育的全生命周期模型认为，健康是一种随时间动态发展而出现的能力[4,5]。这种模型认为，健康（包括听力）受多种因素的影响，包括从生物学（包括遗传）到社会心理和经济等多种因素[3,5]。从"全生命周期"的角度，我们将保护听力视为一项重要目标。听力损失并非独立事件或偶然发生，而是从产前期、儿童期、成年[3,6]再到老年期的多种因素共同作用的结果[4]。这一特点也为听力损失在全生命周期中的预防、发现、治疗和康复等形式的干预提供了机遇。

> 个体的听觉轨迹，是由出生时的基线听力，以及在全生命周期中经历的各种致病因素及保护因素共同决定的[3]。

个体全生命周期听力的变化情况，可以描绘为一条听觉轨迹，这条轨迹决定了我们在一生各年龄段的听功能情况。个体的听觉轨迹取决于出生时的基线听力，及生命过程中遇到的多种风险或预防因素（图 1.1）[3,6]。耳部产生听觉的机制如图 1.2 所示。

---

[4] 《世界听力报告》使用的年龄范围是：产前期、围产期和婴幼儿期（0～4 岁）；儿童期（含青少年期），5～17 岁；成年期，18～64 岁；老年期，65 岁及以上。

图 1.1　全生命周期的听力影响因素

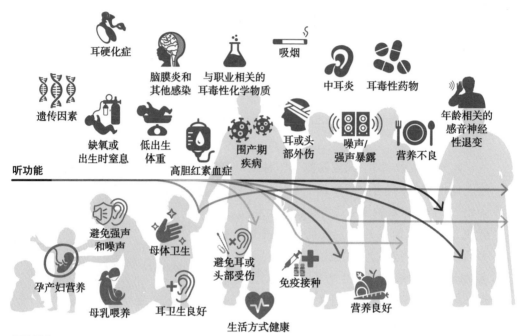

**听功能**

耳硬化症
脑膜炎和其他感染
与职业相关的耳毒性化学物质
吸烟
中耳炎
耳毒性药物

遗传因素
缺氧或出生时窒息
低出生体重
高胆红素血症
围产期疾病
耳或头部外伤
噪声/强声暴露
营养不良
年龄相关的感音神经性退变

避免强声和噪声
母体卫生
避免耳或头部受伤
免疫接种
营养良好

孕产妇营养
母乳喂养
耳卫生良好
生活方式健康

**保护因素**

### 1.2.1　听功能的决定因素

众所周知,在生命的不同阶段中听功能的许多决定因素(遗传、生物、社会心理和环境)都会对耳部造成影响,或导致听力损失,或保护听力。许多耳部疾病(如中耳炎)可以治愈,而许多造成听力损失的因素,如营养、耳卫生和噪声,均可在个人层面采取有效预防措施。致病及预防因素的相互作用决定着听力损失的发生、性质、严重程度和进展情况,因此个人的听功能由以下因素决定:[3]

1. 出生时的基线听力。
2. 致病因素(遗传、生物、行为或环境)的暴露或存在。
3. 降低风险因素的保护措施。

### 1.2.2　听力损失的致病因素

虽然在一生不同时期均可遇到听力损失的致病因素,但个体在关键时期更容易受其影响,如出生前,或出生后的前几年——儿童生理发育、听觉系统成熟和语言习得的关键时期[3]。

图 1.2　听觉的产生机制

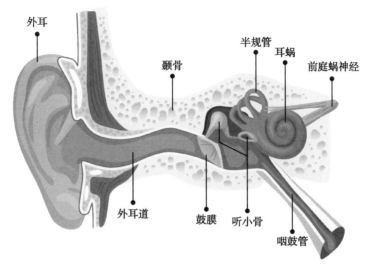

声音通过外耳引起鼓膜(耳膜)振动。振动通过中耳的三块听小骨到达内耳的耳蜗。外耳和中耳放大声音的振动,并引起耳蜗内液体的流动。这种液体的流动被耳蜗内的毛细胞(感觉细胞)转换成电信号,后者由听神经传递到大脑,从而大脑感知到声音[7]。

当老年期发生神经退行性改变时,听力损失的风险增高。然而,该年龄段的听力下降并不是简单的、不可避免地与衰老相关的退化过程;它是由遗传、健康状况、生活方式和环境等多种因素共同作用的结果,这些因素均根植于听觉生理系统中[6],并且会在全生命周期中持续产生影响。

某些健康状况或环境因素往往出现在全生命周期的特定时期,表 1.1 详细描述了不同时期最相关的致病因素。表 1.2 描述了一生的任何阶段都可能遇到的保护因素[3,8-10]。

除了表中提供的信息外,还强调了三个可能导致听力损失的具体因素:中耳炎、噪声暴露,以及年龄相关性听力损失。从公共卫生的角度看,以上因素与听力损失关系密切,它们在社区中广泛流行,且已建立了完善的预防及治疗机制。

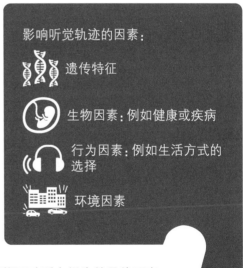

影响听觉轨迹的因素:

遗传特征

生物因素:例如健康或疾病

行为因素:例如生活方式的选择

环境因素

表 1.1　全生命周期中听力损失的致病因素

# 产前期

## 遗传因素

目前被确定与听力损失有关的综合征有 11 种，包括 Usher 综合征、Alport 综合征、Pendred 综合征等[11]。

> 近亲结婚，是指血缘相近的人结婚，可能与较高的先天性疾病发病率有关[12]。

### 对听力的影响

超过 250 个基因与综合征性或非综合征性听力损失相关，通常是可遗传的。其遗传方式包括常染色体显性遗传、常染色体隐性遗传和 X 连锁遗传[11]。

### 要点提示

遗传性听力损失在近亲结婚父母[12-15]所生的子女中更常见。近亲结婚在世界上某些地区较为常见，占这些地区所有婚姻的 20%～50%[12,14,16,17]。

综合征性听力损失，常伴有视觉、神经系统、内分泌和其他系统的临床表现[18,19]。

### 相关统计数据

遗传因素导致约 50% 以上的新生儿听力损失[18]和约 40% 的儿童听力损失[20]。

新生儿听力损失的 15% 为综合征性听力损失，其余的 35% 为非综合征性听力损失[18]。

## 宫内感染

母亲妊娠期宫内感染可导致听力损失，包括病毒、细菌和寄生虫感染。

与听力损失有关的先天性感染包括：

- 弓形虫病
- 风疹
- 巨细胞病毒感染
- 单纯疱疹病毒 1 型和 2 型感染
- 人免疫缺陷病毒感染
- 淋巴细胞性脉络丛脑膜炎
- 寨卡病毒感染
- 梅毒

### 对听力的影响

宫内感染常常导致先天性感音神经性听力损失，程度从中度到极重度不等。某些情况下可伴有听处理障碍，如弓形虫病[21-23]。有时，听力损失可能发生在生后几个月或几年，如巨细胞病毒感染。

### 要点提示

由于病因不同，可伴有其他疾病特征：如先天性梅毒[24]导致 Clutton 关节或桑葚磨牙，先天性寨卡综合征后遗症[25]，先天性风疹感染导致的 CHARGE 综合征伴心脏或眼部异常[23]。

# 产前期

**相关统计数据**

病毒感染导致了高达 40% 的非遗传性先天性听力损失[22]。巨细胞病毒感染是一种常见病因。母亲感染时 14% 的新生儿出现听力损失,其中 3%~5% 患儿出现双侧中度至极重度听力损失[26]。先天性寨卡综合征的患儿中,有 6%~68% 出现听力损失。先天性风疹病毒感染者中有 12%~19% 出现听力损失[22]。

# 围产期

### 缺氧或出生时窒息[27-30]

出生时缺乏足够的氧气。通常表现为生后几分钟内的 APGAR 评分偏低。

**对听力的影响**

出生时严重低氧或缺氧导致不可逆的耳蜗内细胞损伤,造成感音神经性听力损失。

**要点提示**

由于新生儿呼吸衰竭需进行辅助通气的患儿风险较高。

**相关统计数据**

无可用数据。

### 低出生体重[18,27,32]

因早产或产妇营养不良导致新生儿的出生体重低于 1 500g。

**对听力的影响**

低出生体重是公认的一种听力损失危险因素。虽然低体重本身可能不会对听力产生影响,但其通常与多种危险因素有关,如耳毒性药物、缺氧和高胆红素血症,这些因素可能协同作用导致听力损失。

**要点提示**

极低出生体重的新生儿可能出现暂时性中耳积液引起的传导性听力损失。

**相关统计数据**

无可用数据。

# 围产期

### 高胆红素血症[27,31]

血清胆红素水平升高,又称黄疸。

**对听力的影响**

新生儿黄疸是常见多发病,一般表现轻微且短暂,没有长期后遗症。然而,高胆红素可能对部分婴儿造成神经损伤,听觉系统对其最敏感。这种损伤最常见于听神经或脑干,通常表现为听神经病谱系障碍。

**要点提示**

胆红素水平超过 20mg/dL 的患儿风险最大。
早产儿的听力更易受到胆红素的毒性影响。

**相关统计数据**

无可用数据。

### 其他围产期疾病及其处理[18,27,29]

包括围产期感染和耳毒性药物的使用。

**对听力的影响**

新生儿时期发生的某些感染,可能是由对听觉系统有直接影响的病原体(例如巨细胞病毒感染和脑膜炎)导致的。听力损失也可能是由用于治疗这些感染的耳毒性药物导致的。

**要点提示**

据观察,新生儿重症监护室的新生儿发生听力损失的可能性显著增高,这主要是由于某些潜在条件(例如早产或高胆红素血症)、耳毒性药物的使用,以及由于在新生儿重症监护室内暴露于噪声(可达 120dB)而导致[33]。

**相关统计数据**

无可用数据。

# 儿童期（含青少年）

## 中耳炎 *[34-40]

中耳炎包括一系列化脓性中耳炎和以炎症为特征的非化脓性中耳炎。

### 对听力的影响

慢性中耳炎通常伴有轻度至中度传导性听力损失，这是由于中耳积液、鼓膜穿孔或中耳听小骨骨质破坏，导致中耳声音传导障碍。它有时也会导致感音神经性或重度听力损失。

### 要点提示

中耳炎是患者就诊的主要原因，尤其对于儿童而言。

化脓性中耳炎可引起危及生命的并发症。

### 相关统计数据

据估计，有超过 9 870 万的人由于急性和慢性化脓性中耳炎而受到听力损失（轻度或以上）的影响[41]。

* 更多资料见第 19 页。

## 脑膜炎及其他感染[18,42,43]

儿童时期常见的感染，如麻疹、腮腺炎和脑膜炎。其他可导致永久性听力损失的病原体包括：

● 伯氏疏螺旋体
● Epstein–Barr 病毒
● 流感嗜血杆菌
● 脑膜炎奈瑟菌
● 非脊髓灰质炎肠道病毒
● 恶性疟原虫
● 肺炎链球菌
● 水痘 – 带状疱疹病毒

### 对听力的影响

其机制尚不明确，感染可能引起中耳积液或听力损失。例如，脑膜炎的炎症扩散到内耳很可能导致迷路炎和耳蜗细胞损伤，也可能由于炎症或缺血引起听神经损伤。

### 要点提示

听力损失的严重程度和性质各不相同，可为单侧或双侧。
脑膜炎所致听力损失可为单侧或双侧，程度可为重度或极重度，并可随时间延长而加重。

### 相关统计数据

感音神经性听力损失的儿童中，6% 是脑膜炎所致[18]。
总之，感染这些病原体的人中约有 14% 可能出现听力损失，其中 5% 为极重度。

# 成年期和老年期

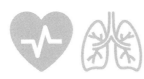 

## 慢性病[6,8,44,45]

常见的健康状况,如高血压、糖尿病和中心性肥胖。

**对听力的影响**

目前尚不清楚慢性疾病和听力损失是否有潜在的因果关系,还是仅仅由于共同的生物学过程而具有相关性。尽管如此,患有这些疾病的人听力损失风险更高。

**要点提示**

患有诸如此类慢性疾病的人需要提高警惕,以便及早发现和康复。

**相关统计数据**

会影响听力损失的整体患病率。

## 耳硬化症[50-52]

原因不明的中耳听小骨发育异常,可能受遗传和环境因素影响。

**对听力的影响**

听小骨发育异常多影响镫骨(听小骨之一),但在某些情况下也累及耳蜗。它能引起传导性、混合性或感音神经性听力损失。

**要点提示**

耳硬化症虽然不是一种常见的疾病,通常可以通过手术和非手术手段(包括配戴助听器)有效地控制。

## 吸烟[46-49]

烟草的烟雾,通常通过吸烟吸入。

暴露在烟草烟雾中显然会增加个体患听力损失的风险。

**对听力的影响**

听力损失可能是由烟草烟雾对抗氧化机制和血管的影响所致。或者为耳毒性直接作用而导致,可能会影响听觉刺激的神经传递。

**要点提示**

包括接触二手烟的人。

值得注意的是,在戒烟后的较短时间内,患听力损失的额外风险就会消失。

**相关统计数据**

会影响听力损失的整体患病率。

**年龄相关性感觉神经退变** *[6,8,53-57]

与衰老有关的耳部结构的退行性改变。

> 60 岁以上的成年人中，超过 65% 患有听力损失。

**对听力的影响**

退行性改变，影响内耳和高级中枢处理和辨别声音信号的能力，表现为难以听到某些声音和辨别言语。

**要点提示**

年龄相关性听力损失是一种多因素疾病，受遗传因素、已知耳病、慢性疾病、噪声接触、耳毒性药物使用和生活方式影响。而遗传因素决定了神经退变的速度和程度。

**相关统计数据**

据 2019 年全球疾病负担( The Global Burden of Disease, GBD )研究预测，超过 65% 的 60 岁以上的老年人有某种程度的听力损失，且有接近 25% 的人患中度或以上程度的听力损失。研究表明，在美国，从生命的第 20 年到第 70 年，听力损失的患病率每 10 年增加一倍[58,59]，年龄超过 80 岁增长速度最快[6,48]。

* 更多资料见第 24 页。

**突发性感音神经性听力损失 ( SSNHL )** [60,61]

突发性感音神经性听力损失，并非听力损失的原因，而是听力损失发病的一种特殊表现。

**不可改变的风险因素** [45,62,63]

包括：

● 与进行性听力损失相关的综合征，如 Usher 综合征和神经纤维瘤病，以及神经退行性疾病，如 Hunter 综合征，Friedreich 共济失调
● 通常在后期出现的基因变异( 即从儿童到老年期 )
● 性别
● 种族

**对听力的影响**

● 遗传因素的作用机制，因受影响的基因及其表达或相关综合征而不同。
● 男性更容易患听力损失，主要是因为他们更多地参与噪声相关的活动而引起噪声性听力损失[64,65]，以及雌激素对女性听觉功能具有积极影响。由于听觉敏感性与雌激素水平相关，女性在绝经前更容易受到保护，从而减少患听力损失的风险[66]。
● 耳蜗黑色素沉着的种族差异与听力损失风险相关。相比高加索人，非洲裔美国人中耳蜗黑色素沉着更严重，这可能是非洲裔美国人老年听力损失风险更低的原因[67]。

**要点提示**

文献中描述了 100 多个与听力损失相关的基因及其已知突变，还有许多其他变异也会导致综合征性听力损失。
在儿童早期听力筛查中，与这些疾病相关的迟发性或进行性听力损失很容易被漏筛。

**相关统计数据**

无可用数据。

# 全生命周期的影响因素

## 耵聍栓塞[68-71]

耵聍是由外耳耵聍腺产生的一种分泌物。具有黏稠性、防水性、保护性、杀菌性、杀真菌性。耵聍可以捕获并清除外耳中的死皮细胞、灰尘和其他物质。有时，耵聍会积累并变干，在外耳中形成坚硬的耵聍栓塞。

### 对听力的影响

耵聍可完全堵住外耳道，由于声波的机械性阻碍而导致听力损失。这可能导致听力阈值的微小变化( 5～10dB )[69]。

耵聍栓塞对已有潜在听力损失者的听功能影响更明显，因为即使是很小的额外听力受损也会导致严重的功能问题[69]。此外，如果游泳或洗澡时耵聍吸水可导致听力损失加重[69]。

### 要点提示

用于"清洁"外耳道的棉棒( 如棉签 )会加重耵聍栓塞。佩戴助听器可能会阻碍耵聍的正常运动排出过程，并挤压耵聍，导致耵聍堆积。

### 相关统计数据

耵聍栓塞的发生率为 7%～35% 不等，不同年龄组有所不同。老年人的患病率更高，57% 的人可能受到影响，最有可能的原因是皮肤干燥和脱落。

> 约 10% 的儿童和 5% 的成人发生耵聍栓塞。超过 50% 的老年人可能受到影响。

## 耳或头部外伤[72,73]

由于耳和头部的创伤而造成的听力损失。这种创伤可能是意外的、有意的或医源性的( 由于耳或头部的手术 )。

### 对听力的影响

对听力的影响可能因为：

- 耳传导机制的破坏：耳部损伤( 如拍打、掌掴、物体插入外耳道 )可能导致鼓膜穿孔或听小骨脱位。这可能导致传导性听力损失，通常可以通过手术治疗。
- 耳蜗或神经损伤：颞骨骨折或大脑损伤可导致听神经损伤，从而引起感音神经性听力损失。

### 要点提示

外伤性听力损失可能是多发性外伤的一部分。与多发性外伤患者听力损失时沟通需要特别注意。

### 相关统计数据

无可用数据。

# 全生命周期的影响因素

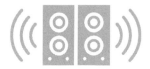

### 噪声 / 强声暴露 *[55,64,74-87]

暴露在巨大的噪声或声音中,包括:

- 职业噪声
- 娱乐噪声
- 环境噪声

#### 对听力的影响

长时间或经常暴露在强声中会对耳蜗毛细胞和其他结构造成永久性损伤,从而导致不可逆的听力损失。高频听力先受影响。持续的噪声接触会导致听力损失。

#### 要点提示

除了听力损失,噪声暴露还会导致其他噪声引起的健康问题,如失眠或心血管疾病。

#### 相关统计数据

据估计,大约 16%(不同地区为 7%～21%)的成人听力损失是由于工作场所的过度噪声暴露引起的[76],这将导致超过 400 万伤残调整生命年(disablity adjusted life years, DALYs)。

12～35 岁的人群中 50% 由于在娱乐环境中暴露于不安全程度的声音而面临听力损失的风险。

*更多资料见第 21 页。

### 耳毒性药物[88-90]

有可能引起耳毒性的药物(有超过 600 种)。临床实践中最常用的包括:

- 氨基糖苷类和大环内酯类抗生素(庆大霉素、链霉素)。
- 喹啉抗疟药(奎宁)
- 铂类抗肿瘤药物(如顺铂)
- 循环利尿剂(如呋塞米、阿司匹林)

#### 对听力的影响

听力损失可能是由耳毒性药物的耳蜗毒性或神经毒性作用引起的。在许多情况下,耳蜗毛细胞受损,导致感音神经性听力损失,这通常是永久性的。

#### 要点提示

中毒性听力损失的发病和严重程度通常与剂量和累积剂量相关,他们还受到很多其他因素的影响,如年龄、性别、遗传易感性、并发症、饮酒、吸烟、饮食、运动、压力、药物种类、给药途径、治疗时间、其他耳毒性化学物质接触史、噪声暴露和听力损失病史。

#### 相关统计数据

据预测,耳毒性听力损失的发生率为氨基糖苷组 63%,呋塞米组 6%～7%。

顺铂已被证实会导致 23%～50% 的成年人和高达 60% 的儿童出现耳鸣和听力损失。

高达 50% 的患者因接受注射药物(如阿米卡星和链霉素)治疗耐药结核病(drug-resistant tuberculosis, DR-TB),可能导致永久性听力损失。

# 全生命周期的影响因素

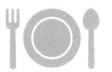

## 与职业相关的耳毒性化学物质[91,92]

许多职业接触化学药物,特别是那些涉及印刷、油漆、造船、建筑、胶水制造、金属产品、化学品、石油、皮革产品、家具制造、农业和采矿。

常用的化学品包括:

- 芳香族溶剂(如甲苯)
- 非芳香族溶剂(如三氯乙烯,清洁和脱脂剂)
- 腈类化合物(如用于制备三聚氰胺树脂的腈类化合物)
- 致窒息毒剂(如汽车尾气中的一氧化碳和氰化氢)
- 金属和金属化合物(如电池、塑料、油漆和汽油生产中发现的铅和汞)
- 卤代烃(如冷却液中的多氯联苯)

### 对听力的影响

如上所述,这些化学物质的耳蜗毒性和神经毒性是最有可能导致听力损失的原因。

### 重要考虑因素

工人可能同时暴露在噪声、多种化学物质和振动中,这些协同作用会导致听力损失[93]。此外,年龄、遗传易感性、并发症、酒精摄入等因素可能会影响这些化学物质的效果。

### 相关统计数据

关于这个问题的资料有限。然而,据估计,在欧洲,11% 的工人曾接触过溶剂和稀释剂,而 14% 的工人曾接触过化学物质[41]。

## 营养不良[94-99]

普遍营养不良或某些必需营养素或微量元素缺乏,包括:

- 维生素 A
- 锌
- 铁

### 对听力的影响

听力损失可能由以下原因引起:

- 中耳炎,如维生素 A 和锌缺乏
- 对中枢听觉通路的影响,如铁缺乏

### 重要考虑因素

营养不良是造成听力损失的一个可变的危险因素,对于全球听力损失的主要负担所在的低资源环境中具有潜在的重大影响。

### 相关统计数据

虽然缺乏这方面的数据,但新出现的证据表明营养和听力损失之间有明确的联系。在尼泊尔南部进行的一项大型队列研究证明,儿童早期发育障碍和发育迟缓导致成年后更早出现听力损失的风险增加 1.8 ~ 2.2 倍。

# 全生命周期的影响因素

**细菌或病毒感染**[22,42]

病毒,如人类免疫缺陷病毒(HIV)、单纯疱疹1型和2型、埃博拉病毒、拉沙病毒、西尼罗河病毒。

**对听力的影响**

听力损失可能是宫内或出生后在生活中接触病毒所致。听力损失的潜在病理和性质可能是不同的,可能是由于:

● 病毒对听觉通路的影响

● 相关的慢性中耳炎

● 可能使用的耳毒性药物治疗

**要点提示**

这些病毒感染可能发生在全生命周期的不同阶段。与之相关的听力损失的类型和严重程度各不相同,并取决于潜在的病理性质。

**相关统计数据**

据估计,14%~49%的艾滋病患者可能会因该疾病,或使用可能的耳毒性药物治疗而导致听力损失。约5.7%的埃博拉幸存者和8.5%的拉沙热患者患有听力损失。

**其他耳部情况**

临床实践中遇到的梅尼埃病、前庭神经鞘瘤、自身免疫性疾病等是听力损失的原因。

**对听力的影响**

根据疾病的性质和严重程度而有所不同。

**要点提示**

无可用数据。

**相关统计数据**

无可用数据。

听力损失病因：

**中耳炎**[34-40]

"中耳炎（otitis media, OM）"这一术语反映了一系列病症，其均以中耳炎症为特征。尽管任何年龄的人都有可能患中耳炎，但儿童受到的影响最为广泛。中耳炎的分类如下：

- 化脓性中耳炎（感染性疾病）：
    - 急性化脓性中耳炎（acute suppurative otitis media, AOM）
    - 慢性化脓性中耳炎（chronic suppurative otitis media, CSOM）
- 非化脓性中耳炎（nonsuppurative otitis media, NSOM）包括急性和慢性非化脓性中耳炎，NSOM 与分泌性中耳炎（otitis media with effusion, OME）同义。

AOM 是伴有急性感染的中耳积液，这种感染可能导致鼓膜穿孔，并可能发展为 CSOM。如果 AOM 不完全根治，可能会导致 NSOM。同时，慢性非化脓性中耳炎本身可能是 AOM 的危险因素。因此，所有情况均相互关联，患有中耳炎的人可能会由于各种影响而在不同的时间经历不同的形式（图 1.3）。

图 1.3　中耳炎的分类及其相互关系

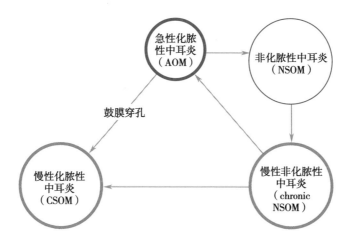

中耳炎引起极大关注的原因如下：

● **高发病率和患病率**：尽管感染可能在全生命周期的任何阶段发生，但在 5 岁以下的儿童中发病率最高。现有数据表明 AOM 的发病率为 10.85%[40]——即每年超过 7 亿人，其中大多数是 5 岁以下儿童。发病率因地区和国家而异——从中欧的 3.64% 到撒哈拉以南非洲部分地区超过 43%。国家和地区之间的差异可归因于遗传易感性以及可改变的风险因素，例如过敏、上呼吸道感染、接触二手烟、缺乏卫生设施、营养不良和社会经济地位低下[36,38,100]。CSOM 的发病率为 4.76%，即每年超过 3 000 万例，全球患病超过 2 亿人[40]。约 22.6% CSOM 发生在 5 岁以下的儿童中。就 NSOM 的患病率而言，有数据表明 80% 的儿童 4 岁前至少患过一次 NSOM[35]。

> 每年，急性中耳炎感染人数超过 7 亿人，其中大多数是 5 岁以下的儿童[40]

此外，某些土著居民易患中耳炎[38,101-103]，包括美洲原住民、澳大利亚的原住民以及加拿大、美国阿拉斯加、丹麦格陵兰岛等环极地国家和地区的原住民。例如，澳大利亚政府的档案记录表明，在 0~5 岁的澳大利亚原住民儿童中，中耳炎的患病率超过 90%，超过一半的原住民儿童患有不同程度的听力损失[104]。

● **与听力损失有关**：耳部感染是儿童听力损失的常见原因之一[20]。尽管中耳炎的患病率随着年龄的增长而下降，但它对听力的影响在全生命周期中都是显而易见的，在世界所有地区，与中耳炎相关的听力损失都会持续到老年[40]。据估计，全球每 1 000 人中就有超过 3 人因不同严重程度的中耳炎而出现听力损失[40]。NSOM 的病例多与轻度听力损失有关，这通常是唯一的症状，可能不易被发现。尽管听力损失程度为"轻度"，但 NSOM 对言语感知的影响是显著的，经常导致教育结果不佳[105]。

● **可能危及生命的并发症**：据估计，每年有 21 000 人死于乳突炎、脑膜炎和脑脓肿等中耳炎并发症[40]。对其死亡率的研究显示，在生命的极端阶段——即出生后前 5 年和 75 岁以上的人——死亡率最高。从地理角度看，全球高收入地区的死亡率最低，大洋洲国家和撒哈拉以南非洲部分地区的死亡率最高。

暴露在强声中不仅会使儿童和成年人面临听力损失的风险，还会导致其他由噪声引起的健康问题，如失眠和心血管疾病[64]。通常，每周听强度超过 80dB[5] 的声音超过 40h，会损害内耳的毛细胞，从而导致听力损失[82]。声音强度越高，持续时间越长，听力损失的风险就越大[82,106]。[6]

强声可以在工作场所和整个生活环境中遇到，而且通常是娱乐活动的一部分。存在听力损失风险的情况包括：

- **职业环境**：高强度的职业噪声仍然是世界所有地区的一个问题[77]。例如，在美国有 3 000 多万工人暴露在危险噪声中[87]。欧洲工作场所的安全与健康机构估计，欧洲 25% ~ 33% 的工人[7]至少有四分之一的工作时间暴露在高强度噪声中[75]。在世界其他地区，关于噪声导致听力损失的数据很少，但现有证据表明，平均噪声水平远高于建议水平[77,107]，而且很可能会因为工业化程度的提高而上升，而工业化并不总是伴随着保护措施。

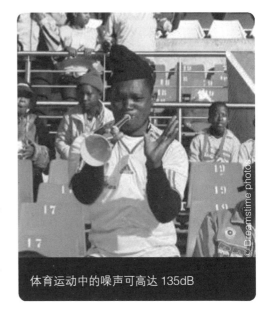

体育运动中的噪声可高达 135dB

  造船、军队、工程、制造业、房屋与建筑业、木工铸造厂、采矿业、食品和饮料加工业、农业和娱乐业的工人最有可能接触高强度噪声[74-76]。伴随振动或接触化学物质（如一些溶剂、铅）会增加噪声对听力的有害影响。

- **娱乐场所**：当人们在娱乐场所中接触到强声，也会有听力损失的风险[79]。嘈杂的休闲活动，尤其是使用枪支，对听力的损害与接触职业噪声的损害相同[74]。通过个人音频设备（即配备头

---

5　声强是用分贝来衡量的，用 "dB" 表示。

6　根据等能原理，声音产生的总效应与耳接收到的声能总量成正比，而与声能随时间的分布无关。并且声音的强度每增加 3dB，其声能就会翻倍。

7　见 https://osha.europa.eu/en.

戴式或入耳式耳机的个人音乐播放器）长时间聆听高音量的音乐会增加听力损失的风险，并导致听力阈值升高[80]。经常使用便携式音响设备的听众听 100dB 的音乐 15 分钟，就相当于制造业工人一天听 85dB 的声音 8 小时。令人担忧的是，大部分听众的听声强度范围在 75～105dB[64]。世界卫生组织估计，在 12～35 岁的人中，超过 50% 的人通过个人音频设备收听音乐，可能对他们的听力造成风险。在那些经常光顾娱乐场所的人群中，近 40% 的人有听力损失的风险[84]。

- **环境因素（职业和娱乐场所噪声除外）**：日常环境中经常会遇到强声。常见的包括交通或家用电器发出的噪声。总体而言，环境中的噪声暴露强度大多低于造成不可逆听力损失所需的强度。然而，暴露在这种强度的噪声（不足以导致听力损失）的人可能会有其他健康影响，包括患缺血性心脏病、高血压、睡眠障碍、滋扰和认知障碍的风险升高[81,82]。

## 案例研究

### 强声可导致永久性听力损失

22 岁的大学生马特•布雷迪（Matt Brady）在跑步机上锻炼时用很高的音量听音乐，导致永久性听力损失。

据估计，在美国，2 100 万（19.9%）被报道在工作中没有暴露于强声或噪声的成年人，表现出噪声性听力损失[108]。

就像平常的一天一样，马特在一边锻炼一边使用耳机听音乐，突然耳和头部感到疼痛，伴随而来的是持续性听力下降，这影响了他的社交和学术生活。数位咨询医师花了将近一年的时间来了解他的听力下降与他听高强度音乐的习惯之间的关系。马特现在聆听方面一直困难重重，并且发现在有背景噪声的情况下谈话充满挑战。

通过艰苦的学习，马特•布雷迪现在是安全聆听运动的热情倡导者，以确保他人的听力不会受到与他相似的影响[109]。

- **噪声性听力损失的发展**：众所周知，噪声会以剂量效应的方式损害耳蜗内的结构，即暴露量越高，影响越严重[83,84]。有时，这种损害可能仅表现为在嘈杂的环境中难以理解言语声,这是与噪声性听力损失相关的典型特征[55]。此外,噪声暴露通常与耳鸣有关——耳内"嗡嗡"声,这种现象存在于"隐性听力损失"[85]。

- **耳鸣**:起源于拉丁语动词"*tinnire*"(嗡嗡作响),是指在没有相应外部声源刺激的情况下,主观感觉到的声音[110]。耳鸣通常是噪声暴露的结果,临床上可能伴有或不伴有明显的听力损失[85]。研究表明,接触噪声的工人更容易出现耳鸣[83]。

  耳鸣也可能是由其他听觉和非听觉疾病引起的。耳鸣的发生、感知和影响可以受到许多心理因素的影响,如焦虑和抑郁[111]。一般人群的患病率从5.1% ~ 42.7% 不等,而令人烦恼的耳鸣在3% ~ 30% 的人群中出现[112]。

- **隐性听力损失**:指个体出现与噪声性听力损失相关的常见症状,如噪声下听声困难、耳鸣和听觉过敏。然而,顾名思义,隐性听力损失(hidden hearing loss,HHL)通过纯音测听无法检测到,250 ~ 8 000Hz 的纯音测听阈值正常。这种情况归因于毛细胞和耳蜗神经元之间突触连接被破坏(耳蜗突触病),这种情况发生在毛细胞受损之前,是噪声暴露的结果[85,113]。可能许多人都在与 HHL 抗争,而且由于娱乐噪声暴露的增加,它发生在较年轻的年龄组[85]。研究还表明,噪声暴露引起的变化,即使是在生命早期,也会使耳部明显更容易老化,并加速年龄相关性听力损失的发生[86]。

  无论其表现如何,只要继续暴露,与噪声相关的不可逆的听力损失的进展就是不间断的。

---

**案例研究**

**研究声音暴露的长期影响:苹果公司的听力研究**\*

　　为了更好地了解长期噪声暴露及其对听力健康的影响,美国密歇根大学和苹果公司于 2019 年启动了一项大规模研究。\*\* 这项研究的结果将有助于指导美国和全球保护和促进听力健康的公共卫生政策和预防计划的制订。

\*　　https://sph.umich.edu/applehearingstudy/
\*\*　　https://clinicaltrials.gov/ct2/show/NCT04172766

---

病因：
**年龄相关因素**

鉴于年龄相关性听力损失( age-related hearing loss, ARHL )在社区中的高发病率，也被称为老年性聋。在全生命周期中它造成了最大的社会和经济负担，预计还会随着当前人口结构的变化而增加( 见 "3 耳部和听力保健面临的挑战" )。目前的估计表明，在任何程度的听力损失人群中，年龄在 60 岁以上者超过 42%。在全球范围内，中度及以上听力损失的人群发病率随着年龄的增长呈指数级增长，从 60 多岁人群的 15.4% 上升到 90 岁以上人群的 58.2%。世界卫生组织所有区域都观察到了这一趋势。如图 1.4 所示，世界卫生组织各区 60～69 岁人群的患病率为 10.9%～17.6%，80～89 岁人群为 41.9%～51.2%，90 岁以上人群为 52.9%～64.9%。

图 1.4　不同年龄段老年人群中度及以上听力损失患病率( 每 10 年 )

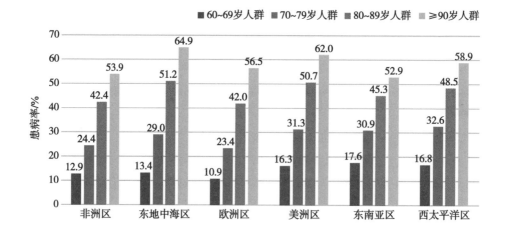

年龄相关性听力损失的发展可以归因于生理损害和环境伤害,加上遗传易感性因素,以及在全生命周期对生理应激源和对生活方式改变的敏感度增加[6]。这些因素包括噪声暴露、耳毒性药物或化学物质、吸烟和饮食习惯,以及慢性疾病(如心脏病)。虽然导致个体年龄相关性听力损失的因素不可独立对待,但这种损害的累积特征,再加上生物易感性,增加了听力损失的风险。如前所述,采取预防行为,并通过良好的营养、锻炼和避免吸烟等形式做出健康的生活方式选择,可以降低老年期发生听力损失的风险。

未干预的成人听力损失会带来一系列的影响,包括社会退缩、提前退休造成的生产力损失、非正式护理的费用及精神和身体功能的减退[114-117]。如果不及时干预,年龄相关性听力损失会导致生活质量严重下降,并对患者的交流对象产生广泛的负面影响[118]。如下所述,预防工作得到强有力的公共卫生政策(见"2.1 概述")的支持,可以减少年龄相关性听力损失的发生。此外,及早发现听力损失,并采取适当的干预措施来解决年龄相关性听力损失,可以减轻许多相关的负面影响[119-121]。

### 1.2.3 听力损失的预防和保护因素

各种预防和保健因素和干预措施可以预防或解决上述病因,从而预防听力损失的发生或延缓听力损失的进展。下面提供了有关可以预防耳疾病和保持听功能的耳和听力保健(ear and hearing care, EHC)实践的详细信息。表 1.2[122-124]列举了在全生命周期中个体为保持听功能可采取的密切相关的预防措施。预防性公共卫生措施未包括在此表中,而本报告"2 全生命周期的解决方案:听力损失可以得到解决"描述了相关内容。

表 1.2　全生命周期的听力损失的保护和预防因素

## 全生命周期的影响因素

### 孕产妇营养[125-129]

均衡孕妇营养。

**听力损失保护**

孕产妇营养情况影响婴儿的出生体重及其整体健康。出生体重低和微量元素缺乏与先天性听力损失有关，这两方面是可预防的。

**要点提示**

可通过适当的饮食干预措施解决这些不足，从而最大限度地减少孕妇营养不良。

### 母乳喂养[133]

按照世界卫生组织的建议，在生命最初几个月开始早期母乳喂养和纯母乳喂养[134]。

**听力损失保护**

对急性中耳炎提供了显著的保护，特别是在生命早期[133]。由于慢性中耳炎通常是急性中耳炎的后遗症，促进母乳喂养可以帮助保护婴儿免受 CSOM 引起的听力损失和可能的并发症。

**要点提示**

无可用数据。

### 产妇卫生[130-132]

包括一些简单的做法，如：
● 经常洗手。
● 水果和蔬菜应彻底清洗并削皮。
● 避免无保护措施地接触土壤和猫排泄物。
● 烹饪食物至安全温度。

**听力损失保护**

某些导致先天性听力损失的感染，如巨细胞病毒感染和弓形体病，可以通过良好的卫生和护理加以预防。

**要点提示**

无可用数据。

## 全生命周期的影响因素

### 耳卫生良好 *[123,135,136]

包括以下保护措施:

- 避免使用棉棒擦拭耳部。
- 不将任何物体或液体置入耳内。
- 避免采用民间疗法治疗耳部不适。
- 遇到问题(普通感冒、耳痛/流脓/出血或听力损失)及时寻求医疗服务。

**听力损失保护**

上述措施可防止耵聍栓塞或中耳炎发生或加重。

**要点提示**

> 大多数人无需规律清理耵聍以预防耵聍堆积。有些人可能有必要偶尔行耳部清洁工作。耵聍是由人体自然形成的,有助于保护耳道皮肤并杀死细菌。医生可能会在定期的常规体检中发现耵聍过多,并进行清洁[71]。

*具体内容详见第29页。

### 戒烟

避免使用一切形式的烟草以及接触二手烟。

**听力损失保护**

鉴于吸烟、慢性疾病和听力损失之间的关系,戒烟可以降低与使用烟草相关的风险。二手烟与中耳炎有关,尤其在儿童,这是可以避免的。

**要点提示**

无可用数据。

### 防止耳或头部外伤[137,138]

常见的防护措施,如:

- 骑两轮车时使用头盔。
- 避免拍打,特别是耳部。

**听力损失保护**

由于对耳部或头部的直接伤害可能会导致听力下降,因此避免其行为至关重要。

**要点提示**

掌掴儿童是世界许多地方普遍实行的一种惩罚形式。除终生的心理影响外,掌掴还会导致鼓膜穿孔,可能引起中耳炎和听力下降。

## 全生命周期的影响因素

### 营养良好[94, 127, 129, 139]

饮食摄入均衡,并补充适当浓度的必需常量元素和微量元素。

**听力损失保护**

均衡的营养可减少与噪声暴露和衰老相关的感觉神经退化,并防止儿童化脓性耳部感染(例如中耳炎)。

**要点提示**

补充 Omega-3,维生素 A、C、E 和叶酸,以及矿物质(如镁、锌和碘)对听觉系统都是有益的。

### 免疫接种

根据全球和国家免疫计划的建议进行疫苗接种。

**听力损失保护**

及时免疫接种可预防许多疾病,包括风疹、脑膜炎、腮腺炎、麻疹及其相关的听力损失。

**要点提示**

本报告第2部分提供了有关免疫的更多信息。

### 生活方式健康[140, 141]

包括可改变的生活方式因素,如体育活动或锻炼、饮食、饮酒、吸烟、药物滥用和娱乐。

**听力损失保护**

采用健康的生活方式,可以减少慢性病的发生,并延缓与年龄相关神经退变的发生,从而减轻听力损失。

**要点提示**

高等教育程度与听力损失的发生呈负相关,主要是通过避免与可改变的生活方式相关的危险因素。

### 避免强声和噪声

包括避免在职业和个人环境中暴露于噪声中。

**听力损失保护**

噪声作为听力损失的一项原因的重要性已在前面强调。将这一风险因素降到最低,可以减少老年人听力损失的发生,并延迟年龄相关性听力损失的发生。

**要点提示**

关于强声和噪声的更多信息见本报告"2 全生命周期的处理方案:听力损失可以得到解决"。

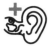 保护和预防因素:
**保持良好的耳卫生**[142]

保持良好的耳卫生不仅可以预防许多与听力损失相关的常见疾病,还可以早期发现听力损失,从而预防或逆转听力损失。保持耳卫生的简单措施包括:

- **避免使用棉签**[68,143]。明确这一认识非常重要——人们不需要日常清洁外耳道,因为耵聍是耳的正常分泌物,并且对大多数人是无害的[70,71]。使用棉签过度清洁外耳道的常见习惯会刺激外耳道皮肤,且可能导致感染,甚至会增加耵聍栓塞的可能[71]。

- **请勿将任何物体或液体插入或滴入耳内**。除非卫生保健人员特别建议,否则请勿将任何物体或液体放入耳内。人们常使用各种类型的油,或者是棉签、火柴、羽毛、大头针或铅笔等异物清理外耳道,有时这些异物会被留在耳道内,并造成进一步的感染或伤害[70,71]。这些异物的使用可能会导致耳道损伤和鼓膜穿孔,并可能加重耵聍栓塞。

- **不要使用民间疗法**。对于常见的耳部疾病(例如耳痛),民间疗法的使用非常普遍,但这可能会带来伤害,而非好处[144]。霍皮耳烛疗法[71,145]、植物汁液或热油滴注等疗法不应该被用于治疗耳部疾病或不适,也不应该寻求未经培训的人员提供护理,但这种情况在世界上某些地区非常普遍[146]。

**爱护你的耳朵**[140]

 **请勿**将任何东西放入耳内,包括棉签、夹子、牙签,棍状物或霍皮耳烛。

 **请勿**忽略外耳道出现脓液或液体分泌物。

 **请勿**使用热油或冷油、草药或其他民间疗法治疗任何耳部疾病。

 **请勿**在不清洁的水中游泳或洗澡。

 **请勿**长时间听过强的噪声或音乐,这可能会导致听力损失。

- **寻求及时的医疗护理**。对于感冒、耳痛、耳闷、耳部分泌物、耳出血、听力下降等情况,寻求及时的医疗服务,有助于预防或发现耳病和听力问题。这些症状提示可能有耳部疾病,例如中耳炎,并且通常需要通过医学评估进行诊断和治疗[71]。虽然耵聍栓塞可能会造成耳闷、耳痛和轻微的听力下降,但它可能不是病因,需要由专业培训的卫生保健提供者进行确认。

保护和预防因素:
**避免强声和噪声**[147]

如本节所述,建议日常的安全音量水平是低于 80dB,持续时间不超过每周
40h。如果人们需要提高嗓门来理解交谈内容;如果倾听者无法理解距离自己一
臂距离的人的说话;或者听者耳部出现疼痛或耳鸣,那么提示声音可能太大了。
可以通过采取以下简单措施来保护听力:

● **降低噪声**

收听个人音频设备时,可以通过以下方法减少声音的暴露:

－ 将个人音频设备(与入耳式或头戴式耳机配合使用的智能手机或 MP3 播
放器)的音量保持在 80dB 以下。可以使用一些免费提供的智能手机应用
程序(App)进行音量检测。在某些设备中,这是一项内置的功能。如果
没有这些音量检测功能,保持安全的经验法则是音量不超过 60%。

－ 使用适配的入耳式或头戴式耳机,如有条件,最好是降噪耳机。适配的入
耳式或头戴式耳机可让使用者清楚地听到较低音量的声音。此外,入耳
式或头戴式降噪耳机还可以降低背景噪声,让使用者能够听到较低音量
的声音。例如,经常在火车或飞机上使用个人音频设备的人,应考虑在这
些环境中使用降噪耳机。

● **在嘈杂的情况下保护耳朵**

在嘈杂的工作场所,或者经常去夜总会、迪厅、酒吧、体育赛场和其他嘈杂的
地方,采用以下措施对声音暴露进行限制:

－ 经常使用耳塞进行听力保护。如耳塞佩戴合适,可明显降低噪声的音
量。如果使用正确,耳塞可将噪声暴露降低 5~45dB,具体取决于耳塞
的种类。

－ 与扬声器等声源保持一定距离,可以降低听到的声音能量。

● **尽量减少处于嘈杂环境中的时间**

对于经常因为娱乐或工作原因处于大声环境中的个人,控制声暴露尤为重
要。这可以通过以下方式实现:

－ 限制使用个人音频设备的时间。此外,当聆听这些设备时,根据如上所
述,保持低音量。

- 远离强声并做短暂休息。在嘈杂的环境中，尝试定期休息并移到更安静的区域。这可以帮助感觉细胞从噪声暴露引起的疲劳中恢复，并降低听力损失的风险。

- **监测个人的声暴露**

  获取所处环境的噪声水平，可帮助个人根据自己的偏好进行个性化的数值设置。可以通过以下方式实现：

  - 使用监测个人噪声暴露的智能手机应用程序。这些 App 可帮助人们监测设备播放声音的音量，也可监测环境中的噪声暴露水平。

  - 部分智能手机内置有"安全聆听"功能。使用这些功能可以帮助人们做出安全聆听的选择。

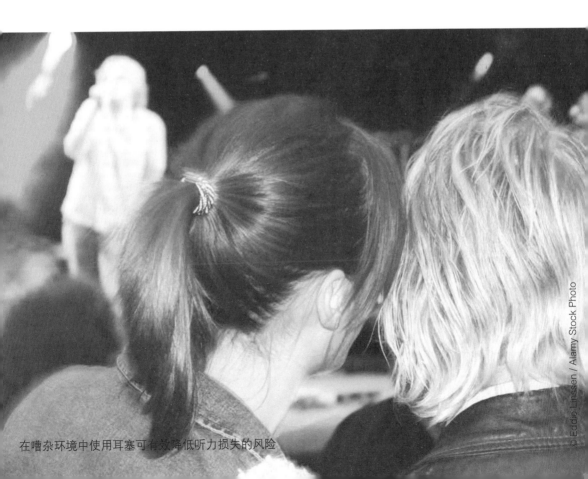

在嘈杂环境中使用耳塞可有效降低听力损失的风险

全球有超过 15 亿人存在某种程度的听力损失，对其生活、家庭和社会及国家造成了显著的影响。

## 1.3 听功能下降

### 1.3.1 听力损失的定义和类型[148]

如果一个人的听功能出现下降，不如听力正常人听得好，则定义为患有听力损失。听力"正常"，通常是指双耳听阈均不超过 20dB（见表 1.3）。

听阈高于 20dB 者，根据其听力损失的严重程度，可被视为"重听"或"全聋"。"重听"用于描述轻度至重度听力损失，重听者无法如听力正常者一样听到声音功能。术语"聋"用来描述双耳重度或极重度听力损失者的情况，聋人只能听到很大的声音或什么也听不到。

听力损失分不同类型，包括：

- 传导性听力损失：当听力损失是由于外耳道或中耳存在问题，而导致难以将声音"传导"到内耳时，使用此术语。
- 感音神经性听力损失：当听力损失是由于耳蜗或听神经损伤，有时两者兼有时，使用此术语。"感音"指作为"感觉器官"的耳蜗，"神经"则与听神经有关。
- 混合性听力损失：当同一只耳同时出现传导性和感音神经性听力损失时，使用此术语。

### 1.3.2 评估听功能

听功能是指感知声音的能力，通常通过纯音测听（pure tone audiometry，PTA）进行测试，该测试是听力评估的金标准。通过听阈的变化，可定义听力损失的性质，如传导性、感音神经性或混合性，以及听力损失的程度，包括从轻度到全聋的范围。

通过 PTA 评估听功能，对于流行病学调查和康复指导都至关重要。但是，

PTA 评估不应该是康复的唯一决定标准,这主要是因为听阈变化无法提供中枢听觉系统如何处理声音的信息,而只能反映"真实世界"功能的有限信息[149]。例如,听力图[8] 结果为"正常"的人,可能会在困难的聆听环境(例如嘈杂的环境)中面临问题[85,150]。即使是通常被认为并不严重的轻度听力损失,这些人也可能会面临日常功能的受限,而这些情况无法单独通过评估听力图所反映[151,152]。对于儿童和成人,如听力图正常,但由于大脑的听觉信息处理能力不足,听力也会受到限制,这被称为中枢听处理障碍( central auditory processing disorder, CAPD )[149,153]。有些 CAPD 可以通过言语测试进行评估,如"言语分辨率"和"噪声下言语"测试[149]。因此,全面了解患者的听力特征和听觉体验非常重要,以确保他们在安静和噪声环境下参与活动的限制,以及沟通需求和个人偏好,都能得到解决[8,154]。这些注意事项在"2 全生命周期的处理方案:听力损失可以得到解决"中进行了详细说明。

### 1.3.3  听处理障碍

一些儿童和成人可能在听力学检查结果没有明显异常的情况下,表现出听力损失。那么这些人可能患有听处理障碍( auditory processing disorder, APD ),这是由于大脑中听觉信息处理不当,而导致的听力障碍的统称[149,153]。尽管纯音测听的听阈正常,但在某些情况下可表现为听力和听理解能力差。儿童中 APD 的患病率为 2%~10%,且经常合并有其他学习或发育迟缓[153,155]。APD 会影响社会心理发育、学业成就、社会参与和职业机会。年龄相关的 APD 也是导致老年期听力损失的常见原因。

### 1.3.4  听力损失分级

为了对听力损失程度的评估方式进行标准化,世界卫生组织采纳了基于听力测试的分级体系。该系统是世界卫生组织较早采用方法的修订版,与较早分级体系的不同之处在于,轻度听力损失标准的起始值从 26dB 降低到 20dB;听力损失分为轻度听力损失、中度听力损失、中重度听力损失、重度听力损失、极重度听力损失和全聋;并且增加了单侧听力损失。除听力损失程度分类外,修订后的分级体系还提供了每种程度可能伴随的沟通功能的描述[148]。表 1.3 列出了修订后的分级体系。

---

8  听力图显示可听到的最小的强度(以 dB 为单位),一个人可以听到不同频率的声音。通常使用听力计对听力进行测试后,以图表形式描绘。

表 1.3 听力损失分级及其对应的听觉体验 *

| 分级 | 较好耳听阈‡/dB | 多数成年人在安静环境下的听觉体验 | 多数成年人在噪声环境下的听觉体验 |
|---|---|---|---|
| 正常听力 | <20 | 听声音无困难 | 听声音无困难或轻度困难 |
| 轻度听力损失 | 20 ~ <35 | 交谈无困难 | 交谈可能有困难 |
| 中度听力损失 | 35 ~ <50 | 交谈可能有困难 | 聆听或参与交谈有困难 |
| 中重度听力损失 | 50 ~ <65 | 交谈有困难 提高音量后没有困难 | 多数情况下聆听或参与交谈有困难 |
| 重度听力损失 | 65 ~ <80 | 大部分交谈内容都听不到,提高音量后也有困难 | 聆听或参与交谈特别困难 |
| 极重度听力损失 | 80 ~ <95 | 提高音量后也特别困难 | 听不到交谈声 |
| 完全听力损失 / 全聋 | ≥95dB | 听不到言语声和大部分环境声 | 听不到言语声和大部分环境声 |
| 单侧听力损失 | 好耳 <20 差耳 ≥35 | 可能没有困难,除非声音靠近差耳 声源定位可能有困难 | 聆听或参与交谈可能有问题 声源定位可能有困难 |

* 本分类和等级仅供流行病学使用,且只适用于成人。应用此分类时,必须牢记以下几点:
  ● 虽然听力指标(例如听力损失类型、纯音听阈均值)概括了关于个人听阈的有用信息,但不应将其用作评估残疾或提供干预措施(包括助听器或人工耳蜗)的唯一决定因素。
  ● 在安静的环境下通过耳机测试纯音的能力,本身并不是听力残疾的可靠指标。不应仅使用听力指标来衡量在背景噪声下交流时遇到的困难(听力损失者的主要不适)。无论不对称性的程度如何,单侧听力损失都可能会对个人带来重大挑战。因此,需要根据所经历的困难进行适当的关注和干预。
‡ "听阈"指的是较好耳在 500、1 000、2 000、4 000Hz 处,可检测到的最小声音强度的平均值[148,156,157]。

表 1.3 中使用的分类遵循了 WHO 在 2001 年提出的国际功能、残疾和健康分类( International Classification of Functioning, Disability and Health, ICF )的建议。如 ICF 中所述,听敏度最轻程度下降的人也可能会出现"残疾"的状况。ICF 通过方框 1.1[158]中概述的三个维度对人的健康状况进行了定义。根据 ICF,残疾不仅取决于个体的听力损失,还取决于其居住的物理、社会和态度的环境,以及获得优质的 EHC 服务的可能性。因此,对于无法获得听力保健的听力损失者,可能会在日常工作中受到更多的功能限制,从而导致更高程度的残疾。

---

**方框 1.1 国际功能、残疾和健康分类[158]**

ICF 是 WHO 用来衡量个体和群体水平健康与残疾的体系。ICF 从以下三个维度定义了一个人的健康状况:

( i ) 损害:与身体功能或结构有关( 在听力方面,称为"听力损失")

( ii ) 活动受限:与功能的个体水平有关( 以前称为"残疾")。

( iii ) 参与受限:与心理社会功能有关( 在旧版 ICF 中称为"障碍")。

术语"残疾"涵盖了听力损失者在进行日常活动或情景( 例如自我护理、上学或工作 )时可能遇到的所有问题或困难。就听力损失而言,"残疾"是指经历的损伤、限制和受限( 生理、社会或态度方面 )。由于功能和残疾受环境的影响,ICF 还包括一系列环境因素,这些因素会导致听力损失者面临困难。

听力损失目前影响超过 15 亿人,占全球人口的 20%;其中大多数( 11.6 亿 )为轻度听力损失。但是有很大一部分人,约 4.3 亿人( 即全球人口的 5.5% )为中度及以上程度的听力损失[10]。如果不加以解决,很可能会影响他们的日常活动和生活质量。以下数据提供了关于听力损失的严重程度和分布的详细信息。

**不同程度听力损失**

全球除 11.6 亿人患有轻度听力损失之外,还有约 4 亿人患有中度到重度的听力损失,近 3 000 万人患有双侧极重度听力损失或全聋( 图 1.5 )。

**图 1.5 不同程度听力损失的人数和比例**

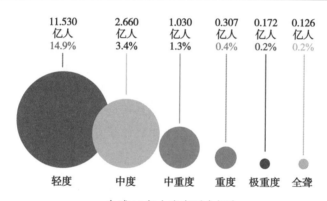

全球 15 亿人患有听力损失

**听力损失的年龄和性别差异**

中度及以上听力损失的全球患病率随着年龄的增长而增加,从 60 岁时的 12.7% 上升到 90 岁时的 58% 以上( 图 1.6 )。值得注意的是,超过 58% 的中度及以上的听力损失发生于 60 岁以上的成年人。

关于性别差异,中度及以上的听力损失的全球患病率,男性略高于女性,2.17 亿男性( 5.6% )患有听力损失,而女性为 2.11 亿( 5.5% )。

9   GBD 2019 Hearing Loss Collaborators( 2021 ). Hearing loss prevalence and years lived with disability,1990–2019;findings from the Global Burden of Disease Study 2019. The Lancet( in press ).
10   指听力较好耳听阈高于 35dB 的人数。

图 1.6　根据年龄划分的全球中度及以上听力损失的患病率

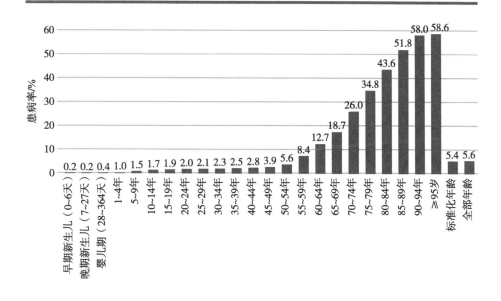

## 听力损失在WHO各区的分布

世界卫生组织六个区域的听力损失患病率各不相同,从东地中海区的 3.1%到西太平洋区的 7.1%。占比最高的是西太平洋区,其次是东南亚区(图 1.7)。

图 1.7　世界卫生组织各区域听力损失(中度及以上程度)的患病率

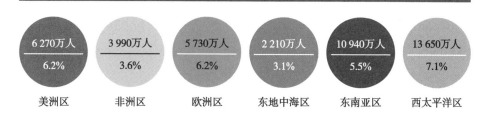

## 不同收入群体的听力损失患病率

在世界银行定义的不同收入群体中,听力损失的患病率差异很大,从低收入国家的 3.3% 到高收入国家的 7.5%。中低收入国家和中高收入国家(约 3.2 亿)占据听力损失者的最大比例。在中度及以上听力损失人群中,近 80% 居住在低收入和中等收入国家,而居住于高收入国家的人口仅占 20%(图 1.8)。

图 1.8　全球不同收入群体中度及以上听力损失的患病率

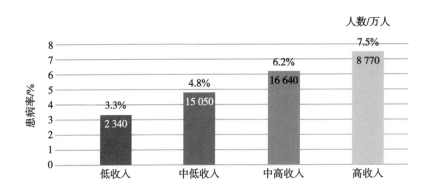

通过 CRRCHSI 在国家层面进行的新生儿听力筛查，可以发现听力损失儿童，并将其纳入早期干预计划中

早期干预对于最大程度地减少听力损失对语言和认知发育的不利影响至关重要。

## 1.4 听力损失未干预带来的影响

2019年，全球因听力损失造成的伤残损失健康生命年（YLDs）为4350万（95%UI 为 2970万～6180万）。自1990年以来，该数字增加了73%（2500万YLDs）。年龄相关性听力损失是2019年全球 YLDs 的第三大来源，也是70岁以上成年人 YLDs 的主要来源[11]。

听力损失造成的残疾中，65%来自中度及以上听力损失。不论听力损失的严重程度或听力学特征如何，听力损失影响人们生活的程度取决于是否通过有效的临床或康复措施干预得以解决[75,123,159]，以及环境对听力损失者的需求的响应程度[75,158]。其他合并的功能限制，例如视力受损、孤独症或发育残疾，也可能会加重听力损失的影响。据估计，听觉和视觉的双重感觉损失，影响着各年龄段全球人口的0.2%～2%[159]。方框1.2强调了聋盲造成的影响。

---

**方框1.2 双重感觉障碍：聋 - 盲[160,161]**

聋 - 盲涉及不同程度的视觉和听觉的双重感觉障碍。聋 - 盲对各个年龄段都有影响，但在老年人中最常见。因此，随着全球人口的老龄化，聋 - 盲变得越来越普遍。报告表明聋 - 盲人通常总体生活质量低下。由于沟通困难和公众接受度低，他们常感到被社会隔离。由于出行困难而减少参与社交活动；日常功能有困难；经历孤独感、愤怒、沮丧、抑郁、不安全感和对未来的不确定感，感到自身毫无价值，常常面临歧视。与其他残疾相比，聋 - 盲人可能更多生活在贫困和失业中，且受教育程度更低。

---

[11] GBD 2019 Hearing Loss Collaborators（2021）. Hearing loss prevalence and years lived with disability，1990–2019：findings from the Global Burden of Disease Study 2019. The Lancet（in press）.

### 1.4.1 对个体的影响

听力损失如果得不到有效干预,会对生活的许多方面产生影响:

**聆听和沟通[162]**

对于未得到有效干预的听力损失者而言,最大的挑战是如何与周围环境中的人保持沟通。问题的严重程度取决于上面列出的决定因素,其范围有着不同程度的变化,可能是难以分辨安静或嘈杂环境中的言语声,也可能是无法听到包括警报声在内的强声。听力损失者经常需要让其他人重复刚讲过的话,可能会发现在工作场所进行交流或进行日常对话很困难。由于采取了针对 COVID-19 的基本预防措施,进一步加剧了这些困难[163]。口罩和社交距离是抗击病毒的无可争议的措施,但对于听力损失者而言,这些措施却进一步增加了障碍,他们经常依靠唇读以及其他面部和肢体语言进行交流[163]。

**语言和言语**

儿童口语的发展与听力直接相关。大多数针对听力损失儿童的研究表明,听力损失儿童的言语和语言发展均存在迟缓,很可能会持续到成年期[154,164]。听力损失的程度与言语感知的困难和语言缺陷成正比[165]。但即使是通常被忽略的轻度或单侧听力损失,对儿童的言语和语言发展也有不利影响[154,166-168]。听力损失儿童接受干预的年龄对其语言和言语发展结果也有很大的影响,6 月龄前发现听力损失并立即进行干预的儿童,其干预效果更佳[169]。由于生命早期的感觉剥夺通常与发育问题相关,干预的时机也会影响语言和言语的发展结果[170]。

语言不仅是交流的手段,而且对认知发育也有作用,同时也是教育的工具和社会关系的基础。因此,语言的获取至关重要[171];听力损失婴儿在出生早期无法获得语言刺激,这将对他们的全面发展造成阻碍[171]。

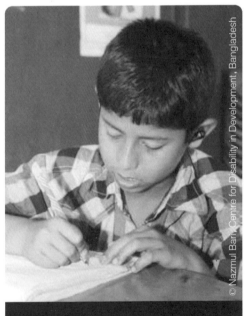

© Nazmul Barri Centre for Disability in Development, Bangladesh

孟加拉国的听力损失儿童努力追赶学业

言语发育完成后出现听力损失的儿童（也包括成年人），听力损失会影响言语的质量，如果不加以干预，可能出现发音不清的情况。

患有感音神经性听力损失（如年龄相关性听力损失）的人，经常会大声说话，这可能会对家庭造成更多的困难[154]。

### 认知

儿童的语言剥夺是认知发育迟缓的危险因素，如果儿童在最初几年接受适当的干预，就可以避免认知发育迟缓的发生[170,172]。即使是单侧听力损失，也会影响儿童的认知发育[168]。对认知功能的影响不仅限于儿童，在成人期出现的听力损失中，这种影响也很明显。听力损失是老年性痴呆的最大的可改变的风险因素[173,174]。

### 教育

听力损失可能会对个人的学业成绩产生长期影响。与听力正常的同龄人相比，除非及时解决，否则听力损失者的学业成绩更差，学业系统的进度更慢，辍学的风险更高，接受高等教育的可能性也更低[181-183]。

### 就业

听力损失与成年人就业之间的关联是显而易见的。听力损失的学生通常表现出缺乏在职场上取得成功所必需的职业生涯规划和决策能力[182,183]。总体而言，听力损失的成人失业率的升高或就业率减低[184-186]。芬兰北部的一项纵向研究表明，年龄在 25 岁以下且临床检查发现有听力损失者，其失业的可能性是听力正常同龄人的两倍[182]。受雇佣时，听力损失者通常比同龄人的收入更低，退休的时间也更早[184,187]。

未得到有效干预的听力损失可能与老年人群中 8% 以上的老年痴呆病例有关[173,175]，高收入国家的风险可能更高[174]，并且显著增加了老年痴呆和认知障碍的相对危险度[173,176-180]。

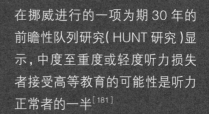

在挪威进行的一项为期 30 年的前瞻性队列研究（ HUNT 研究 ）显示，中度至重度或轻度听力损失者接受高等教育的可能性是听力正常者的一半[181]

## 社会孤立和孤独感

听力损失会导致各年龄段的人产生社会孤立和孤独感,在妇女和老年人中尤为明显[188,189],这可能是由于听力损失者参与活动减少或社交面较窄所致。在耳和听力保健受到限制的地方,这种情况更明显[190]。由于理解听觉信息和维持对话的能力受损[191],这可能会导致受影响者刻意回避可能造成尴尬的社交场合[192]。因此,听力损失者,特别是那些未使用助听器的人,往往表现出更严重的孤独感[188,193,194]。

听力损失造成的社会孤立和孤独感,可能会对老年人的社会心理和认知健康产生重要的影响。缺乏参与和感到孤独可能会对听力损失与认知功能下降之间的相关性造成影响[195,196]。此外,这两者都可能会造成精神健康状况的恶化,导致出现抑郁和痛苦感[189,197,198]。

## 精神卫生

与听力正常者相比,听力损失者在全生命周期中通常出现抑郁的比例更高,生活质量也更低[199-201]。听力损失者经常会出现社会退缩和社交互动改变的现象,以及尴尬、排斥和焦虑的感觉[162]。在交谈过程中,听力损失者的交流对象经常会感到沮丧和愤怒[162]。

## 人际关系

90%以上的听力损失儿童的父母其听力是正常的,他们与孩子间通常无法进行完全有效的沟通[202,203]。多项研究报告指出,父母在与听力损失儿童建立有意义的沟通,以及管理孩子的行为方面存在困难,特别是在孩子患有孤独症谱系障碍等疾病的情况下[204]。在成年人中,听力损失可能会对人际关系造成负面影响,从而导致沟通困难、误解和冲突[162]。对于听力损失者和他们的沟通对象而言,这种影响非常明显。

**父母需要支持以满足全聋或重听孩子的需求**

　　鉴于大多数全聋和重听孩子的父母都是听力正常者,他们处理听力损失没有任何经验,因此这在很多方面对家庭造成了影响。例如,这会导致父母之间出现更大的压力,尤其是必须针对孩子的康复和教育做出决定时。父母自身的健康状况对听力损失儿童的听觉、认知和社会情感结局具有重大影响[205]。因此,当孩子被诊断为听力损失时,向其父母提供信息、指导和支持至关重要,但这些资源并非总能被获取。在全球某些地区,全聋和重听儿童的父母群体进行了有组织的努力,例如"Hands and Voices"[206],对于提供家庭支持和增加父母关于解决儿童需求方面的知识,发挥了领导作用。这种参与对所在地区全聋或重听孩子的家庭的知识和获取的支持,产生了深远的影响。正如一位家长在获得"家长间"支持时的回答:"非常感谢。我一直感觉自己就像在大海中漂浮的一条小船上,看不见陆地和轮船。而你们给了我救生圈。"[206]

### 身份认同和歧视

　　儿童、青少年和成人的听力损失常常与感到无能和自尊心受挫相关[162,207]。即使听力问题得到了解决,听力损失者也可能会反映与听力损失和听力设备使用相关的歧视[162],并试图掩盖听力损失。此外,由于偏见和对老年人的刻板印象,许多人选择不使用助听器[208]。

### 1.4.2　对家庭和沟通对象的影响

　　大部分全聋或重听儿童的父母是听力正常者[202,203]。例如在美国,只有大约4%的全聋或重听的婴儿,其父母有听力问题。另有4%的父母一方有听力损失。与听力正常儿童的父母相比,全聋或重听儿童的父母,通常承受更高的情感和身体压力。他们的职业可能因全职照顾孩子而受到影响,有时他们可能不得不搬迁到更接近需听力服务的场所[204]。

　　听力损失对家庭,尤其是对沟通对象的影响,也是值得注意的。家庭成员的听力损失导致沟通对象的活动参与受限,并造成其社交功能降低、沟通方面的压力增加、人际关系中的满意度也降低[118,162]。

## 1.4.3 对经济的影响[209,210]

除了个人的经济困难之外，听力损失对整个社会都有相当大的经济影响。WHO 数据显示，全球未干预的听力损失的整体成本每年超过 9 800 亿美元（图1.9）。这些费用包括：

- **卫生保健部门**：估计约为 3 140 亿美元，其中包括未干预的听力损失给儿童和成人带来的卫生保健费用，但不包括提供服务和康复的费用。

- **教育部门**：向听力损失未干预的儿童（5~14 岁的儿童）提供支持的费用，保守估计接近 270 亿美元。假定只有中重度及以上听力损失的儿童（即较好耳的听阈大于 50dB）才需要教育支持。

- **生产力损失**：与听力损失者的失业和提早退休有关的费用，保守估计为每年 1 825 亿美元。

- **社会成本**：由于社会孤立、沟通困难和歧视，每年又增加了 4 565 亿美元。这些费用根据避免伤残损失健康生命年所附加的货币价值计算，并利用了听力损失导致的伤残调整寿命年（DALYs）。

> 未干预的听力损失，每年造成全球 9 800 亿美元的经济损失。

还需要注意的是，所有费用中有 53% 与中低收入国家有关。

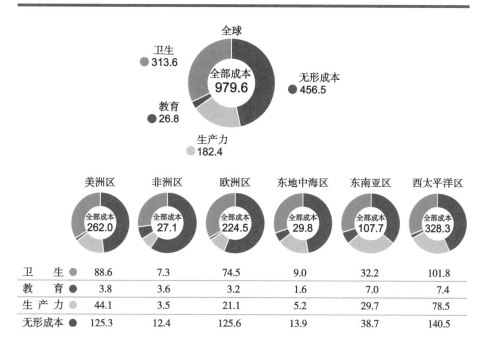

图 1.9　听力损失的直接、间接和无形费用合计（10 亿美元）*

| | 美洲区 | 非洲区 | 欧洲区 | 东地中海区 | 东南亚区 | 西太平洋区 |
|---|---|---|---|---|---|---|
| 卫　　生 ● | 88.6 | 7.3 | 74.5 | 9.0 | 32.2 | 101.8 |
| 教　　育 ● | 3.8 | 3.6 | 3.2 | 1.6 | 7.0 | 7.4 |
| 生 产 力 ● | 44.1 | 3.5 | 21.1 | 5.2 | 29.7 | 78.5 |
| 无形成本 ● | 125.3 | 12.4 | 125.6 | 13.9 | 38.7 | 140.5 |

\* 所有成本都是针对中度及以上听力损失（即，较好耳听阈大于 35dB）计算的。费用以
2015 年国际美元估算（世界银行定义的货币单位，在表中表示为 "$"）。
特别注意：该分析没有考虑到听力损失的某些方面，这些费用在文献中没有很好的记录，
例如向未干预的听力损失者提供非正式护理或学前学习和高等教育的成本[201]。

　　这些费用估计仅指未干预的听力损失，并未考虑中耳炎及其治疗造成的高
昂费用。这些可预防疾病的医疗和手术治疗费用很高。例如在澳大利亚，2008
年中耳炎的治疗费用（不包括并发症和合并疾病）为 1 亿～4 亿澳元[211]。在韩
国，一项具有国家代表性的研究估计，仅在 2012 年，用于中耳炎的治疗费用达
4.973 5 亿美元[212]。与上面提供的数据相比，这些成本是指某些国家对这些疾病
的管理成本。尽管如此，将其列在此处是有意义的，因为通过 "2.1 概述" 的预防
措施，可以减少这些成本。

　　听力损失在全生命周期都有潜在的不利影响。但是如果及时并适当地解决
听力损失的问题，就可以减轻本章中描述的影响，这将在后面的章节中详述。

# 参考文献

1. Lemke U, Scherpiet S. Oral communication in individuals with hearing impairment–considerations regarding attentional, cognitive and social resources. Front Psychol. 2015; 6: 998.

2. Thiyagarajan JA, Araujo de Carvalho I, Peña–Rosas JP, Chadha S, Mariotti SP, Dua T, et al. Redesigning care for older people to preserve physical and mental capacity: WHO guidelines on community–level interventions in integrated care. PLoS Med. 2019; 16 (10): e1002948.

3. Russ SA TK, Halfon N, Davis A. A life course approach to hearing health. Handbook of life course health development. Springer, Cham; 2018. p.349–73.

4. Ben–Shlomo Y, Kuh D. A life course approach to chronic disease epidemiology: conceptual models, empirical challenges and interdisciplinary perspectives. Int J Epidemiol. 2002; 31 (2): 285–93.

5. Halfon N FC, Lerner RM, Faustman EM. Handbook of life course health development. Springer, Cham; 2018.

6. Davis A, McMahon CM, Pichora–Fuller KM, Russ S, Lin F, Olusanya BO, et al. Aging and hearing health: the life–course approach. Gerontologist. 2016; 56 Suppl 2: S256–67.

7. Alberti PW. The anatomy and physiology of the ear and hearing. Occupational exposure to noise: evaluation, prevention, and control. 2001: 53–62.

8. National Academies of Sciences E, Medicine. Hearing health care for adults: priorities for improving access and affordability. National Academies Press; 2016.

9. Mulwafu W, Kuper H, Ensink R. Prevalence and causes of hearing impairment in Africa. Trop Med Int health. 2016; 21 (2): 158–65.

10. Morzaria S, Westerberg BD, Kozak FK. Systematic review of the etiology of bilateral sensorineural hearing loss in children. Int J Pediatr Otorhinolaryngol. 2004; 68 (9): 1193–8.

11. Carpena NT, Lee MY. Genetic Hearing Loss and Gene Therapy. Genomics Inform. 2018; 16 (4) .

12. Bittles AH. Consanguinity and its relevance to clinical genetics. Clin Genet. 2001; 60 (2): 89–98.

13. Bittles AH. The role and significance of consanguinity as a demographic variable. Population and Development Review. 1994; 20 (3): 561–84.

14. Hamamy H. Consanguineous marriages: preconception consultation in primary health care settings. J Community Genet. 2012 Jul; 3 (3): 185–92.

15. Shawky RM, Elsayed SM, Abd–Elkhalek HS, Gad S. Familial Peters Plus syndrome with absent anal canal, sacral agenesis and sensorineural hearing loss: expanding the clinical spectrum. EJMHG. 2013; 14 (4): 423–8.

16. Hamamy H, Antonarakis SE, Cavalli–Sforza LL, Temtamy S, Romeo G, Ten Kate LP, et al. Consanguineous marriages, pearls and perils: Geneva international consanguinity workshop report. Genet Med. 2011; 13 (9): 841–7.

17. Tadmouri GO, Nair P, Obeid T, Al Ali MT, Al Khaja N, Hamamy HA. Consanguinity and reproductive health among Arabs. Reprod Health. 2009; 6 (1): 17.

18. Smith RJ, Bale Jr JF, White KR. Sensorineural hearing loss in children. Lancet. 2005; 365 (9462): 879–90.

19. Koffler T, Ushakov K, Avraham KB. Genetics of hearing loss: syndromic. Otolaryngol Clin North Am. 2015; 48 (6): 1041–61.

20. World Health Organization. Childhood hearing loss: strategies for prevention and care. Geneva: World Health Organization; 2016. Available at: https://apps.who.int/iris/ handle/10665/204632, accessed December 2020.

21. De Castro Corrêa C, Maximino LP, Weber SAT. Hearing disorders in congenital toxoplasmosis: a literature review. Int Arch Otorhinolaryngol. 2018; 22 (03): 330–3.

22. Cohen BE, Durstenfeld A, Roehm PC. Viral causes of hearing loss: a review for hearing health professionals. Trends Hear. 2014; 18: 2331216514541361.

23. Toizumi M, Do CGT, Motomura H, Do TN, Fukunaga H, Iijima M, et al. characteristics of patent Ductus Arteriosus in congenital Rubella Syndrome. Scientific Reports. 2019; 9 (1): 1–12.

24. Chau J, Atashband S, Chang E, Westerberg BD, Kozak FK. A systematic review of pediatric sensorineural hearing loss in congenital syphilis. Int J Pediatr Otorhinolaryngol. 2009; 73 (6): 787–92.

25. Moore CA, Staples JE, Dobyns WB, Pessoa A, Ventura CV, Da Fonseca EB, et al. Characterizing the pattern of anomalies in congenital Zika syndrome for pediatric clinicians. JAMA Pediatr. 2017; 171 (3): 288–95.

26. Grosse SD, Ross DS, Dollard SC. Congenital cytomegalovirus (CMV) infection as a cause of permanent bilateral hearing loss: a quantitative assessment. J Clin Virol. 2008; 41 (2): 57–62.

27. American Academy of Pediatrics. Year 2007 position statement: principles and guidelines for early hearing detection and intervention programs. Pediatrics. 2007; 120 (4): 898–921.

28. Ahearne CE, Boylan GB, Murray DM. Short and long term prognosis in perinatal asphyxia: An update. World J Clin pediatr. 2016; 5 (1): 67.

29. Korver AM, Smith RJ, Van Camp G, Schleiss MR, Bitner–Glindzicz MA, Lustig LR, et al. Congenital hearing loss. Nat Rev Dis Primers. 2017; 3 (1): 1–17.

30. Borg E. Perinatal asphyxia, hypoxia, ischemia and hearing loss. An overview. Scand Audiol. 1997; 26 (2): 77–91.

31. Olds C, Oghalai JS, editors. Audiologic impairment associated with bilirubin–induced neurologic damage. Semin Fetal Neonatal Med; 2015: Elsevier.

32. Cristobal R, Oghalai J. Hearing loss in children with very low birth weight: current review of epidemiology and pathophysiology. Arch Dis Child Fetal and Neonatal Ed. 2008; 93 (6): F462–F8.

33. Almadhoob A, Ohlsson A. Sound reduction management in the neonatal intensive care unit for preterm or very low birth weight infants. Cochrane Database Syst Rev. 2020 (1) .

34. DeAntonio R, Yarzabal J–P, Cruz JP, Schmidt JE, Kleijnen J. Epidemiology of otitis media in children from developing countries: a systematic review. Int J Pediatr Otorhinolaryngol. 2016; 85: 65–74.

35. Schilder AG, Chonmaitree T, Cripps AW, Rosenfeld RM, Casselbrant ML, Haggard MP, et al. Otitis media. Nat Rev Dis Primers. 2016; 2 (1): 1–18.

36. Bluestone CD. Epidemiology and pathogenesis of chronic suppurative otitis media: implications for prevention and treatment. Int J pediatr Otorhinolaryngol. 1998; 42 (3): 207–23.

37. Williamson I. Review: children< 2 years of age with bilateral acute otitis media and children with otorrhoea benefit most from antibiotics. Arch Dis Child Educ Pract Ed. 2007; 92 (5): ep159.

38. World Health Organization. Chronic suppurative otitis media: burden of illness and management options. Geneva: World Health Organization; 2004.

39. Klein JO. The burden of otitis media. Vaccine. 2000; 19: S2–S8.

40. Monasta L, Ronfani L, Marchetti F, Montico M, Vecchi Brumatti L, Bavcar A, et al. Burden of disease caused by otitis media: systematic review and global estimates. PLoS One. 2012; 7 (4): e36226.

41. Institute for Health Metrics and Evaluation Seattle, USA: Global burden of disease results tool; 2020. Available at: http://ghdx.healthdata.org/gbd–results–tool, accessed December 2020.

42. Ficenec SC, Schieffelin JS, Emmett SD. A review of hearing loss associated with Zika, Ebola, and Lassa fever. Am J Trop Med Hyg. 2019; 101 (3): 484–90.

43. Rodenburg–Vlot MB, Ruytjens L, Oostenbrink R, Goedegebure A, van der Schroeff MP. Systematic review: incidence and course of hearing loss caused by bacterial meningitis: in search of an optimal timed audiological follow–up. Oto Neurotol. 2016; 37 (1): 1–8.

44. Taylor B, editor Interventional audiology: broadening the scope of practice to meet the changing demands of the new consumer. Semin Hear; 2016: Thieme Medical Publishers.

45. Cunningham LL, Tucci DL. Hearing loss in adults. N Engl J Med. 2017; 377 (25): 2465–73.

46. Nomura K, Nakao M, Morimoto T. Effect of smoking on hearing loss: quality assessment and meta-analysis. Prev Med. 2005; 40 (2): 138–44.

47. Fabry DA, Davila EP, Arheart KL, Serdar B, Dietz NA, Bandiera FC, et al. Secondhand smoke exposure and the risk of hearing loss. Tob Control. 2011; 20 (1): 82–5.

48. Cruickshanks KJ, Klein R, Klein BE, Wiley TL, Nondahl DM, Tweed TS. Cigarette smoking and hearing loss: the epidemiology of hearing loss study. JAMA. 1998; 279 (21): 1715–9.

49. Hu H, Sasaki N, Ogasawara T, Nagahama S, Akter S, Kuwahara K, et al. Smoking, smoking cessation, and the risk of hearing loss: Japan Epidemiology Collaboration on Occupational Health Study. Nicotine Tob Res. 2019; 21 (4): 481–8.

50. Cureoglu S, Baylan MY, Paparella MM. Cochlear otosclerosis. Curr Opin Otolaryngol Head Neck Surg. 2010; 18 (5): 357.

51. Watkinson JC, Clarke RW. Scott-Brown's Otorhinolaryngology and Head and Neck Surgery: Volume 1: Basic Sciences, Endocrine Surgery, Rhinology: CRC Press; 2018.

52. Rudic M, Keogh I, Wagner R, Wilkinson E, Kiros N, Ferrary E, et al. The pathophysiology of otosclerosis: review of current research. Hear Res. 2015; 330: 51–6.

53. Jayakody DM, Friedland PL, Martins RN, Sohrabi HR. Impact of aging on the auditory system and related cognitive functions: a narrative review. Front Neurosci. 2018; 12: 125.

54. Yamasoba T, Lin FR, Someya S, Kashio A, Sakamoto T, Kondo K. Current concepts in age-related hearing loss: epidemiology and mechanistic pathways. Hear Res. 2013; 303: 30–8.

55. Liberman M. Noise-induced and age-related hearing loss: new perspectives and potential therapies. 2017 (F1000Research) .

56. Tu NC, Friedman RA. Age-related hearing loss: unraveling the pieces. Laryngoscope Investig Otolaryngol. 2018; 3 (2): 68–72.

57. DeStefano AL, Gates GA, Heard-Costa N, Myers RH, Baldwin CT. Genomewide linkage analysis to presbycusis in the Framingham Heart Study. Arch Otolaryngol Head Neck Surg. 2003; 129 (3): 285–9.

58. Quaranta N, Coppola F, Casulli M, Barulli MR, Panza F, Tortelli R, et al. Epidemiology of age related hearing loss: a review. Hearing Balance Commun. 2015; 13 (2): 77–81.

59. Lin FR, Niparko JK, Ferrucci L. Hearing loss prevalence in the United States. Arch Int Med. 2011; 171 (20): 1851–3.

60. Kuhn M, Heman-Ackah SE, Shaikh JA, Roehm PC. Sudden sensorineural hearing loss: a review of diagnosis, treatment, and prognosis. Trends Amplif. 2011; 15 (3): 91–105.

61. Sara S, Teh B, Friedland P. Bilateral sudden sensorineural hearing loss. J Laryngol Otol. 2014; 128 (S1): S8–S15.

62. Venkatesh M, Moorchung N, Puri B. Genetics of non syndromic hearing loss. Med J Armed Forces India. 2015; 71 (4): 363–8.

63. Angeli S, Lin X, Liu XZ. Genetics of hearing and deafness. Anat Rec. 2012; 295 (11): 1812–29.

64. Daniel E. Noise and hearing loss: a review. J Sch Health. 2007; 77 (5): 225–31.

65. Niskar AS, Kieszak SM, Holmes AE, Esteban E, Rubin C, Brody DJ. Estimated prevalence of noise-induced hearing threshold shifts among children 6 to 19 years of age: the Third National Health and Nutrition Examination Survey, 1988–1994, United States. Pediatrics. 2001; 108 (1): 40–3.

66. Delhez A, Lefebvre P, Péqueux C, Malgrange B, Delacroix L. Auditory function and dysfunction: estrogen makes a difference. Cell Mol Life Sci. 2019: 1–17.

67. Sun DQ, Zhou X, Lin FR, Francis HW, Carey JP, Chien WW. Racial difference in cochlear pigmentation is associated with hearing loss risk. Otol Neurotol. 2014; 35 (9): 1509–14.

68. Wright T. Ear wax. BMJ Clin Evid. 2015; 351: h3601.

69. Hanger H, Mulley G. Cerumen: its fascination and clinical importance: a review. J R Soc Med. 1992; 85 (6): 346.

70. Michaudet C, Malaty J. Cerumen impaction: diagnosis and management. Am Fam Physician. 2018; 98 (8): 525–9.

71. Schwartz SR, Magit AE, Rosenfeld RM, Ballachanda BB, Hackell JM, Krouse HJ, et al. Clinical practice guideline (update): earwax (cerumen impaction) . Otolaryngol Head Neck Surg. 2017; 156: S1–S29.

72. Cho S-I, Gao SS, Xia A, Wang R, Salles FT, Raphael PD, et al. Mechanisms of hearing loss after blast injury to the ear. PloS one. 2013; 8 (7) .

73. Chukuezi A, Nwosu J. Ear trauma in Orlu, Nigeria: a five-year review. Indian J Otolaryngol Head Neck Surg. 2012; 64 (1): 42–5.

74. Lie A, Skogstad M, Johannessen HA, Tynes T, Mehlum IS, Nordby K-C, et al. Occupational noise exposure and hearing: a systematic review. Int Arch Occup Environ Health. 2016; 89 (3): 351–72.

75. Brun E, Schneider E, Pascal P. Noise in figures. Luxembourg: Office for Official Publications of the European Communities; 2005.

76. Nelson DI, Nelson RY, Concha-Barrientos M, Fingerhut M. The global burden of occupational noise-induced hearing loss. Am J Ind Med. 2005; 48 (6): 446–58.

77. Concha-Barrientos M, Steenland K, Prüss-Üstün A, Campbell-Lendrum DH, Corvalán CF, Woodward A, et al. Occupational noise: assessing the burden of disease from work-related hearing impairment at national and local levels. Geneva: World Health Organization; 2004.

78. Tikka C, Verbeek JH, Kateman E, Morata TC, Dreschler WA, Ferrite S. Interventions to prevent occupational noise-induced hearing loss. Cochrane Database Syst Rev. 2017 (7) .

79. Clark WW. Noise exposure from leisure activities: a review. J Acoust Soc Am. 1991; 90 (1): 175–81.

80. Śliwińska-Kowalska M, Zaborowski K. WHO environmental noise guidelines for the European Region: a systematic review on environmental noise and permanent hearing loss and tinnitus. Int J Environ Res Public Health. 2017; 14 (10): 1139.

81. World Health Organization. Regional Office for Europe. Burden of disease from environmental noise: quantification of healthy life years lost in Europe. 2011. Available at: https://apps.who.int/iris/handle/10665/326424, accessed December 2020.

82. World Health Organization. Regional Office for Europe. Environmental noise guidelines for the European Region. 2018. Available at: https://www.euro.who.int/ data/assets/ pdf_file/0008/383921/noise-guidelines-eng.pdf, accessed December 2020.

83. Le TN, Straatman LV, Lea J, Westerberg B. Current insights in noise-induced hearing loss: a literature review of the underlying mechanism, pathophysiology, asymmetry, and management options. J Otolaryngol Head Neck Surg. 2017; 46 (1): 41.

84. World Health Organization. Make listening safe. Department for Management of NCDs; Disability, Violence and Injury Prevention (NVI) ; 2015.

85. Zheng Y, Guan J. Cochlear synaptopathy: a review of hidden hearing loss. J Otorhinolaryngol Disord Treat. 2018; 1 (1) .

86. Kujawa SG, Liberman MC. Acceleration of age-related hearing loss by early noise exposure: evidence of a misspent youth. J Neurosci. 2006; 26 (7): 2115–23.

87. US Department of Health and Human Services. Criteria for a recommended standard. Occupational noise exposure: revised criteria 1998 (Publication No. 98–126) . Cincinnati, OH: Centers for Disease Control and Prevention. National Institute for Occupational Safety and Health; 1998.

88. Ganesan P, Schmiedge J, Manchaiah V, Swapna S, Dhandayutham S, Kothandaraman PP. Ototoxicity: a challenge in diagnosis and treatment. J Audiol Otol. 2018; 22 (2): 59.

89. Cannizzaro E, Cannizzaro C, Plescia F, Martines F, Soleo L, Pira E, et al. Exposure to ototoxic agents and hearing loss: a review of current knowledge. Hearing Balance Commun. 2014; 12 (4): 166–75.

90. Seddon JA, Godfrey-Faussett P, Jacobs K, Ebrahim A, Hesseling AC, Schaaf HS. Hearing loss in patients on treatment for drug-resistant tuberculosis. Europ Respir J. 2012; 40 (5): 1277–86.

91. Campo P, Morata TC, Hong O. Chemical exposure and hearing loss. Dis Mon. 2013; 59 (4): 119–138.

92. Vyskocil A, Truchon G, Leroux T, Lemay F, Gendron M, Gagnon F, et al. A weight of evidence approach for the assessment of the ototoxic potential of industrial chemicals. Toxicol Ind Health. 2012; 28 (9): 796–819.

93. Estill CF, Rice CH, Morata T, Bhattacharya A. Noise and neurotoxic chemical exposure relationship to workplace traumatic injuries: a review. J Safety Res. 2017; 60: 35–42.

94. Emmett SD, West Jr KP. Nutrition and hearing loss: a neglected cause and global health burden. Oxford University Press; 2015.

95. Elemraid M, Mackenzie I, Fraser W, Brabin B. Nutritional factors in the pathogenesis of ear disease in children: a systematic review. Annal Trop Paediatr. 2009; 29 (2): 85–99.

96. Schmitz J, West KP, Khatry SK, Wu L, LeClerq SC, Karna SL, et al. Vitamin A supplementation in preschool children and risk of hearing loss as adolescents and young adults in rural Nepal: randomised trial cohort follow-up study. BMJ. 2012; 344: d7962.

97. Choudhury V, Amin SB, Agarwal A, Srivastava L, Soni A, Saluja S. Latent iron deficiency at birth influences auditory neural maturation in late preterm and term infants. Am J Clin Nutr. 2015; 102 (5): 1030–4.

98. Bakoyiannis I, Gkioka E, Daskalopoulou A, Korou L-M, Perrea D, Pergialiotis V. An explanation of the pathophysiology of adverse neurodevelopmental outcomes in iron deficiency. Rev Neurosci. 2015; 26 (4): 479–88.

99. Emmett SD, Schmitz J, Karna SL, Khatry SK, Wu L, LeClerq SC, et al. Early childhood undernutrition increases risk of hearing loss in young adulthood in rural Nepal. Am J Clin Nutr. 2018; 107 (2): 268–77.

100. Zhang Y, Xu M, Zhang J, Zeng L, Wang Y, Zheng QY. Risk factors for chronic and recurrent otitis media–a meta-analysis. PLoS One. 2014; 9 (1) .

101. Coleman A, Wood A, Bialasiewicz S, Ware RS, Marsh RL, Cervin A. The unsolved problem of otitis media in indigenous populations: a systematic review of upper respiratory and middle ear microbiology in indigenous children with otitis media. Microbiome. 2018; 6 (1): 199.

102. Bhutta MF. Evolution and otitis media: a review, and a model to explain high prevalence in indigenous populations. Hum Bio. 2015; 87 (2): 92–108.

103. Homøe P. Otitis media in Greenland: studies on historical, epidemiological, microbiological, and immunological aspects. Int J Circumpolar Health. 2001; 60 (sup2): 2–54.

104. Ear disease in Aboriginal and Torres Strait Islander children. Canberra: Australian Institute of Health and Welfare. Australian Institute of Family Studies. The Closing the Gap Clearinghouse; 2014. p.35.

105. Cai T, McPherson B. Hearing loss in children with otitis media with effusion: a systematic review. Int J Audiol. 2017; 56 (2): 65–76.

106. Berglund B LT, Schwela DH. Guidelines for community noise. Geneva: World Health Organization; 1999.

107. Suter A. The handicap resulting from noise–induced hearing impairment. National Institute for Occupational Safety and Health. Proceedings: best practices in hearing loss prevention. 2000: 2000–136.

108. Carroll YI, Eichwald J, Scinicariello F, Hoffman HJ, Deitchman S, Radke MS, et al. Vital signs: noise–induced hearing loss among adults–United States 2011–2012. MMWR. 2017; 66 (5) 139–144.

109. Brady M. Safe listening devices: volume and hearing loss. In: News I, editor. ITU News; 2015.

110. Baguley D, McFerran D, Hall D. Tinnitus. Lancet. 2013; 382 (9904): 1600–7.

111. Bhatt JM, Bhattacharyya N, Lin HW. Relationships between tinnitus and the prevalence of anxiety and depression. Laryngoscope. 2017; 127 (2): 466–9.

112. McCormack A, Edmondson–Jones M, Somerset S, Hall D. A systematic review of the reporting of tinnitus prevalence and severity. Hear Res. 2016; 337: 70–9.

113. Liberman MC, Kujawa SG. Cochlear synaptopathy in acquired sensorineural hearing loss: Manifestations and mechanisms. Hear Res. 2017; 349: 138–47.

114. Huddle MG, Goman AM, Kernizan FC, Foley DM, Price C, Frick KD, et al. The economic impact of adult hearing loss: a systematic review. JAMA Otolaryngol Head Neck Surg. 2017; 143 (10): 1040–8.

115. Jiam NTL, Li C, Agrawal Y. Hearing loss and falls: a systematic review and meta-analysis. Laryngoscope. 2016; 126 (11): 2587–96.

116. Lawrence BJ, Jayakody DMP, Bennett RJ, Eikelboom RH, Gasson N, Friedland PL. Hearing loss and depression in older adults: a systematic review and meta–analysis. Gerontologist. 2020; 60 (3): e137–e54.

117. Thomson RS, Auduong P, Miller AT, Gurgel RK. Hearing loss as a risk factor for dementia: a systematic review. Laryngoscope Investig Otolaryngol. 2017; 2 (2): 69–79.

118. Kamil RJ, Lin FR. The effects of hearing impairment in older adults on communication partners: a systematic review. J Am Acad Audiol. 2015; 26 (2): 155–82.

119. Barker AB, Leighton P, Ferguson MA. Coping together with hearing loss: a qualitative meta–synthesis of the psychosocial experiences of people with hearing loss and their communication partners. Int J Audiol. 2017; 56 (5): 297–305.

120. Gaylor JM, Raman G, Chung M, Lee J, Rao M, Lau J, et al. Cochlear implantation in adults: a systematic review and meta–analysis. JAMA Otolaryngol Head Neck Surg. 2013; 139 (3): 265–72.

121. Ferguson MA, Kitterick PT, Chong LY, Edmondson–Jones M, Barker F, Hoare DJ. Hearing aids for mild to moderate hearing loss in adults. The Cochrane Database Syst Rev. 2017; 9 (9): Cd012023.

122. Olusanya BO, Neumann KJ, Saunders JE. The global burden of disabling hearing impairment: a call to action. Bull World Health Organ. 2014; 92 (5): 367–73.

123. Wilson BS, Tucci DL, Merson MH, O'Donoghue GM. Global hearing health care: new findings and perspectives. Lancet. 2017; 390 (10111): 2503–15.

124. World Health Organization. Primary ear and hearing care. 2006. Available at: https://www.who.int/pbd/deafness/activities/hearing_care/en/, accessed December 2020.

125. Abu–Saad K, Fraser D. Maternal nutrition and birth outcomes. Epidemiol Rev. 2010; 32 (1): 5–25.

126. Lechtig A, Delgado H, Lasky R, Yarbrough C, Klein RE, Habicht J–P, et al. Maternal nutrition and fetal growth in developing countries. Am J Dis Child. 1975; 129 (5): 553–6.

127. Puga AM, Pajares MA, Varela–Moreiras G, Partearroyo T. Interplay between nutrition and hearing loss: state of art. Nutrients. 2019; 11 (1): 35.

128. Naafs MA. Nutrition and Hearing Loss. Glob J Otolaryngol. 2018; 16 (5) .

129. Emmett SD, West Jr KP. Gestational vitamin A deficiency: a novel cause of sensorineural hearing loss in the developing world? Med Hypotheses. 2014; 82 (1): 6–10.

130. Lopez A, Dietz VJ, Wilson M, Navin TR, Jones JL. Preventing congenital toxoplasmosis. MMWR Recomm Rep. 2000; 49 (RR-2): 59-68.

131. Manicklal S, Emery VC, Lazzarotto T, Boppana SB, Gupta RK. The "silent" global burden of congenital cytomegalovirus. Clin Microbiol Rev. 2013; 26 (1): 86-102.

132. McCarthy FP, Giles ML, Rowlands S, Purcell KJ, Jones CA. Antenatal interventions for preventing the transmission of cytomegalovirus (CMV) from the mother to fetus during pregnancy and adverse outcomes in the congenitally infected infant. Cochrane Database Syst Rev. 2011; 16 (3) .

133. Bowatte G, Tham R, Allen K, Tan D, Lau M, Dai X, et al. Breastfeeding and childhood acute otitis media: a systematic review and meta-analysis. Acta Paediatr. 2015; 104: 85-95.

134. World Health Organization. Infant and young child feeding. Fact sheet. Available at: https://www.who.int/news-room/fact-sheets/detail/infant-and-young-child-feeding, accessed December 2020.

135. Liu Y-W, Sanford CA, Ellison JC, Fitzpatrick DF, Gorga MP, Keefe DH. Wideband absorbance tympanometry using pressure sweeps: system development and results on adults with normal hearing. Acoust Soc Am. 2008; 124 (6): 3708-19.

136. Thomson N, MacRae A, Burns J, Catto M, Debuyst O, Krom I, et al. Overview of Australian Indigenous health status 2010. Available at: https://ro.ecu.edu.au/cgi/viewcontent.cgi?article=7151&context=ecuworks, accessed November 2020.

137. Durrant J, Ensom R. Physical punishment of children: lessons from 20 years of research. CMAJ. 2012; 184 (12): 1373-7.

138. Bissell S. A slap: child discipline or child abuse? UNICEF; 2015. Available at: https://blogs.unicef.org/blog/a-slap-child-discipline-or-child-abuse/, accessed December 2020.

139. Le Prell CG, Gagnon PM, Bennett DC, Ohlemiller KK. Nutrient-enhanced diet reduces noise-induced damage to the inner ear and hearing loss. Translational research: Transl Res. 2011; 158 (1): 38-53.

140. Pichora-Fuller MK, Mick P, Reed M, editors. Hearing, cognition, and healthy aging: social and public health implications of the links between age-related declines in hearing and cognition. Semin Hear; 2015: Thieme Medical Publishers.

141. Zhan W, Cruickshanks KJ, Klein BE, Klein R, Huang G-H, Pankow JS, et al. Modifiable determinants of hearing impairment in adults. Prev Med. 2011; 53 (4-5): 338-42.

142. World Health Organization. Basic ear and hearing care resources. Geneva: World Health Organization; 2020. Available at: https://www.who.int/publications/i/item/basic-ear-and-hearing-care-resource, accessed December 2020.

143. Browning GG. Ear wax. BMJ Clin Evid; 2008.

144. Srikanth S, Isaac R, Rebekah G, Rupa V. Knowledge, attitudes and practices with respect to risk factors for otitis media in a rural South Indian community. Int J Pediatr Otorhinolaryngol. 2009; 73 (10): 1394-8.

145. Ernst E. Ear candles: a triumph of ignorance over science. J Laryngol Otology. 2004; 118 (1): 1-2.

146. Rupa V, Jacob A, Joseph A. Chronic suppurative otitis media: prevalence and practices among rural South Indian children. Int J Pediatr Otorhinolaryngol. 1999; 48 (3): 217-21.

147. World Health Organization. Deafness and hearing loss. World Health Organization; 2020. Available at: https://www.who.int/news-room/fact-sheets/detail/deafness-and-hearing-loss, accessed December 2020.

148. Humes LE. The World Health Organization's hearing-impairment grading system: an evaluation for unaided communication in age-related hearing loss. Int J Audiol. 2019; 58 (1): 12-20.

149. Musiek FE, Shinn J, Chermak GD, Bamiou D-E. Perspectives on the pure-tone audiogram. Am Acad Audiol. 2017; 28 (7): 655-71.

150. Tremblay KL, Pinto A, Fischer ME, Klein BE, Klein R, Levy S, et al. Self-reported hearing difficulties among adults with normal audiograms: The Beaver Dam Offspring Study. Ear Hear. 2015; 36 (6): e290.

151. Clark JG. Uses and abuses of hearing loss classification. ASHA. 1981; 23 (7): 493-500.

152. Manchaiah VK, Freeman B. Audiogram: is there a need for change in the approach to categorize the degree/severity of hearing loss? Int J Audiol. 2011; 50 (9): 638-40.

153. Keith W, Purdy S, Baily M, Kay F. New Zealand guidelines on auditory processing disorder. New Zealand Audiol Soc. 2019.

154. Council NR. Committee on Disability Determination for Individuals with Hearing Impairments; Dobie RA, Van Hemel S, editors. Hearing loss: determining eligibility for social security benefits. Washington (DC): National Academies Press (US) ; 2004.

155. Brewer CC, Zalewski CK, King KA, Zobay O, Riley A, Ferguson MA, et al. Heritability of non-speech auditory processing skills. Eur J Hum Genet. 2016; 24 (8): 1137-44.

156. Durrant JD, H. LJ. Bases of hearing sciences. 2nd ed. United States of America: Williams & Wilkins; 1984.

157. Gelfand SA. Hearing: an introduction to psychological and physiological acoustics 4th ed. New York: Marcel Dekker; 2004.

158. World Health Organization. International classification of functioning, disability and health: ICF. World Health Organization; 2001.

159. Bola R, Calderón-Cahua M. Cefprozil versus Amoxicillin/Clavulanate for the treatment of acute otitis media in children: meta-analysis of efficacy and safety. Pharmacology & Pharmacy. Vol 5, 4; 2014.

160. Jaiswal A, Aldersey H, Wittich W, Mirza M, Finlayson M. Participation experiences of people with deafblindness or dual sensory loss: a scoping review of global deafblind literature. PloS one. 2018; 13 (9) .

161. At risk of exclusion from CRPD and SDGs implementation: inequality and persons with deafblindness: an overview. World Federation of the Deafblind; 2018. Available at: https://senseinternational.org.uk/sites/default/files/WFDB_snapshot_2.0.pdf, accessed December 2020.

162. Vas VF. The biopsychosocial impact of hearing loss on people with hearing loss and their communication partners: University of Nottingham; 2017.

163. Trecca EMC, Gelardi M, Cassano M. COVID-19 and hearing difficulties. Am J Otolaryngol. 2020; 41 (4): 102496.

164. Yong M, Panth N, McMahon C, Thorne P, Emmett S D. How the world's children hear: a narrative review of school hearing screening programs globally. OTO Open. 2020; 4 (2) .

165. Santos Oliveira P, Macedo Penna L, Aguiar Lemos SM. Language development and hearing impairment: literature review. Revista CEFAC. 2015; 17 (6) .

166. Rolfe C, Gardner B. Experiences of hearing loss and views towards interventions to promote uptake of rehabilitation support among UK adults. Int J Audiol. 2016; 55 (11): 666-73.

167. Huttunen K, Erixon E, Löfkvist U, Mäki-Torkko E. The impact of permanent early-onset unilateral hearing impairment in children—a systematic review. Int J Pediatr Otorhinolaryngol. 2019; 120: 173-183.

168. Lieu JE. Permanent unilateral hearing loss (UHL) and childhood development. Curr Otorhinolaryngol Rep. 2018; 6 (1): 74-81.

169. Yoshinaga-Itano C, Apuzzo M-rL. Identification of hearing loss after age 18 months is not early enough. Am Ann Deaf. 1998: 380-7.

170. Cardon G, Campbell J, Sharma A. Plasticity in the developing auditory cortex: evidence from children with sensorineural hearing loss and auditory neuropathy spectrum disorder. J Am Acad Audiol. 2012; 23 (6): 396-411.

171. Hall WC. What you don't know can hurt you: the risk of language deprivation by impairing sign language development in deaf children. Matern Child Health J. 2017; 21 (5): 961-5.

172. Sharma A, Glick H. Cortical neuroplasticity in hearing loss: why it matters in clinical decision-making for children and adults: observing changes in brain processing—and adjusting our intervention strategies accordingly. Hear Rev. 2018; 25 (7): 20.

173. Livingston G, Huntley J, Sommerlad A, Ames D, Ballard C, Bannerjee S, et al. Dementia prevention, intervention, and care. Lancet. 2020; 396 (10248): 413-446.

174. Mukadam N, Sommerlad A, Huntley J, Livingston G. Population attributable fractions for risk factors for dementia in low-income and middle-income countries: an analysis using cross-sectional survey data. Lancet Glob Health. 2019; 7 (5): e596-e603.

175. Kivimäki M, Singh-Manoux A. Prevention of dementia by targeting risk factors. Lancet. 2018; 391 (10130): 1574-5.

176. Zheng Y, Fan S, Liao W, Fang W, Xiao S, Liu J. Hearing impairment and risk of Alzheimer's disease: a meta-analysis of prospective cohort studies. Neurol Sci. 2017; 38 (2): 233-9.

177. Wei J, Hu Y, Zhang L, Hao Q, Yang R, Lu H, et al. Hearing impairment, mild cognitive impairment, and dementia: a meta-analysis of cohort studies. Dement Geriatr Cogn Dis Extra. 2017; 7 (3): 440-52.

178. Yuan J, Sun Y, Sang S, Pham JH, Kong W-J. The risk of cognitive impairment associated with hearing function in older adults: a pooled analysis of data from eleven studies. Sci Rep. 2018; 8 (1): 1-10.

179. Ford AH, Hankey GJ, Yeap BB, Golledge J, Flicker L, Almeida OP. Hearing loss and the risk of dementia in later life. Maturitas. 2018; 112: 1-11.

180. Loughrey D. Age-related hearing loss & neurocognitive function: normal and pathological processes in cognitive ageing: Trinity College Dublin; 2017.

181. Idstad M, Engdahl B. Childhood sensorineural hearing loss and educational attainment in adulthood: results from the HUNT study. Ear Hear. 2019; 40 (6): 1359-67.

182. Järvelin MR, Mäki-Torkko E, Sorri MJ, Rantakallio PT. Effect of hearing impairment on educational outcomes and employment up to the age of 25 years in northern Finland. Br J Audiol. 1997; 31 (3): 165-75.

183. Furlonger B. An investigation of the career development of high school adolescents with hearing impairments in New Zealand. Am Ann Deaf. 1998: 268-76.

184. Jung D, Bhattacharyya N. Association of hearing loss with decreased employment and income among adults in the United States. Ann Otol Rhinol Laryngol. 2012; 121 (12): 771-5.

185. Emmett SD, Francis HW. The socioeconomic impact of hearing loss in US adults. Otol Neurotol. 2015; 36 (3): 545.

186. He P, Wen X, Hu X, Gong R, Luo Y, Guo C, et al. Hearing aid acquisition in Chinese older adults with hearing loss. Am J Public Health. 2018; 108 (2): 241-7.

187. Helvik A-S, Krokstad S, Tambs K. Hearing loss and risk of early retirement. The HUNT study. The Eur J Pub Health. 2013; 23 (4): 617-22.

188. Social isolation and loneliness in older adults: opportunities for the health care system. Washington, DC: The National Academies Press; 2020.

189. Shukla A, Harper M, Pedersen E, Goman A, Suen JJ, Price C, et al. Hearing loss, loneliness, and social isolation: a systematic review. Otolaryngol Head Neck Surg. 2020: 162 (5) 622-633.

190. Hay-McCutcheon MJ, Reed PE, Cheimariou S. Positive social interaction and hearing loss in older adults living in rural and urban communities. J Speech Lang Hear Res. 2018; 61 (8): 2138-45.

191. Peelle JE, Troiani V, Grossman M, Wingfield A. Hearing loss in older adults affects neural systems supporting speech comprehension. J Neurosci. 2011; 31 (35): 12638-43.

192. Heine C, Browning CJ. The communication and psychosocial perceptions of older adults with sensory loss: a qualitative study. Ageing Soc. 2004; 24 (1): 113-30.

193. Mick P, Pichora-Fuller MK. Is hearing loss associated with poorer health in older adults who might benefit from hearing screening? Ear Hear. 2016; 37 (3): e194-201.

194. Pronk M, Deeg DJ, Smits C, van Tilburg TG, Kuik DJ, Festen JM, et al. Prospective effects of hearing status on loneliness and depression in older persons: identification of subgroups. Int J Audiol. 2011; 50 (12): 887-96.

195. Rutherford BR, Brewster K, Golub JS, Kim AH, Roose SP. Sensation and psychiatry: linking age-related hearing loss to late-life depression and cognitive decline. Am J Psychiatry. 2018; 175 (3): 215-24.

196. Ray J, Popli G, Fell G. Association of cognition and age-related hearing impairment in the English Longitudinal Study of Ageing. JAMA Otolaryngol Head Neck Surg. 2018; 144 (10): 876-82.

197. Deal JA, Reed NS, Kravetz AD, Weinreich H, Yeh C, Lin FR, et al. Incident hearing loss and comorbidity: a longitudinal administrative claims study. JAMA Otolaryngol Head Neck Surg. 2019; 145 (1): 36-43.

198. Golub JS, Brewster KK, Brickman AM, Ciarleglio AJ, Kim AH, Luchsinger JA, et al. Association of audiometric age-related hearing loss with depressive symptoms among Hispanic individuals. JAMA Otolaryngol Head Neck Surg. 2019; 145 (2): 132-9.

199. Blazer DG. Hearing loss: the silent risk for psychiatric disorders in late life. Psychiatr Clin North Am. 2018; 41 (1): 19-27.

200. Linszen MM, Brouwer RM, Heringa SM, Sommer IE. Increased risk of psychosis in patients with hearing impairment: review and meta-analyses. Neurosci Biobehav Rev. 2016; 62: 1-20.

201. Theunissen SC, Rieffe C, Kouwenberg M, Soede W, Briaire JJ, Frijns JH. Depression in hearing-impaired children. Int J Pediatr Otorhinolaryngol. 2011; 75 (10): 1313-7.

202. Mitchell RE, KARCHMER M. Chasing the mythical ten percent: parental hearing status of deaf and hard of hearing students in the United States. Sign Lang Stud. 2004; 4 (2): 138-63.

203. Vaccari C, Marschark M. Communication between parents and deaf children: Implications for social-emotional development. J Child Psychol Psychiatry. 1997; 38 (7): 793-801.

204. Whicker JJ, Muñoz K, Nelson LH. Parent challenges, perspectives and experiences caring for children who are deaf or hard-of-hearing with other disabilities: a comprehensive review. Int J Audiol. 2019; 58 (1): 5-11.

205. Haddad KL, Steuerwald WW, Garland L. Family impact of pediatric hearing loss: findings from parent interviews and a parent support group. J Early Hearing Detection and Intervention. 2019; 4 (1): 43–53.

206. Hands and Voices. Hands and Voices Chapters. 2018. Available at: https://www. handsandvoices.org/index.htm, accessed December 2020.

207. Mousavi SZ, Movallali G, Nare NM. Adolescents with deafness: a review of self–esteem and its components. Audit Vestib Res. 2017; 26 (3): 125–37.

208. David D, Werner P. Stigma regarding hearing loss and hearing aids: a scoping review. Stigma and Health. 2016; 1 (2): 59.

209. World Health Organization. Global costs of unaddressed hearing loss and cost–effectiveness of interventions: a WHO report, 2017. Geneva: World Health Organization; 2021.

210. McDaid D, Park AL, Chadha S. Estimating the global costs of hearing loss. Int J Audiol. 2021; 16: 1–9.

211. Taylor PS, Faeth I, Marks MK, Del Mar CB, Skull SA, Pezzullo ML, et al. Cost of treating otitis media in Australia. Expert Rev Pharmacoecon Outcomes Res. 2009; 9 (2): 133–41.

212. Kim Y–E, Lee Y–R, Park S–Y, Lee KS, Oh I–H. The economic burden of otitis media in Korea, 2012: a nationally representative cross–sectional study. Biomed Res Int. 2016; 2016.

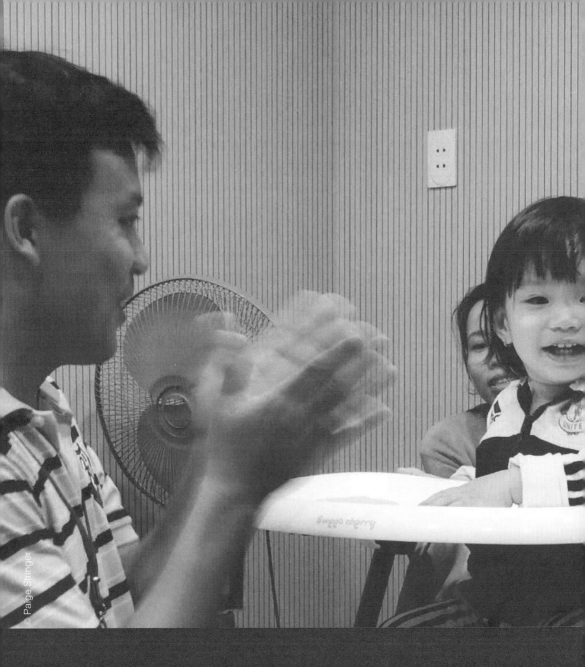

# 及时干预使听力损失者
# 及其家人受益 *

* 由全球听力损失儿童基金会供稿。请参阅：https://childrenwithhearingloss.org/

在我的女儿 Nguyen Ngoc Bao Tran11 个月大的时候接受了听力检查,并被诊断为听力损失。我的家庭负担不起助听器来培养她的听力和口语技能。医生告诉我们治疗时机至关重要。为了不错过学习听说的最佳时机,听力损失患儿需要被尽早确诊,使用适当的人工听觉技术,并接受康复治疗。

多亏了国际基金会的支持,孩子在 17 个月大的时候得以配戴了一副高质量的助听器。我还记得当我叫她名字的时候,她第一次转过头来看向我的那一刻。这是我一生中最幸福的时刻。

——知道我的孩子能听到,我能和她说话! 当然,我知道配戴助听器只是第一步。前面还有很长的路要走,她还需要经过多年治疗,我的愿望才能成为现实。

现在,六年过去了,我和我的家人每天都为见证她的进步而欣喜若狂。Bao Tran 戴着助听器自豪地和我们社区的其他孩子一起去上学。她变得非常健谈了,我几乎无法让她停止说话。她有很多朋友,还喜欢唱歌,她的老师们也很喜欢她。

我希望所有的听力障碍儿童都能得到和我的孩子一样的机会,能够让他们充分发挥自己的潜能。

Nguyen Thi Hong Loan,Bao Tran 的妈妈

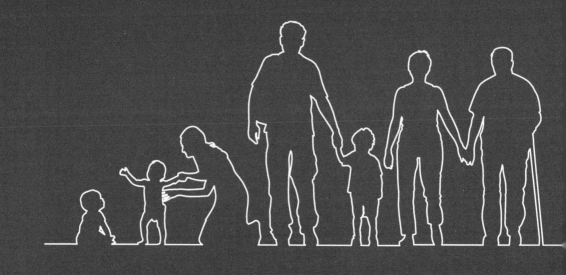

# 2

# 全生命周期的处理方案：听力损失可以得到解决

有效的处理方案可惠及面临听力损失风险或患有听力损失的人群。

## 2.1 概述

O 通过在全生命周期实施的公共卫生策略和临床干预措施可避免诸多导致听力损失的原因。

O 预防听力损失在全生命周期至关重要——从产前期、围产期到老年期。近60% 的儿童听力损失是由可避免的原因造成的，这些原因可以通过实施公共卫生措施来预防。同样，对于成年人来说，听力损失的最常见原因也是可以预防的，如噪声暴露和耳毒性化学物质的暴露。

O 在全生命周期的不同阶段，减少听力损失的有效策略包括：
  – 免疫接种。
  – 良好的妇幼保健。
  – 遗传咨询。
  – 常见耳疾病的诊断和干预。
  – 针对噪声和耳毒性化学物质暴露的职业听力保护计划。
  – 减少在娱乐场所中强声暴露的安全聆听策略。
  – 合理使用药物以预防中毒性听力损失。

O 常见的耳疾病( 如中耳炎 )可以通过药物或手术治疗，这不仅可以降低疾病的患病率和死亡率，还可以预防甚至逆转由于这种疾病造成的听力损失。

O 随着年龄的增长，改变在全生命周期中遇到的可改变的风险因素，可以帮助保持听力水平，并影响其以后的听力损失程度。

O 全生命周期中的任何阶段发生听力损失或耳疾病，通过早期诊断、及时适当的干预措施均可以减轻其不利影响。

O 早期诊断听力损失和耳疾病是有效治疗的关键。科技的进步为任何年龄段提供了可以诊断听力损失的工具。为促进这一进程，重要的是实施针对以下目标的方案：

– 新生儿及婴幼儿。

– 学龄儿童。

– 所有因接触噪声、耳毒性化学物质（含耳毒性药物）而有更大听力损失风险的人。

– 老年人。

O 听力评估和耳部检查可以在临床和社区环境中进行，甚至可以在户外环境中进行。"hearWHO"等工具或其他基于科技的解决方案使耳疾病和听力损失筛查能够在条件有限的学校和社区环境中进行。

O 一旦发现听力损失，尽早以适当的方式干预至关重要，以减轻其不利影响。这种早期干预策略必须采用以人为本的方法，要考虑到个人的沟通需要和偏好，以及可用的资源。

O 听力损失人群的康复措施包括：

– 人工听觉技术：助听器、人工耳蜗及人工中耳等植入设备。

– 使用手语及其他感官替代方法，例如唇读、手掌写字或泰多码、手语。

– 康复治疗，以提高感知能力、培养沟通及语言能力。

O 听力辅助技术的使用，以及调频和环路系统、警报设备、电信设备、字幕服务和手语翻译等服务的使用，可以进一步改善听力损失患者获得交流和教育的机会。

个体在全生命周期的听觉轨迹受到多种因素的影响，包括在人口层面实施的公共卫生策略，如"1 听力对全生命周期的重要意义"所述。本部分概述了基于听力损失和耳疾病的预防及解决方案，并提出了及时和适当地诊断和处理方法。此外，其还侧重介绍了公共卫生策略以及听力损失和相关耳疾病的预防、诊断、治疗和康复技术进步。

有效的公共卫生策略和临床干预措施在许多情况下可以防止听力损失的发生或发展。

## 2.2 预防听力损失和耳疾病

2.2 节在"1 听力对全生命周期的重要意义"概述的保护听力的预防行动的基础上,重点介绍了群体采取预防听力损失和耳疾病的行动。由于某些健康状况或环境影响更有可能发生在全生命周期的特定阶段,因此制订了针对这些特定年龄段的预防策略。而在这些策略中,许多策略都适用于人一生的多个阶段或全部阶段(图 2.1)。

图 2.1 终身听力损失的预防策略

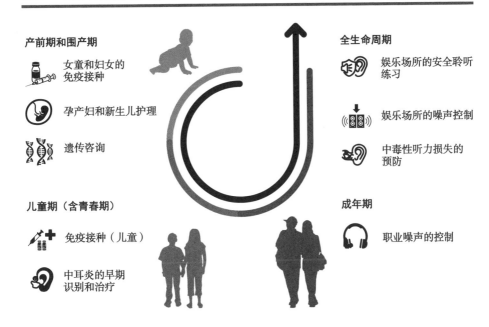

据估计,近 60% 的儿童听力损失是由可避免的原因造成的,如疫苗可预防的疾病、耳部感染、与出生相关的原因和耳毒性药物[1]。在产前期和围产期预防先天性和儿童期听力损失包括:

**女童和妇女的免疫接种**

在育龄前或育龄期接种风疹疫苗对预防后代患先天性风疹非常有效[2,3]。正在进行的预防巨细胞病毒( CMV )感染的研究结果也令人鼓舞,尽管到目前为止还没有可用于该时期的疫苗[4]。

"过去十年的大规模风疹疫苗接种,在很多国家几乎消灭了风疹和先天性风疹综合征。2015 年,美洲地区成为世界上第一个宣布无风疹地方性传播的地区。截至 2016 年 12 月,194 个会员国中已有 152 个引入了风疹疫苗,疫苗覆盖率为 13% ~ 99% 不等。"[5]

**孕产妇和新生儿护理**

产前期产妇健康和围产期护理显然与儿童的听力状况有关。关于改善产前期和围产期护理对新生儿发病率的积极影响的证据是明确的[6]。虽然没有研究表明改善产妇护理和听力损失之间存在直接联系,但很显然,这种改善的结果也适用于听力损失[7,8]。

母亲如果感染了梅毒、巨细胞病毒、弓形虫或 HIV,及时治疗可以降低与这些疾病相关的先天性听力损失的发生风险[7,9,10]。此外,必须确保遵循适当的循证方案,以最大限度地减少药物对母亲和婴儿的耳毒性作用。提供和使用适当的急救措施以及围产期护理,可以预防和管理出生窒息、黄疸和围产期感染,可将这些风险因素的不良后果降至最低[11]。

这与在没有医疗设施或缺乏医疗保健环境中出生的婴儿形成鲜明对比,因此他们一生中听觉轨迹受到直接或延迟影响的风险更大。卫生专业人员对这些危险因素、其与先天性听力损失的联系及其共同特征的认识,有助于婴儿期听力损失的早期发现。

健康专业人员对先天性听力损失表现( 包括常见症状 )的认识有助于听力损失的早期识别。

**遗传咨询**

在有听力损失家族史的家庭中,遗传咨询可以让父母为后代的听力损失做好准备,并为早期发现和康复提供指导。遗传咨询是指以非指导性的方式提供准确的信息,其目的是提供医疗、心理和社会支持[12]。此类咨询服务必须始终考虑聋人群体的信仰和价值观[13]。

鉴于先天性聋与血缘关系之间的相关性,提高这方面的认识,确保近亲夫妇获得产前和婚前咨询服务,有助于维持和提高针对听力损失的预防、诊断和干预效果[14,15]。

### 2.2.2 儿童期(含青少年期)

在儿童早期和晚期所面临的听力损失和耳疾病的许多风险因素是可以预防或解决的。

#### 儿童和青少年的免疫接种

世界卫生组织估计,仅通过接种风疹和脑膜炎疫苗就可以避免 19% 以上的儿童听力损失[1]。总体而言,疫苗接种在预防麻疹、腮腺炎、风疹和脑膜炎等常见病方面非常有效,因此可以防止因其并发症而导致的听力损失[16,17]。麻 – 腮 – 风疫苗( measles, mumps and rubella, MMR )在预防方面非常有效[17,18],许多国家提供了针对许多导致脑膜炎菌株的疫苗,这使得脑膜炎的发病率显著降低[19,20]。任何减少这些发生感染的可能性都会降低与之相关的听力损失风险。

接种与中耳炎相关的常见细菌和病毒( 如流感病毒 )疫苗也有助于降低其发病率[21-23]( 方框 2.1 )。重要的是,各国在规划接种覆盖面时应考虑这些因素,并根据全球目标和国家优先事项实施有效的免疫接种政策。

---

#### 方框2.1 接种疫苗,预防中耳炎

"疫苗的目标是减少或消除肺炎球菌、非分型流感嗜血杆菌和卡他莫拉菌在鼻咽部的定植。7 价肺炎球菌多糖结合疫苗( PCV7 )于 2000 年在美国和许多欧洲国家上市。PCV7 中含有的肺炎球菌血清型可使与之相关的急性中耳炎发生率降低 29%,急性中耳炎的总发生率降低 6% ~ 7%,慢性复发性中耳炎导致的鼓膜置管率降低 20%。10 年后问世的 13 价肺炎球菌多糖结合疫苗( PCV13 )与急性中耳炎、乳突炎和鼓膜置管的进一步减少有关。"[21]

"在韩国,中耳炎造成的经济负担,从 2004 年引入 PCV7 和 PCV13 之前的 5.301 1 亿韩元,下降到 2012 年的 4.973 5 亿韩元。"[24]

---

#### 中耳炎的早期发现和治疗

早期发现和治疗中耳炎可预防听力损失的发生或进展。由于慢性化脓性中耳炎( CSOM )通常发生在未经治疗的急性中耳炎( AOM )之后,应积极诊断和处理 AOM,

以防止其复发并避免发生慢性耳部感染[7,25-27]。通过药物和手术手段对 CSOM 和非化脓性中耳炎（NSOM）患者进行适当的评估和管理，可以预防或逆转听觉效应，同时还可以降低复发感染的风险[25,27]。诊断和治疗中耳炎的主要注意事项包括：

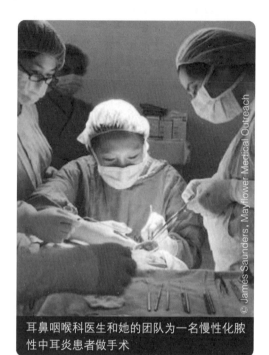

耳鼻咽喉科医生和她的团队为一名慢性化脓性中耳炎患者做手术

© James Saunders，Mayflower Medical Outreach

恰当的医疗及外科处理对于治疗中耳炎疾病和减少相关听力损失至关重要。

- **急性中耳炎**：尽管使用抗生素的优势与期望观察的途径之间仍有争议。但重要的是，在其并发症（如乳突炎）的发生依然普遍，且这些发生的地区不能保证稳定的随访。因此建议使用并提供抗生素，以确保有效地解决和避免并发症的发生[26]。

- **非化脓性中耳炎或分泌性中耳炎（OME）**：可以通过使用抗生素、鼓膜置管术和腺样体切除术来治疗。上述干预手段的选择必须根据适应证和临床需要[21,28-32]来确定。因此，NSOM/OME 患者必须接受有资质的医师（可以处理这类情况或转诊到耳鼻咽喉科专家）提供的医疗服务。

- **慢性化脓性中耳炎** – 必须确保以下方面：①消除感染引起的慢性化脓性中耳炎相关发病率和死亡率；②鼓膜穿孔愈合后，没有由于中耳再次感染所造成的听力损失带来的持续性风险[27]。通过使用或不使用局部抗生素或灭菌剂洗耳进行适当的护理可完全消除感染[33,34]。有时需要对慢性化脓性中耳炎进行手术治疗，可能为了去除病灶，或是为了对鼓膜和中耳结构进行手术修复。这些外科手术，如乳突切除术、鼓室成形术和鼓膜成形术，在治疗疾病和减少其伴随听力损失方面是非常有效的[21,35-37]。正确评估每个 CSOM 患者很重要，任何关于外科手术的决定都要咨询耳鼻咽喉科专家。方框 2.2 中提供了 CSOM 患者常见的耳漏治疗方案的相关信息。

**方框2.2　耳溢液：药物和手术治疗**

　　耳漏及其相关的听力损失可通过获得高质量的耳保健来解决[38]。治疗耳漏的目的是获得干耳、达到无感染的状态，并减轻听力损失。尽管在某些情况下，药物治疗可以控制耳漏并改善听力，但长期来看，通常需要进行手术治疗才能有效消除感染并改善听力。最常用的治疗方法包括：

　　**洗耳器**[38-40]：洗耳器包括使用各种技术清除耳部的分泌物、脓液和碎屑。该操作可以由个人、家庭成员或训练有素的社区卫生工作者或初级保健提供者进行。技术包括排汗、吸引和冲洗耳部。耳部冲洗的优点是这一操作可以经常进行，并且对设备和专业知识的要求较低。但不应将耳部冲洗视为独立治疗。

　　**注意**：至关重要的是，应教会患者如何对自己的耳漏进行护理。世界卫生组织初级耳和听力保健培训资源 12 为卫生工作者和患者提供了相关的指导和信息。

　　**抗生素的使用**[40]：抗生素可以滴剂的形式滴入耳部或口腔。抗生素滴剂与洗耳结合是处理耳漏最常见的治疗方式。

　　**外科治疗**[38,40-44]：由经过训练的耳鼻咽喉科专家进行的外科手术通常是终止循环引流且长期改善听力所需的最终治疗。外科手术可能包括鼓室成形术、乳突切除术和听骨链重建术，或者通常是多种技术的结合。CSOM 的手术治疗在多种治疗手段中被认为具有成本效益高。训练有素的外科医生对患者进行的耳部手术能够带来长期听力改善。

---

12　世界卫生组织初级耳及听力保健培训资源　https://www.who.int/pbd/deafness/activities/hearing_care/en/

### 中耳炎是可以治疗的——尼加拉瓜的一项案例研究

Josue 6 岁时,他的母亲注意到了他行为的变化——他从一个自信、说话温和的男孩,变得易怒且不专心。他的母亲也注意到,Josue 经常提高家里电视机的音量。但是直到他在学校的学习成绩开始直线下降时,他的父母才带他去看了镇上的全科医生( general practitioner,GP )。全科医生开具的滴耳剂没有让他的症状出现任何改善,其家人又带他去了离他们最近的城市埃斯特里求诊于耳鼻咽喉科专家。这位专家对 Josue 的病情诊断为中耳炎,并让他进行耳科手术。

由于当时耳科专科手术只在首都马那瓜进行,Josue 的父母为了治疗他的病走遍了全国。尽管家里经济困难,但他们还是决定让他们的儿子接受急需的治疗。最后,在 8 岁时,Josue 成功接受了耳科手术。术后,Josue 的症状有了显著的改善并且回到了家。在接下来的数月里,他的听力有所提高,他的情绪和在学校的表现也有所改善。今天,他终于再次登上了班级的荣誉榜,也交了不少朋友。但他仍然需要回到埃斯特里进行定期检查,他的父母也会确保他完成这些检查。

#### 耳疾病预防和处理的有效性

治疗耵聍和中耳炎等常见耳疾病所采取的药物治疗和手术治疗,对于降低这些疾病及其并发症引起听力损失的发病率方面是有效的,且有较高的成本效益[26,30,34,45-53]。治疗耳疾病能够降低因忽视而导致的死亡[54]。

### 澳大利亚昆士兰州政府采取有效措施解决儿童中耳炎问题[55]

澳大利亚土著和托雷斯海峡岛居民是全球儿童中耳炎发病率最高的人群之一,尤其是生活在农村和偏远地区的儿童。为了解决这一问题,昆士兰州政府于 2009 年建立了"拯救耳朵,拯救儿童,拯救部落( Deadly Ears Deadly Kids Deadly Communities )"的政策框架,旨在显著降低土著部落儿童慢性化脓性中耳炎的高发病率。"拯救耳朵"计划是在这一整体政策框架下,利用多学科团队( 包括初级保健和耳鼻咽喉科保健、联合保健和教学专业人员 )提供一线服务,并在昆士兰州农村和偏远地区的 11 个合作伙伴地点建设当地工作站。方案小组协调提供专家服务和康复方案。

由于听力损失对儿童早期发展和教育的影响,该模型促进并简化了对于中耳炎的认识、识别、诊断和管理过程,尤其是对婴幼儿而言。随着该计划的不断发展,0~4 岁儿童接受耳和听力保健服务的比例从 53%( 2014 )增加到 94%( 2018 )。

---

### 2.2.3  成年期和老年期

虽然衰老的过程是不可避免的,但与其相关的听力损失却是不可避免的。目前,年龄相关性听力损失被认为是多因素交互作用的结果,耳蜗和神经的老化只是其中的一部分影响因素。听力损失受各种决定因素的影响,如遗传因素[56]、现有的耳疾病、慢性病和环境因素( 如噪声暴露、耳毒性药物的使用以及生活方式的选择 )。多变的风险因素可以改变人的听觉轨迹,并影响其晚年听力损失的程度[57]。

### 2.2.4  全生命周期听力损失的影响因素

**减少损伤性声压级声音的暴露**

强声暴露会对耳蜗结构产生破坏性影响,进而导致听力损失。可以通过以下耳部防护方法降低其风险[58]:

● **职业环境中的听力保护计划**

听力保护计划可以减少工人每天暴露的噪声,并限制噪声对耳蜗毛细胞的影响,从而影响他们的听觉变化轨迹[59]。如图 2.2 所示,职业听力保护计划包括以下内容:[58-61]

i.  **通过工程和行政管理手段降低噪声水平和暴露机会**:包括减少或消除噪声源,改变材料、工艺或工作场所布局。采取的行动可能涉及购入噪声更小的机器、对于噪声源的隔离、在源头周围安装面板或窗帘,以及其他类似措施。管理政策可能涉及在嘈杂和非嘈杂区域之间轮换工人,并确保信息的有效性以及在这方面的持续教育。

ii.  **噪声监测**:噪声监测可确保噪声暴露水平和暴露时间保持在建议水平内。在职业环境[62,63]中,8h 内允许的最大声级是 85dBA[13]。如果噪声水平更高,则暴露时长需要相应缩短( 基于 3dB 的分级——见方框 2.3 )。

---

13　dBA 指使用 A 加权法测量职业和环境噪声暴露的声压级单位。

iii. **听力防护设备的使用**：听力防护设备包括耳罩和耳塞等，以及正确使用这些设备的必要培训。如果使用得当，听力防护设备可以显著减弱到达耳部的噪声。

iv. **教育**：听力保护计划的关键要素包括关于噪声的影响和控制、听力损失的影响及其预防的教育。工人，尤其是在强噪声地区工作的工人，应该学习关于听力、听力防护设备和监测的内容。还应通过警告标志、信息手册和通信传达关于噪声水平、暴露、风险及其停止的信息。

v. **听力监测**：应通过基线和定期听力评估对噪声暴露工人的听力水平进行监测。当发现听力阈值改变时，立即采取适当措施以保护工人免受进一步暴露是很重要的。除了定期听力评估，日常噪声暴露监测在促进实践安全方面也很有效。

图 2.2　职业听力保护项目的组成

| 减低噪声声级及接触噪声的工程和行政管理措施 | 噪声监控 | 使用听觉保护措施 | 教育 | 听觉监控 |

世纪之交以来听力保护项目在欧洲的许多国家实施。近年来，法国、意大利、英国和捷克都报道了噪声性听力损失（noise-induced hearing loss, NIHL）病例数量的下降。在法国，医师报告的噪声性听力损失发生率在 2007—2012 年间下降了 17%[64]。改良方案的执行加上严格执行立法，可以降低工作场所的噪声水平，从而减轻对接触噪声者听觉轨迹的不利影响[58,60]。

在大多数工业国家噪声性听力损失的患病率正在下降，可能由于采取了听力保护措施[65]。

 **警告**

**噪声地区**
**听力危害**

要求使用听力保护措施

● **娱乐环境下安全聆听的做法**

不同于职业接触，人们经常愿意通过使用耳机、立体声音响、现场音乐节或音乐会、夜店、体育赛事、娱乐性枪支使用以及参加健身而暴露于强声环境[66-68]。方框2.3里描述了娱乐噪声的安全水平。

---

**方框2.3　娱乐噪声的暴露极限**

娱乐噪声的最大暴露级为 80dB( 每周 40 小时 )[69]。根据能量守恒定律，声音的总效果与耳接收到的声音能量的总量成正比，而与该能量随时间的分布无关，并且声音强度每增加 3dB，能量就会增加一倍[69,70]。因此，一个人每天 8 小时听 80dB 的音乐可能会收到与 4 分钟听 100dB 声音大致相同的"噪声量"。

---

在享受自己喜爱的娱乐活动的同时，采取保护性措施是影响一个人听觉轨迹的重要因素。通过采用安全聆听措施，如限制个人音频设备音量[71]以及音乐会上使用耳塞[72]，可以限制声音能量暴露的总量，帮助预防听力损失的发生，从而有可能长期地保持听力[66,67]。具体的公共卫生措施可以促进这些保护性行为，例如：

i.  **发展和落实在校听力保护项目**：这些项目教育家长和孩子们，并且应该基于健康信念模式 14，以及旨在改变总是进行不安全聆听行为的青少年的聆听方式[ 66,67,71]。项目应该侧重于传授有关听力、噪声、听力损失和可改变的风险因素的知识；同样，也应发展安全聆听的技术，比如听力保护装置的使用、噪声隔离耳机的使用、通过降低音量预防过度噪声能量暴露[66,71]。同时，项目应该保证耳机或者噪声保护装置不会影响个人安全。

ii. **对安全聆听设备落实 WHO-ITU 标准**：许多人使用个人音频设备时聆听习惯不健康，存在听力损害的风险[70,71]。其他领域有关健康的研究显示，数字平台、智能手机应用和移动健康工具，可以为健康习惯和生活方式的提升提供一些有用的方法。尽管目前证据缺乏且不确定，但承认这些数字平台能提升健康习惯还是没有异议的，尤其他们基于声音行为改变理论认知；且数字平台可以提供友好的用户体验、符合文化背景、精准且个性化[73-78]。尽管在听觉健康和安全聆听的技术应用上还没有被系统地研

---

14　健康信念模型源于心理学和行为学理论。该研究表明，一个人对疾病或疾病产生的个人威胁的信念，以及一个人对所建议的健康行为或行动的有效性的信念，将预测该人采取这种行为的可能性( I.M. Rosenstock. The Health Belief Model and preventive health behavior, Health Educ. Monogr., 1( December( 4 )( 1974 ), pp. 354–386 )。

究过，基于在其他健康领域的成果，利用科技还是有着很大的可能性——如智能手机 App、短信、电脑和互联网——都是改变听力策略和习惯的方法[57]。为了促进这一点，世界卫生组织与国际电信联盟( International Telecommunication Union, ITU )和其他利益相关方合作，就智能手机、MP3 播放器、耳机和其他用于聆听的设备应包含的安全聆听功能并提出了一系列建议( 见方框 2.4 )。这一全球标准可以通过相关设备的生产商自行落实，也可以通过政府政策强制执行。

---

**方框 2.4　WHO-ITU H.870 安全聆听设备和系统的全球标准 \***

WHO–ITU 全球标准旨在规定个人音频设备 / 系统高强度声音的暴露，以及减少使用它们的听力损失风险。推荐如下：

1. 每个设备应该评定聆听者的聆听限额，基于两种参考噪声暴露的模式：

- 给成人的模式 1：一周 40 小时 80dBA
- 给使用敏感者( 比如儿童 )的模式 2：一周 40 小时 75dBA

2. 每个设备应该包含音量限制的选项和家长模式的音量设置。

3. 每个设备应该提供使用者：

- 个人使用的信息
- 个性化的信息和动作提示
- 安全聆听的总体介绍

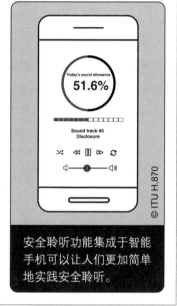

安全聆听功能集成于智能手机可以让人们更加简单地实践安全聆听。

\* 见：https://www.who.int/publications–detail/safe–listening–devices–and–systems–a–who–itu–standard

---

- **娱乐场所的噪声控制**

如上所述，工作场所噪声控制法规的实施已经是一项重要并且高效的策略了。虽然职业噪声暴露不能与娱乐声暴露精确比较，但我们可以从职业噪声管理中吸取经验教训。政策、法规及其执行可以影响一个人的行为，通过采取这种干预措施的成功案例在公共卫生的几个领域已经显现，包括香烟包装上的警告图形，以及违反佩戴安全带法规的罚款[79-82]。鉴于此，我们相信设计和实施具体的立法，以规范声音的暴露和管理，可以有效地提高人们对强声聆听风险的认识。预计随着规章制度的普及和遵守规定的场所数量的增加，听力保护性行为的可接受性将会增加[83]。为此，世界卫生组织正在制定一项循证的《娱乐场所声音暴露控制框架》，定于2021年完成。这一全球框架的组成部分包括：

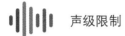 声级限制

 声音的测量

 听力保护装置的提供

 信息宣传和警告信息

 安静区域

 声音分布和管理

**案例研究**

**瑞士采取措施解决因娱乐噪声而产生的听力损失问题**[84]

瑞士有世界上历史最悠久的娱乐场所音响管理规定。瑞士公共卫生联邦办公室在1996年发布了第一部《声级和激光条例》（*Sound Levels and Laser Ordinance*），对娱乐场所观众可以接触到的电子声或放大的声音（例如在俱乐部、音乐厅、酒吧、餐厅、节日、迪斯科舞厅）进行了规范。

在瑞士音乐行业的密切合作下，这些规定已被制定和修订（最新修订于2019年）。这些规定现在已经被所有利益相关方，包括必须执行这些规定的场所所广泛接受。

条例指示场所要做到：①平均每小时的声级限制为100dBA；②测量及记录声压级；③免费为观众提供耳塞；④在显眼的地方张贴有关安全聆听的资讯及海报；⑤为持续时间超过3小时的活动提供"静音区"。

自实施以来，瑞士的每个州都执行了这些规定。其结果是，39%的瑞士音乐节参加者现在都会采取听力保护手段——这一比例比其他国家要高得多。

### 降低噪声措施的成效

● 成功立法和严格执行对降低工作场所的噪声水平是有效的,从而限制工人面临的噪声暴露,减少听力损失的发生[60,64,85,86]。例如,通过立法更好地遵守了关于采矿业工程和行政控制法律成功地将地下煤矿的噪声暴露减少了27.7%[60]。

● 使用合适的听力保护装置是一种有效的措施,特别是配合适当培训时[60,87,88]。

● 迄今为止,只有少数关于了解促进青少年安全聆听计划的成效研究。然而,目前的数据强调了促进健康对于改变聆听行为的重要性以及相关技术在这方面的作用。

---

### 案例研究

**对政策措施认识提高后可以防止工作和休闲时的听力损失**

1. 美国一项军事相关听力保护计划的有效性分析表明,这类计划既有效(工人患听力损失的可能性降低了28%),又在经济上可行。该方案报告显示,与不进行干预相比,每个预防听力损失的案例增加的成本效益比为 10 657 美元。这相比于平均每人 64 172 美元的职业噪声引起的听力损失赔偿费用要低得多[89]。

2. 预防知识的宣教活动可以成功地改变青少年对噪声的态度,促使他们对听力保护产生更积极的认识,并增加在高中人群中实施的意愿。比利时弗拉芒地区(Flemish)政府在高中学生中开展了一项活动,重点是娱乐噪声的有害影响和预防性使用听力保护装置。在活动前后,学生的态度和行为是根据计划行为理论的模型进行评估的。研究结果是乐观的,听力防护装置的使用率从活动前的3.6% 增加到随后的 14.3%[90]。

---

### 中毒性听力损失的预防

如"1 听力对全生命周期的重要意义"所述,一些常用药物会严重影响听觉通路,导致永久性听力损失。预防这种中毒性听力损失是可能的,通过合理地使用这些药物,且必要时在使用过程中定期监测听力。中毒性听力损失也可能是由于接触了在印刷业、建筑业和制造业等行业中经常遇到的化学物质(见"1 听力对全生命周期的重要意义")。在应用这些化学物质同时,注意适当进行听力监测,可以减轻这类化学品接触者所面临的听力损失风险。

● **在工作场所接触耳毒性化学物质**

通过采取具体步骤,可以预防在工作场所接触这类化学物质的不利影响,包括:[91,92]

- 危险物质的初步鉴定。
- 在可能的情况下,通过替代品控制暴露(如果不可能,使用工程控制和行政措施来减少暴露)。
- 使用个人防护设备(如化学防护手套、防护围裙等),以减少皮肤接触。
- 清楚标识已知有耳毒性化学物质的标签,并清楚地显示警告信息。
- 听力监测(更多与噪声相关的听力监测信息,请参阅2.2.4)。

● **合理使用耳毒性药物**

不规范使用耳毒性药物对听力造成的风险详见"1 听力对全生命周期的重要意义"。虽然在许多情况下,使用这些药物可能是必要的,甚至可以挽救生命,但合理和规范地使用这些药物,对于确保人们在非必要的情况下不接受药物至关重要。在可能的情况下,应寻求和首选安全有效的非耳毒性听力损失治疗方案,而不是那些可能对听力产生持久负面影响的治疗方案[93]。耐药结核病管理方面的最新进展就是如何实现该目标的一个例子。最近更新的《世界卫生组织耐药结核病治疗整合指南》建议在治疗结核病时使用非注射类药物,如贝达喹啉[94],以防止传统注射类药物导致听力损失的高风险[95]。在耳毒性药物至关重要的情况下,特别是在癌症、结核病、疟疾和其他疾病的管理中,听力监测对于优化与听力相关的影响至关重要[93]。

● **监控药物的耳毒性**

通过定期测听来检测个体的耳毒性反应以监测听觉反应和阈值,明确在治疗过程中听功能的变化或损害。

耳毒性监测有助于:

- 比较药物治疗过程中的听力测试结果。
- 听力变化的早期发现。
- 在治疗中可能需要进行的改变。
- 如果改变治疗方法,可以预防耳毒性引起的听力损失。
- 听觉康复以减少耳毒性的负面影响[93]。

> 只有在能够保证高质量的听力监测时,阿米卡星和链霉素才能应用[94]。

**中毒性听力损失预防措施的有效性**

- 在使用耳毒性药物（如用于治疗耐多药结核病的药物）期间进行听力监测，可有助于发现听力损失的早期迹象。它可以及时提供适应证和治疗时机，通过转换为替代治疗方案而作为一种保护个体听力的手段[93,96]。

- 专业人士和政府采用和实施这类议定书是并非随意而为。鉴于这些对改善患者预后和生活质量至关重要，它们应成为中毒性听力损失治疗的最低护理标准[97,98]。

## 案例研究

**南非采取措施解决中毒性听力损失问题 ***

　　耐多药结核病（MDR-TB）通常使用可导致永久性中毒性听力损失的注射类药物进行治疗。在南非进行的一项研究表明，57% 的患者在入院接受氨基糖苷类药物治疗的 3 个月内出现了高频听力损失。鉴于南非是结核病和艾滋病负担最重的国家之一，这一结果令人震惊。

　　为了解决这一公共卫生问题，南非国家结核病控制计划（National Ototoxicity Prevention Programme，NTP）实施了国家中毒性听力损失预防计划，提高听力监测的可行性，以减少中毒性听力损失的发生率。该方案的目标是：保护接受注射治疗的耐药结核病患者的听力；确保提供便携式测听服务；并通过适当的护理途径确保听力损失者得到康复护理。

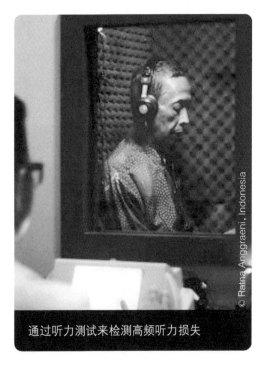

通过听力测试来检测高频听力损失

　　实施工作分五个阶段进行：① 探索——对耐药结核病病例进行情况分析和选择听力测量设备；② 方案定义——制订循证的药物耳毒性监测方案；③ 执行——建立一个听力学网络以支持该方案并获得资金；④ 建立和加强转诊患者护理路径；⑤ 执行。作为实施的一部分，国家 NTP 采购并分发了 183 个便携式自动听力计，以提供听力筛查，监测中毒性听力损失。提供培训支持，以加强和支持对氨基糖苷类药物治疗的患者进行听力损失的筛查和早期诊断。在全国范围内向选定的卫生设施分发听力计，其中包括政府经营的区医院、结核病医院、社区保健中心和初级保健设施。

应在治疗开始时进行基线听力评估，然后在所有耐多药结核病患者接受药物注射治疗期间和治疗后定期进行听力评估。在南非资源有限的环境下，这种干预措施的结果是减少了患者接受相关筛查和与听力康复服务的等待时间。2014—2019年，南非各地的耐药结核病患者进行了33 490人次听力测试，其中56%的患者被确定为永久性听力损失的高危人群。所有患者每月接受监测并接受康复服务。

该方案使南非能够统计因服用氨基糖苷类药物而有可能发生听力损失的患者人数。这一证据有助于2018年6月引入一种无须注射药物的耐多药结核病治疗方案。此外，由于注意到耐药结核病患者对听力检测的需求下降，重新分配了听力计，特别是在初级保健一级。这一转变有助于在全国各地加强普及听力检查。该方案提供了许多基于卫生系统的优秀经验，可用于减轻肿瘤治疗中的药物耳毒性，亟需考虑[99]。

* 资料来源: 南非政府向世界卫生组织提交的一份报告（未发表）。

在各种年龄和各种环境中发现听力损失是可能的。

## 2.3　听力损失的早期发现

听力损失的早期发现是解决听力损失的第一步。由于听力损失是看不见的，所以它通常不易被发现。对于婴幼儿和老年群体，听力损失可能对康复结果和认知方面产生负面影响。因此，针对全生命周期的不同阶段制订以高风险人群为目标的听力筛查方案是非常重要的。如图2.3所示，目标人群包括：

● 新生儿和婴幼儿；

● 儿童，尤其是学龄前儿童和学龄儿童；

● 成人，尤其是老年人；

● 所有因接触噪声、耳毒性化学物质和耳毒性药物而面临较高听力损失风险的人群。

**图2.3　发现全生命周期不同阶段的听力损失**

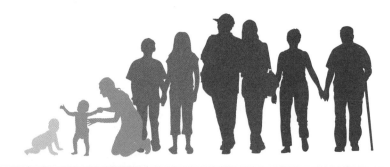

| 全生命周期 | 听力损失筛查 | 症状测试 | |
| --- | --- | --- | --- |
| 新生儿： | 儿童： | 成人： | 老人： |
| 新生儿听力筛查 | 学龄前和学校耳和听力检查 | 高风险职业人群听力筛查 | 常规听力筛查 |

随着技术的发展和研究的深入，使全生命周期听力筛查成为可能，详情如下。

鉴于听力在儿童发展和学习中的重要作用，尽早发现听力损失至关重要[100,101]。通过筛查可以早期发现新生儿的听力问题。

**新生儿筛查方案的重要性**

通过新生儿听力筛查及其后采取的及时和适当的干预措施，可有效避免重度永久性听力损失的新生儿遭受其他负面影响[102-108]。新生儿筛查通常遵循两种方案：①普遍筛查，针对所有新生儿开展；②"高危"筛查，针对8%～10%有永久性听力损失风险的新生儿开展[109]；当上述两种方法均不可行时，筛查也可以根据时机进行（如，父母怀疑孩子存在听力损失并带其接受筛查）。高危筛查主要针对具有可识别的听力损失高危因素的新生儿或婴幼儿。然而只有50%～60%患有永久性听力损失的婴幼儿具有高危因素[109]，这种选择性筛查策略可能会漏掉难以接受的较高比例的听力损失婴幼儿。因此在可能的情况下，最好采用普遍筛查方案[110-112]（见方框2.5）。

---

**方框2.5　普遍筛查才是目标**

在一项针对确诊为永久性听力损失儿童人口学特性的跟踪研究中，对比了普遍筛查方案、高危筛查方案和随机筛查方案。

结果显示普遍筛查方案在诊断年龄、接受性和表达性语言、接受性词汇（在没有智力障碍的儿童中）方面较其他两种筛选方案有明显优势[113]。然而在没有筛查和缺乏资源的情况下，随机筛查方案可以成为实施听力筛查方案的第一步。

---

**可用于早期发现听力损失的工具**[114,115]

便携式、客观自动化设备的发展使新生儿普遍听力筛查成为可能。普遍筛查使用自动瞬态诱发耳声发射（transient-evoked otoacoustic emissions，TEOAEs）评估外毛细胞功能；或使用自动听觉脑干反应（automated auditory brain response，AABR）评估听神经通路到脑干水平的完整性[114]。普遍筛查可在出生后第一天进行。婴幼儿听力筛查联合委员会[118]建议，应在出生后一个月

> 由于听力损失早期发现的益处与早期干预密切相关,因此听力筛查必须辅以适宜的随访和干预措施。

内使用听性脑干反应( Auditory Brainstem Response, ABR )或听性稳态反应( Auditory Stead State Response, ASSR )进一步确诊听力损失[116, 117]。

听力筛查虽然是早期干预方案的一个重要部分,但它必须辅以适宜的随访和干预措施[119, 120]。有充分的证据表明,新生儿听力筛查与早期干预计划( 通常称为早期听力检测和干预( early hearing detection and intervention, EHDI )计划 )相结合时儿童受益显著,并且越早发现听力损失、越早接受康复,效果越好[102–108, 121]。方框2.6举例说明优质早期听力检测和干预方案。

---

**方框2.6　早期听力检测和干预**

高质量早期听力检测和干预( EHDI )方案包括[122, 123]:

- 普遍的新生儿听力筛查。
- 对具有听力损失高危因素但出生时筛查通过的新生儿进行持续监测。
- 全面的诊断和评估以确认和量化听力损失的程度和类型。
- 父母参与和家庭参与。
- 向确诊为永久性听力损失的儿童家庭提供社会、心理和信息支持。
- 按要求进行病因调查和医疗转诊。
- 提供助听技术( 包括助听器、耳蜗植入、FM 系统 )及相关辅助咨询、信息和培训。
- 交流发展选项,包括听觉口语治疗、手语发展和其他相关干预。

---

**新生儿听力筛查项目的有效性**

新生儿筛查配合及时和适宜的干预,在降低确诊和干预年龄、改善语言和认知发展方面具有显著优势[100, 124–127]。这些优势最终表现为在社会和教育成果方面的改善。

来自澳大利亚、荷兰、英国和美国等高收入国家,以及中国、印度、尼日利亚和菲律宾等中等收入国家的研究证实了新生儿听力筛查的成本效益[128]。例如在中国长期成本效益比为 1 : 7.52[129],在印度,成本分析显示每发现一例病例,终生可以节约(包括社会成本)超过 50 万国际元[130]。

### 小投资大回报

世界卫生组织对中低收入和高收入环境下新生儿听力筛查的投入回报进行保守估计:在中低收入背景下,新生儿听力筛查每投入 1 国际元大约获得 1.67 国际元的回报。在高收入背景下,每投入 1 国际元大约获得 6.53 国际元的回报。

此外,在中低收入背景下,每个人可避免的伤残调整寿命年的价值为 21 266 国际元,货币净收益为 1.21 国际元。在高收入背景下,可避免的伤残调整寿命年的价值为 523 251 国际元。

美国开展的一项研究预计[110],特殊教育服务降低的费用可以抵消普遍新生儿听力筛查(UNHS)十年的费用[131]。

在德国,据估算 2006 年普遍新生儿听力筛查项目可为每个听力障碍儿童节省约 4 500 欧元[125]。

在菲律宾,自 2009 年实施 UNHS 计划以来带来可观的长期成本节约[132,133]。

## 案例研究

**国家新生儿听力筛查方案的实施为以色列听力损失婴儿带来的益处**

以色列新生儿听力筛查方案(Newborn Hearing Screening Program,NHSP)于 2010 年成为国家级的方案,目的是确保所有婴儿在出生 1 个月之内接受听力筛查;听力损失者最迟在 3 月龄内确诊,在 6 月龄内启动康复。

2019 年的一项研究评估了该方案的有效性,发现在项目启动的三年间该方案具有较高覆盖率,2014—2016 年出生的 179 000 新生儿中有 98.7% 接受了听力筛查。因而,听力损失诊断的平均年龄从 9.5 月龄降低到 3.7 月龄。听力损失儿童接受干预的平均年龄从 NHSP 实施前的 19 月龄降低至 9.4 月龄。

该计划的另一项成果是,听力障碍儿童接受人工耳蜗植入的年龄提前到 1.75 岁,改善了他们后续的康复效果[134]。

## 2.3.2 学龄前和学龄儿童听力损失的发现

尽管新生儿听力筛查提高了先天性听力损失诊断和治疗的能力,但出生时存在轻微听力损失、进行性听力损失或在儿童期后期出现听力损失(如中耳疾病导致)的儿童,往往无法发现并得到保健。尽早发现这些情况,特别是儿童的耳疾病,并将其与儿童保健联系起来,对于提供有效的听力保健至关重要。

### 筛查作为学校健康计划的一部分

鉴于世界范围内绝大多数儿童都会接受学校教育[135],学校筛查是进行普遍听力筛查的绝佳机会。学校筛查方案是减轻未干预听力损失和耳疾病影响的有用工具[136];并教育儿童维持听觉轨迹(作为整体健康的一部分),如安全聆听(见2.2.4节)。

一些国际机构(包括世界卫生组织、联合国儿童基金会、联合国教科文组织和世界银行在内的国际组织[137])共同建立了"联合组织集中资源促进有效的校园健康教育(Focusing Resources on Effective School Health, FRESH)",它反映了学校保健方案在总体影响的积极经验——即将资源集中用于有效的校园健康教育。鉴于听觉在教育中的重要性、学龄儿童耳和听力问题发生的频率,以及需要从小就灌输安全聆听行为,在学校卫生服务和倡议中纳入耳和听力保健至关重要。

### 基于工具和技术的筛查和测试选项

目前有多种筛查工具可用于开展学校听力筛查。已证明听力测试可准确评估学龄儿童的听力[138]。但是因设备成本高、检测者需要接受培训、过度转诊、缺乏环境噪声监测、数据收集与管理不善的若干在内因素,导致这种筛查难以在资源匮乏的偏远地区推广[139,140]。最近出现的其他基于技术的筛查工具将有助于在学校环境中进行听力筛查。这些工具包括:

- 基于移动设备的软件应用程序
- 自动听力筛查
- 非隔声室测听
- 远程医疗选项

这些选项在第2.4.4节中有更详细的描述

除听力评估外,学校开展的耳和听力筛查服务中其他常规项目包括:

i. 耳镜检查:

该检查可发现外耳或中耳常见问题。除了传统耳镜检查,其他基于技术的解决方案,如基于智能手机的耳镜应用程序也是可用的[141,142]。耳镜检查也可以由远程医疗选项支持[142,143]。

ii. 鼓室图:

可评估中耳功能和诊断非化脓性中耳炎[138]。

iii. 耳声发射测试(OAE):

主要适用于无法按要求完成测试的儿童,例如学龄前儿童或有特殊需要的儿童[144]。

### 学校筛查方案的有效性

为确保学校筛查方案的有效性,建立转诊系统是极其重要的,且需要进一步调查和管理儿童能够获得足够的服务[136,145]。

制订干预计划时,必须规划出保健路径和随访机制,以便能够实现听力筛查带来的全部益处。

- 进行性听力损失的儿童,可能会在出生时通过听力筛查,但随后可通过学龄前或学校听力筛查方案被发现[132,135]。对儿童进行系统的听力筛查,然后进行适当的护理,可以及时发现和补救常见的耳疾病。这类方案在常见耳疾病和听力损失发病率高的地方非常有效。

- 学校听力筛查方案是减少听力损失儿童健康和经济负担的机会。然而,目前对该方案进行的经济分析为数不多,且结论不一致。虽然因方法学上的差异,存在很大的不确定性,但总体而言学校筛查具有成本效益。此外,可用数据的外部有效性验证存在局限性[147–151]。

> 一项有效的学校健康计划,可成为一个国家能够同时改善教育和健康的最具成本效益的投入之一。世界卫生组织旨在促进学校保健方案,并将其作为预防青年人重大健康风险的战略手段,促使教育部门努力改变能够影响风险因素的教育、社会、经济和政治条件。[146]

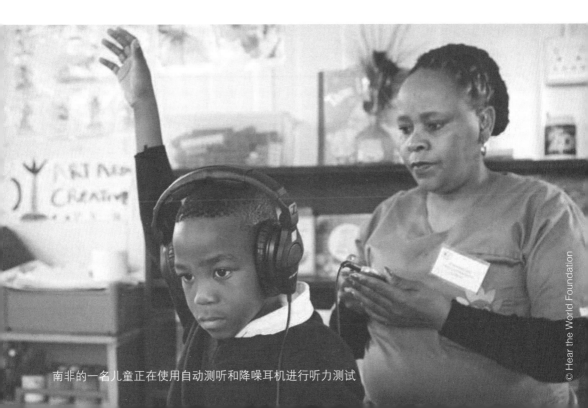

南非的一名儿童正在使用自动测听和降噪耳机进行听力测试

> 学校筛查方案必须与耳和听力服务相联系，以便儿童能够获得所需的医疗服务，并采取后续行动以确保他们获得治疗。

目前迫切需要在这一领域开展深入研究，以建立成本评估标准，并制订可推广的、针对具体区域的评估，以便考虑向实施学校筛查的国家提供参考依据。

### 案例研究

**波兰实施学校听力筛查有助于发现听力损失儿童[152]**

2008 年 3～6 月，波兰东部的农村地区和小城镇实施了学校听力筛查方案，方案覆盖了 92 000 名 7～12 岁的儿童。2010 年，该方案在波兰西部进一步实施，作为"感觉器官检查"的一部分，包括耳部、听力和眼部的检查。在 4 041 所学校对 71 000 余名一年级学生的检查中发现，其中近 14% 的儿童存在听力损失，并转诊接受进一步的护理和治疗。特别值得关注的是，超过 58% 的听力损失儿童的父母并未意识到孩子存在听力问题；27% 的儿童未接受过新生儿听力筛查以外的任何听力检查；41% 的听力损失儿童未接受过任何治疗。如果未进行听力筛查，大多数听力损失者可能无法被发现。

### 2.3.3　老年听力损失的发现

鉴于全球人口发展趋势[153]，成年人对听力保健的需求在未来几十年可能会持续增加[154]。全球疾病负担研究预测，全球 60 岁以上的人口超过 65% 存在某种程度的听力损失。尽管存在与听力损失相关的身体功能限制[155]，成年人仍要等待 9～10 年[156,157]才会寻求帮助以改善听力状况。为解决这一问题，应采取一种简单易行的方法为老年人提供积极的筛查服务，并给予适当的干预措施。这种筛查服务可由保健提供者进行，如全科医师、初级医师或卫生工作者[156,158]。

为推广这一方案，世界卫生组织关于老年人综合护理指南建议，应为老年人提供筛查服务并且提供助听器（见方框 2.7）。

建议 4 指出,应向老年人提供听力筛查和助听器,以便及时发现和管理听力损失。

实施的要点提示包括:

1. 应通过社区个案发现和外展服务,提高社区对听力损失的认识、普及老年人听力康复的益处。
2. 应鼓励保健专业人员定期询问老年人的听力情况,以筛查老年人的听力损失。同时推荐听力学检查、耳内镜检查和耳语测试。
3. 助听设备,因其可以最大限度地减少听力损失并改善日常功能成为听力损失老年人的首选治疗方法。
4. 应检查药物是否有潜在的耳毒性。
5. 患有慢性中耳炎或突发性聋患者,或所有任何方式的听力筛查未通过者,应转诊耳鼻咽喉科医师。

**老年听力筛查的有效性**

- 在老年群体中进行听力筛查,并及时提供助听器,能够显著改善与听力相关的健康结果[155,159,160]。
- 鉴于听力损失和老年痴呆之间的联系,成人听力筛查和早期干预变得更加重要[161],通过某些设备解决听力问题可能会对个人的认知产生积极影响。
- 为减少工厂和军队中的噪声性听力损失而实施的听力保护计划已证明具有成本效益[89,162]。虽然尚未广泛开展针对老年人听力筛查的成本效益研究,但现有的文献描述了老年人生活质量的积极改善,以及对社会的经济收益[156,163,164]。

**小投资大回报**

世界卫生组织针对 50 岁以上成人听力筛查的投入回报进行了保守估计,发现以高收入国家为例,针对老年人听力筛查项目每投入 1 国际元可能获得 1.62 国际元回报,在中等收入群体该回报为 0.28 国际元。

此外,每一万名接受筛查者,可避免的伤残调整寿命年价值为 8 877 785 国际元。在高收入群体中,对类似人群而言,避免的伤残调整寿命年价值为 788 604 国际元。附录线上资源 B 提供了详细信息。

**老年人听力筛查是一种具有成本效益的策略**

一项英国经济模型研究对比了听力筛查后提供服务与全科医师（GPs）转诊后提供听力保健的成本效益。考虑的费用为包括评估、助听器验配、助听器设备、随访和维修在内的全套保健服务。服务总成本从每 10 万人 2 100 万英镑显著增加到每 10 万人 3 800 万英镑。该研究还表明，由于筛查计划的实施，每 10 万人队列可获得高达 3 万伤残调整寿命年（QALY），从而产生的每个伤残调整寿命年（QALY）比率的合理成本。与全科医师转诊相比，筛查能以更高的成本获得更大的收益，并具有良好的增量效应，其成本效益比为 1 000 ~ 2 000 英镑。此研究得出的结论是对于 55 岁及以上的中老年人进行双侧听力损失筛查，提供了最佳的潜在公共卫生收益，并且是提高老年人参与及生活质量成本效益的手段[163]。

## 2.3.4　听力损失高危人群的发现

听力损失高危个体和群体通常包括：

- 工作场所接触噪声或耳毒性化学物质者。
- 使用耳毒性药物者。

如前所述，有针对性的听力监测是职业听力保护计划和耳毒性听力损失预防的组成部分。这种听力监测不仅提供了早期发现手段，而且起到了早期预警的作用。如果在发现时立即采取预防措施，可以减缓耳毒性物质暴露者听力损失的进展。

即使在资源有限的情况下，使用上述工具和策略也可能使听力损失得到早期诊断。针对不同风险人群设计个性化筛查方案，可确保及时发现听力损失者，使其受益于康复服务并避免听力损失的负面影响。因此，任何筛查方案都必须具备诊断、随访和康复支持。

## 2.3.5　全生命周期创新性听力筛查方案

听力筛查可通过传统听力筛查仪或基于新技术的听力筛查工具进行[156,165]；基于手机开发的软件应用程序[142,166,167]为筛查提供更多便利，这些应用程序易于实施且成本效益较高。包括：

### 自动测听[142,168-170]

由于所使用的技术可以通过程序提供测试信号并分析测试结果，因此降低了对人员培训的需求。

### 噪声下数字言语测听[171-173]

这是基于噪声中言语识别而开发的一种功能性测试，因此它与言语识别能力有关，而非纯音听阈。该方法既准确又快捷，并且可以通过移动应用程序和社区环境[172,174-177]进行在线管理。根据经过验证的南非噪声下数字测试（"hearZa"）[177,178]，世界卫生组织开发并推出了免费的智能手机应用程序"hearWHO"和"hearWHOpro"，可用于个人和卫生工作者的听力损失筛查（方框 2.8）。

---

**方框 2.8　世界卫生组织开发的智能手机应用程序**

- hearWHO App 基于经过验证的噪声下数字言语测试技术。为公众提供了一个免费的、经过验证的听力筛查工具，以评估听功能，并监测听力的变化。该应用程序可清晰地显示受试者的测试结果，并可保留一段时间内受试者听力状态的个性化跟踪记录。安卓和 iOS 手机用户均可下载。

- 保健工作者可以使用 hearWHOpro 对社区人群进行听力损失筛查，如果未通过筛查则建议其接受听力学诊断检查。

---

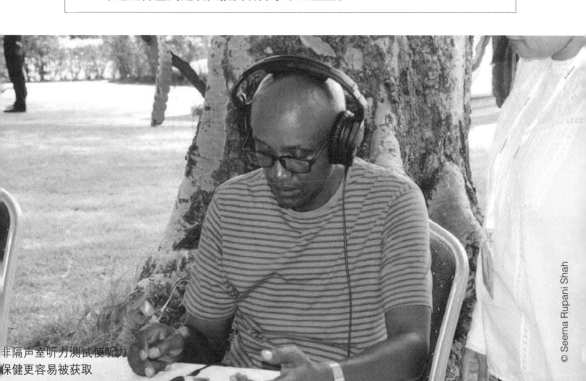

非隔声室听力测试使听力保健更容易被获取

基于其他技术的解决方案包括：

**非隔声室测听**

这是一种不需要隔声室的测试方法。例如，测听可以通过使用降噪耳机来完成[140, 167, 168, 179]，它为社区环境（如学校）中的听力测试提供了有效的技术辅助。

**远程医疗服务**[139, 143, 180]

远程医疗是通过电信技术来提供与健康相关的服务和信息。远程耳科学和远程听力学是利用远程医学提供的耳科学和听力学服务。听力学检测结果和耳内镜图像通过互联网从受试者处传送到专家处，再将诊断结果（以及授权的处理选项）传送回受试者处[181, 182]。该方案有效地解决了保健服务需求与医疗资源提供之间不均衡的问题。

即使在医疗资源有限的情况下，使用上述工具和策略也可以早期诊断听力损失。针对不同风险人群的筛查方案，可确保及时发现听力损失个体使其受益于康复服务，并避免听力损失带来的不利影响。因此，任何筛查方案都必须具备诊断、随访和康复支持。

听力损失的干预需要一种以人为本的方法,该方法对个人的临床概况、交流需求、偏好、环境进行全面概述,并与可用资源进行匹配。

## 2.4 听力损失的干预和康复

一旦确诊患有耳疾病或听力损失,患者可以从现有临床、康复和环境的干预措施中受益。听力损失的性质、程度和进展,以及任何潜在或伴随的健康状况(如中耳炎、耳硬化症等)共同决定了个体的临床特征,具有相同临床特征的人仍可能有不同的日常听力护理需求[183]。这是因为听力损失的影响不仅取决于临床表现,还受到背景因素的影响,如沟通需求、环境因素和康复途径等[10,184,185]。

> 两个听力图结构相同的人,日常可能会有不同的聆听困难和聆听体验。

### 2.4.1 以人为本的耳和听力保健及康复方法

采用以人为本的方法对于确定个体的听力保健和康复需求至关重要的。如图 2.4 所示,以人为本的耳和听力保健涉及对临床表现、交流需求和偏好以及可用资源的理解。

图2.4　以人为本的耳和听力保健

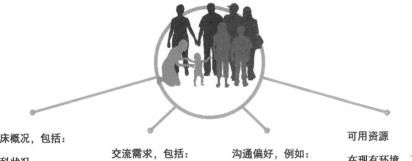

临床概况，包括：

耳科状况
_____

听力学表现
程度、类型、发病
年龄
_____

其他功能限制，如
视力障碍、发育障
碍（例如孤独症）

交流需求，包括：

经历聆听困难
_____

交流需求

沟通偏好，例如：

口语-听觉
_____

视觉/触觉

可用资源

在现有环境、卫生
基础设施和临床服
务的情况下，可用
的资源

> 康复旨在优化听力损失者的日常功能，以确保其在身体、功能、社会、情感和经济水平上达到最佳生活质量。

伴随耳疾病的听力损失，如中耳炎或耳硬化症，通常可以通过药物或手术治疗（如2.2节所述）。然而，大多数听力损失是不可逆的，在全生命周期的所有阶段都需要康复。康复对于改善听力损失者的功能、行为、社会参与度并最终获得更好的生活质量至关重要[186]。图2.5介绍了不同的康复方法，包括：①助听器、人工耳蜗和植入式助听器等人工听觉技术；②手语和其他感官替代，如盲文、泰多码（Tadoma）、手指拼写和朗读；③康复治疗，如全面交流和听力及语言康复。

图 2.5　听力康复方法

听力康复方法包括:

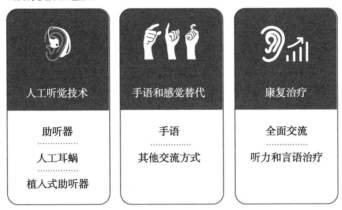

|人工听觉技术|手语和感觉替代|康复治疗|
|---|---|---|
|助听器|手语|全面交流|
|人工耳蜗|其他交流方式|听力和言语治疗|
|植入式助听器|||

## 2.4.2　用于康复的人工听觉技术

　　用于增强或实现听觉感知的人工听觉技术是听力康复的一个关键组成部分。该技术帮助使用者获得更多的声音和语音信息[187]。虽然人工听觉技术是康复的一个关键部分,但必须注意到它只是康复策略的一部分。不同类型的人工听觉技术包括助听器和人工植入设备,如下所述。

### 助听器

　　助听器[186,188-191]是一种无创、低风险和有效的选择,是最常用的改善听力损失的设备[192]。(不同类型的助听器在下面的方框 2.9 中描述)。绝大多数听力损失者是成年人,其听力损失程度多为轻度到中度,并给生活带来一定程度的困难。这种程度的听力损失可以通过使用助听器改善生活质量和听功能。即使在重度听力损失者、认知障碍者[193]和儿童群体中[194,195],使用助听器也可以获得感觉输入和功能输出能力的改善。然而,这些功能性结果不仅仅是听觉感知放大的结果,还取决于其他支持性干预手段和因素。

助听器是将声音放大并传送到耳部以改善听功能的装置。它们可以是模拟的或数字的。

**模拟助听器**：拾取声能，将其转换成电信号，经放大后通过外耳道传递到鼓膜。

**数字助听器**：执行与模拟助听器相同的关键功能，同时可以根据个人的听力需求进行编程。数字助听器还有很多附加功能，并且通常是首选。

各国应遵循世界卫生组织在《适合中低收入国家的助听器技术首选方案》[196]中的建议，为患者选配助听器类型。

### 人工耳蜗

人工耳蜗是一种电子设备，尤其适用于没有或几乎没有从传统助听器中受益的人群[192]。通常情况下，人工耳蜗装置绕过中耳和内耳结构直接刺激听神经[197]，使听力损失者听到声音，并最终理解语义。方框2.10和图2.6介绍了人工耳蜗的工作原理。

一项健康经济分析显示，使用助听器的每质量调整寿命年的成本效益比为5 759国际元（相对于不使用助听器）。

人工耳蜗可使重度听力损失儿童显著受益，如果配合适当的康复治疗，他们在听觉状态、整体功能和语言感知技能等方面可获得显著改善[198]。人工耳蜗植入术后的儿童更易习得口头语言，更易融入正规学校，更易获得聆听体验并掌握更好的语言技能[199,200]。人工耳蜗也可以对学习和教育结果以及整体生活质量产生有益的影响，尽管除了植入之外，其他因素也会影响这些结果[201-203]。近年来，人工耳蜗植入手术的适宜人群已经扩大到重度至极重度感音神经性听力损失的成年人，他们的语言感知能力和健康相关的生活质量均得到改善[202,204]。

## 案例研究

### 印度优化人工听觉技术的获取路径 *

2006 年,印度政府启动了国家听力损失预防和控制计划。近年来,该国部分地区已将人工耳蜗植入纳入该方案中。

印度社会福利部通过其残疾人援助计划,每年提供 500 台人工耳蜗植入费用的基金。为推动这一计划,政府确定了包括政府和私立医院在内的 172 个中心开展人工耳蜗植入手术,同时还有超过 300 名专业人员提供术后康复服务。

南部的泰米尔纳德邦(人口超过 6 700 万),因其较高的先天性听力损失患病率(0.6%)而得到政府的特别关注,如父母符合相应收入标准,可为 6 岁以下儿童提供免费人工耳蜗植入。为了确保植入者成功康复,政府创建了独特的"中心辐射"服务模式,在服务能力不足的农村地区建立卫星服务中心。由受过培训的工作人员在该中心提供服务或通过远程医疗提供远程服务。通过上述方法,使得植入者的随访率从 50% 跃升至 90%。

这种独特的方法解决了该地区的需求,并为印度其他州和其他中低收入国家提供了一种可推广的模式。

\* 资料来源:Sampath Kumar R,Kameswaran M. A sustainable model for cochlear implantation in the developing world:perspectives from the Indian subcontinent. Curr Opin Otolaryngol Head Neck Surg. 2018 Jun;26(3):196–199;and Government of India. Fifthy–fifth report:Standing Committee on Social Justice And Empowerment(2017–2018).

尽管人工耳蜗在可用性和创造机会方面有着巨大潜力,但在许多情况下和使用个体中,人工耳蜗的效果仍是有限的[205-207]。此外,人工耳蜗植入术后需要相应大量的康复治疗和支持服务是确定的。因此,人工耳蜗植入前必须进行全面临床评估以确定患者可以从中获益,并仅应在具有康复治疗的支持性基础设施存在的情况下进行。

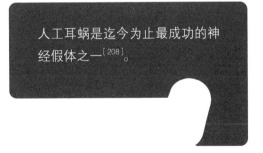

人工耳蜗是迄今为止最成功的神经假体之一[208]。

　　人工耳蜗是一种外科植入装置,其工作原理为通过将声能转换成电信号直接刺激听神经纤维。人工耳蜗由两个组成部分:

　　1. 体外系统包括:

- 用于感知声音的麦克风
- 将声信号转换成电刺激信号的声音处理器
- 通过皮肤向植入系统传输刺激的外部发射器

　　2. 植入系统包括:

- 用于处理所接收声刺激的内部接收器
- 连接接收器与电极的多线电路
- 插入耳蜗并直接刺激内耳神经元的电极阵列

　　人工耳蜗绕过受损或缺失的耳蜗毛细胞直接刺激听神经元,使其成为适用于重度至极重度感音神经性听力损失患者的干预手段。

图2.6　人工耳蜗

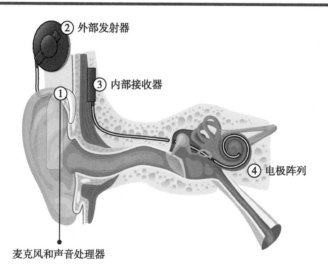

② 外部发射器

③ 内部接收器

① 

④ 电极阵列

麦克风和声音处理器

**骨传导和中耳植入**

骨传导和中耳植入代表了听力康复领域中另一种发展中的技术进步[209-212]。

- **骨导植入**　传声时绕过中耳,直接将声音通过颅骨传递到内耳。

- **主动式中耳植入**　可以全部或部分植入中耳内。它们将声能转换为动能,并且直接振动中耳听小骨或将振动传递到内耳。
　　所有患有传导性,感音神经性或混合性听力损失的人都可能使用这些植入技术;它们不需要阻塞外耳道,从而减少了许多传统助听器涉及的问题(例如,耵聍栓塞)。这些植入技术对患有中耳疾病和外耳畸形的人群也有效。

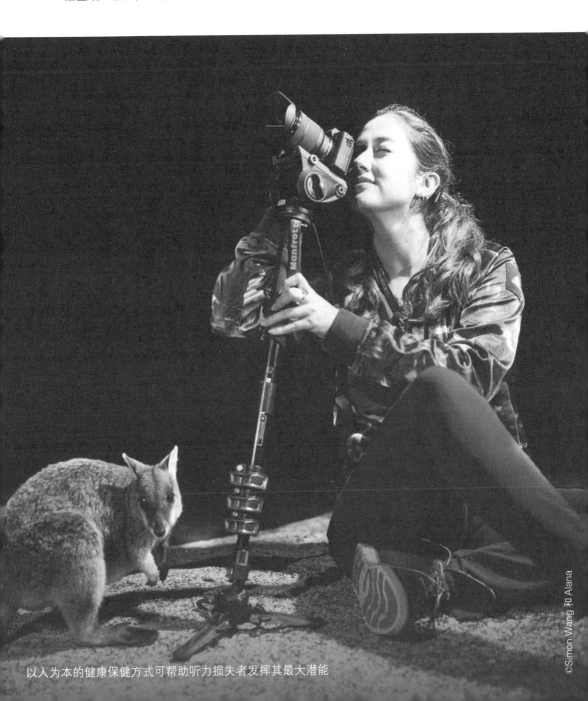

以人为本的健康保健方式可帮助听力损失者发挥其最大潜能

无论使用哪种技术,都必须有配套措施保证使用者可以受益于这些设备和植入术。如图 2.7 所示,这是通过以人为本的照护方式实现的,其中包括提供以下服务[186,187]

- **指导助听器及其辅助设备的使用** 使配戴助听器后获得积极效果的可能性增大。
- **听觉和认知训练** 帮助人们在各种情况下更好地利用助听听力。
- **咨询** 针对因残余功能障碍和活动受限所致的融入社会和生活质量问题进行咨询。

**图 2.7 针对性助听器使用者的以人为本的健康照护需考虑的因素**

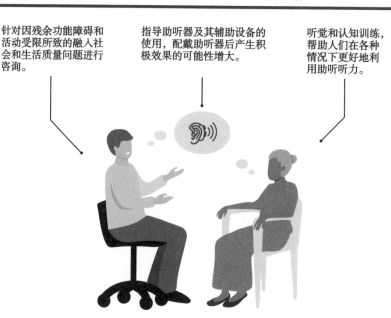

针对因残余功能障碍和活动受限所致的融入社会和生活质量问题进行咨询。

指导助听器及其辅助设备的使用,配戴助听器后产生积极效果的可能性增大。

听觉和认知训练,帮助人们在各种情况下更好地利用助听听力。

无论采用哪种听力放大手段,都必须配套辅助措施来确保用户受益于这些助听设备。

**助听器和人工耳蜗的有效性**

- 对于儿童,及时的助听器配戴和人工耳蜗植入可帮助改善听力、口语交流能力和生活质量,进而使儿童更好的接受教育[202,203,213-215]。使用助听器还能预防认知能力下降和痴呆症[216]。
- 对于成年人,使用助听器和人工耳蜗可提高聆听能力和生活质量[186,187,190,191,193,202,214和217]。

● 在不同的经济背景下,使用这些设备都是有成本效益的[202,214,215,218-220]。

**小投资大回报**

世界卫生组织对配戴单侧助听器和单侧人工耳蜗儿童的投资回报率进行了保守评估。就单侧助听器而言,根据高收入人群的实际成本进行的估算显示,每投资 1 美元,可能获得 1.84 国际元的回报,可为每个人的伤残调整寿命年节省价值为 60 183 美元。在中等偏下收入人群中,投资回报率为 1.62,可为每个人的伤残调整寿命年共节省 3 564 美元。

对于单侧人工耳蜗植入,根据高收入人群实际成本进行的估算表明,每投资 1 美元将获得 2.59 国际元的回报,为每个人的伤残调整寿命年节省价值为 38 153 美元。在中等偏下收入人群中,投资回报率是 1.46 国际元,为每个人的伤残调整寿命年共节省 6 907 美元。对于中高收入人群,投资回报率估计为 4.09 国际元,为每个人的伤残调整寿命年节省 24 161 美元。有关详细信息,请参见 Web 附件 B。

尽管听力放大在康复中具有有效性和成本效益,但许多挑战限制了它们的使用和可接受性。在第 3 节中概述了这些挑战和解决其不可用和不使用问题的潜在解决方案。尽管如此,针对成人期突发性听力损失的变革性发展,为进一步改善人工听觉技术和听力相关服务提供了良好的基础。

---

**案例研究 I**

**助听器改善使用者生活质量**

1987 年至 2017 年在美国和欧洲进行了五项随机对照试验( randomized control trials,RCTs ),得出的结论是,老年人使用助听器可改善与健康和听力相关的生活质量。使用这些设备的人报告说,他们的聆听能力以及总体生活质量有了显著提高。他们对社区生活、社交和家庭活动以及娱乐活动的参与度有所提高,与不使用助听器的人相比,就业和教育机会方面的困难有所减少[189]。

---

### 人工耳蜗在哥伦比亚有成本效益[221]

在哥伦比亚,Penaranda 等人评估了 68 例早期植入人工耳蜗儿童的终身投资。考虑到装置的成本和其他医疗费用、后续治疗、言语矫治、电池、父母收入损失和旅行等因素,每个儿童一生平均需要投资 99 000 美元( 假设女性寿命 78 年,男性寿命 72 年 )。该分析还根据治疗成本以及与助听器和使用人工耳蜗的效益相比,评估了通过人工耳蜗干预儿童听力的投资回报比例。该研究得出的结论是,每花费 1 美元用于人工耳蜗植入儿童的康复,其投资回报率是 2.07 美元。

### 年龄不是听力康复的障碍

听力损失可能会发生在任何年龄阶段,可以通过及时干预来解决。英国橄榄球队队员莫利史密斯儿童时期受第二次世界大战期间暴露在齐柏林飞艇所产生的噪声的影响,致使她在 70 岁时双耳达到极重度听力损失。在完全听力损失的情况下,她学会了唇读,但最终视力的进一步丧失使她只能通过触觉进行交流。正是视力的丧失促使 Mollie 决定寻求辅助设备,直到 99 岁时她得知自己可以植入人工耳蜗。通过植入人工耳蜗,Mollie 能够再次与亲人交谈,从而极大地改善了她的生活质量。

相关链接:https://katherinebouton.com/2017/02/22/how-old-is-too-old-for-a-cochlear-implant/ https://www.dailymail.co.uk/health/article-2604170/Deaf-great-grandmother-99-oldest-person-Europe-receive-cochlear-implant.html
https://www.coventrytelegraph.net/news/health/99-year-old-mollie-becomes-oldest-europe-6983622

**人工听觉技术的变革性发展**

近年来,由于人工听觉技术的多方面发展,其相关政策和条款为服务欠佳地区的人口提供了可获得所需设备的潜在可能性。这些包括:

- 技术发展

    i. 自验配助听器 / 可训练助听器:

    这些助听器通过减少对听力师的技术支持和设备的需求,有可能帮助解决听力健康中心的可及性和可负担性问题,特别是在中低收入国家[222-225]。自验配助听器可以让用户在详细说明书的帮助下,完成阈值评估和微调[222]。研究表明,如果设备和用户界面呈现清晰、设计合理、调配过程清楚明了,助听器的自验配是可行的,并且成功的可能性更大[222,223,225]。但是需要针对不同人群和教育环境进行研究调查。

    ii. 新的人工听觉技术:

    包括与智能手机相连的助听器、智能手机助听器应用程序、个人声音放大设备( personal sound amplification,PSAP )和可听戴设备,这些为用户提供了声音放大的不同选择[186,226,227]( 方框 2.11 )尽管这些可及性的提高可能是人们寻求听力护理的第一步[228],但是其有效性、效益和局限性有待研究[226,227,229,230]。

    iii. 助听器可充电电池( 包括太阳能电池 ):

    助听器使用可充电电池可有效减少与电池使用的相关费用。可充电的镍氢或电池与太阳能充电设备搭配使用,提供了一种替代方案,可以在所有环境下使用,包括电力供应不稳定的环境[231-233]。但可充电电池和充电器会带来额外的初始成本,该方案要想成功,就需要保证这笔费用是可负担的。同时,用这些可充电电池对助听器进行测试也很重要,确保助听器的电声特性和质量保持不变[233]。

- 服务交付方面的发展

    i. 直接面向消费者的设备

    上述许多技术正在转变为直接面向消费者( direct-to-consumer,DTC ),包括非处方( over-the-counter,OTC )助听器。研究表明,有效的 OTC 模型可以为数百万的老年人提高助听器的可及性和可负担性[234]。但重要的是,这些产品必须有政策法规方面的支持以确保其安全性和有效性[235],且用户可以在社区级别提供的所需支持和服务中充分受益[236]( 参见框 2.11 )。

ii. 使用 eHealth 和 mHealth[15] 平台进行说明和培训

鉴于声音放大只是以人为本的听力保健的一部分,因此必须通过提供优质的说明书来弥补[227,237]。听力师技术支持的缺失 eHealth 和 mHealth 的使用提供了许多机会,可以提高听力放大设备的可获得性、经济性、使用性和便利性[238]。有循证依据且免费的在线多媒体材料可以帮助访问者增长知识并传授处理助听器所需的技能。如果这些材料可根据个人需求而进行调整[186],将会更加合适。

iii. 培训当地可用人力资源来验配和维护助听器[151,239,240]

培训当地人力资源可以改善听力学服务的可及性,尤其是在听力师资源稀缺的环境中。"耳和听力保健面临的挑战"提供了有关采用任务分担法来弥补人力资源短缺以保证包括助听器在内的听力服务的更多详细信息。

---

**方框2.11　食品药品管理局的规定**

美国食品药品监督管理局( The Food and Drug Administration, FDA )声明:

1. 个人声音放大装置是一种面向无听力损失消费者的可穿戴或消费性电子产品,旨在特定情境中( 例如娱乐活动 )放大声音。
2. 助听器是一种旨在帮助听力损失人群或补偿听力而设计,使用的可穿戴式仪器或设备。

非处方( OTC )助听器被认为是直接面向消费者的产品,因此可以免除或无需向听力保健专业人员进行咨询。但是,FDA 要求对购买助听器的人进行测试,以排除某些与耳有关的医疗风险情况,或者要求患者签署拒绝医疗评估的医疗豁免书。

---

15　eHealth 指利用信息和通信技术( ICT )进行健康服务( https://www.who.int/ehealth/en/ )促进健康。mHealth 是 eHealth 的组成部分,其中包括医疗和公共卫生实践,这些实践由移动设备( 例如移动电话,患者监护设备,个人数字助理( PDA )和其他无线设备 )支持( https://www.who.int/goe / publications / goe_ mhealth_web.pdf )。

### 2.4.3　手语和其他听力损失的感官替代偿方式

对于听力损失婴幼儿的听力康复,主要问题是确保语言的及时发展。儿童的语言习得可确保最佳的认知和社会情感发育[241,242],也可以通过非听觉的方式进行。

**手语**

使用手语学习进行交流,为聋儿的正常发展提供了所需的刺激。尽早接触手语对许多全聋的婴幼儿和学龄儿童来说是有益的[241-244],其中包括:

i. 无法获取听力保健服务和人工听觉技术的人。当这些途径受限时,手语的使用可以确保认知发育并促进交流。儿童还能够利用手语接受教育,并进行适当的社会情感发展。

ii. 生活在可以利用人工听觉技术和言语学习环境中的人。在采取措施确保儿童发展口语技能的同时,学习手语可以确保婴幼儿在语言习得方面不会延迟。鉴于儿童早期语言剥夺的深远影响,这一问题必须尽早解决,而手语提供了这种可能性。此外,学习手语不会阻碍或延迟同时或随后获得的口语技能。

iii. 聋儿家人更愿意用手语进行非听觉方式的交流,而不是听觉口语康复,或在听觉口语康复之外,使用手语。

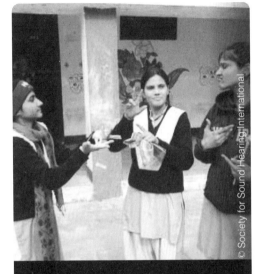

印度聋哑学校学生可以使用手语学习和交流

**视话法**

视话法是指一个人仅通过看讲话者口型变化就能理解口语的方法,它是听力障碍者进行交流的重要手段。潜在的神经学过程类似于听觉单词识别[246]。唇读是最常见的视话方式之一,包括看牙齿、舌头、面部表情、肢体语言和其他视觉提示,从而理解别人在说什么话。这是言语感知中不可或缺的部分[247],由于需要训练,因此需在听力和言语康复策略中加以考

> "手语是全球各地许多社会群体中存在的自然人类语言。与口语语言一样,手语可以表现出自然语言所期望的语音、音位、音节、音韵、句法、论述和组织用语层次"[241,245]

虑[248]。这种训练应进一步必须具备听觉训练和使用提示语的方法支持[248]。

### 替代的交流方式

因为聋－盲人等双重感官障碍的人交流存在更大的困难，替代的交流方式对于他们尤其有用。这些方法包括：

- **手语**：包括手语交流、有手语支持的语言、人工编码语言(如有手语支持的英语)、全面交流、同步交流和提示语。所有这些术语都涵盖了在某种视觉支持或提示下使用口语的交流。
- **手指拼写**：即在手掌上用手指将单词拼写出来，用以支持口语的方法。
- **盲文**：一种书面语言，其中的字符由指尖感觉到的凸起圆点图案表示。
- **泰多码(Tadoma)**：聋－盲人将拇指放在说话者的嘴唇上，手指沿着下巴的方向感受说话者说话时的动作[249]。

### 案例研究

#### 手语学习改变了乌干达的生活

2009 年，Oriananda Martin 听说了乌干达聋人联合组织(Deaf Link Uganda, DLU)，该项目旨在评估哪些聋儿家庭需要经济援助，才能获得可及性教育。Orianda 居住在乌干达东部的 Kumi 区，由于社区成员对他听力障碍和沟通能力的恐惧和误解导致他遭到不公正待遇。DLU 在 Orianda 区为他找到一所聋人学校，并为他入学提供了必要的经济援助。随后的评估认为，因为他在离家之前已经开始学习耕作，因此盲人和聋人职业学校更适合 Orianda。他被肯尼亚 SIKRI 盲人和聋人职业培训中心录取，并很快在新环境中得到很好的成长。他学会了使用手语和触觉进行交流，并最终获得了农业和编织学位。回到乌干达后，他的社区对他表示欢迎并庆祝他的成功，承认过去他们误解了他的聋哑。一位来自 DLU 的领导向所有去庆祝 Orianda 成功的人们传达了一个强有力的信息——聋人可以做到任何你所能做到的事情，因此社区必须对聋人包容。

相关网络链接：https://www.deaflinkuganda.org/project/educational-support/; https://www.youtube.com/watch?v=ksNLa3KJiAo

## 2.4.4　康复治疗

无论是先天性听力损失,还是儿童期或成年期听力损失,康复治疗都是必不可少的。康复治疗的目的是增强感知能力和语言沟通能力[250]。

### 感知能力

感知能力可以使患者充分利用他们的残余听力(如果有),或将人工听觉技术的优势最大化。残余听力的充分利用需通过适当的听觉训练和其他专业措施来实现。这些是各个年龄段听力损失者提高听觉交流能力的关键[186, 187, 251]。同时,如前所述,咨询和指导对于提高技术的使用非常重要。

### 语言交流能力

语言交流技巧旨在提高语言能力,从而能够交流和促进教育。这可以通过传统的口头方法、听觉口语法、全面交流、视话、手语或双语程序来完成[252, 253]。尽管关于康复治疗有效性的文章很多,尤其是在聋儿及其语言和教育成果方面,但康复治疗

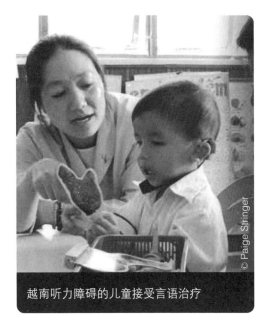

越南听力障碍的儿童接受言语治疗

的首要总体影响因素包括干预年龄、以家庭为中心的健康保健、多学科团队的支持,和全生命周期的保健和关怀(见方框2.12)。

关于康复的决定必须在父母和家庭的参与下进行。这些是康复结局的关键决定因素,因为干预的成功不仅取决于提供的服务,而且还受到父母对干预的接受度、父母的满意度以及干预"适合"家庭的程度的显著影响[107, 254, 255]。

- **以家庭为中心的保健:**[104,121,254-259]参与聋儿保健的父母和家庭是康复效果预测的重要因素。家庭必须从一开始就参与进来,并成为所有决策和保健服务的一部分。提供保健的专业人员必须接受以家庭为中心的交流培训;康复方案应"适合家庭"。
- **早期干预:**在出生最初几个月内就进行干预的婴儿可以保持与他们年龄相符的语言和社会情感发展[102-105,107,108,121,260,261]。为此,婴儿必须在出生后就发现听力损失,新生儿听力筛查可以实现这一点。
- **多学科支持团队:**[250,259,262]在聋儿保健方面,理想状态是获得多学科小组的支持,包括医师(新生儿科医师、耳鼻咽喉科医师、听力师、家庭儿科医师、神经精神科医师)、技术人员、治疗师和社会工作者以及其他所需要的人。多学科团队的构成和技能取决于儿童和家庭的需求。
- **强大的追踪和随访机制:**[262-264]在新生儿筛查后,需要强大的随访机制和追踪体系,以确保其有效性。
- **终生学习法:**[265,266]虽然听力损失儿童在儿童时期接受保健和咨询很重要,但也要注意在青春期和成年期为其提供适当的支持和指导。

### 听力损失康复治疗的效果

- 早期干预和治疗可有效改善儿童和成人的语言发育、社会心理技能、生活质量和实际生活功能[187,261,268-273]。
- 康复治疗是确保人们受益于助听器和人工耳蜗的关键[187,274,275]。其可以提高人工听觉设备的可接受性、有效性和成本效益。
- 无论是否使用助听器进行听力康复,对认知障碍患者的交流和生活质量都是有益的[193]。

**听力损失儿童及其父母受益于以家庭为中心的早期干预**

在上奥地利州，完善的新生儿听力筛查计划可使婴儿在诊断出听力损失后几乎可以开始干预。诊断出听力损失的儿童通常被转到以家庭为中心的早期干预计划( Family-centred Early Intervention Program, FLIP )Linz*，该计划针对聋哑和重听儿童提供家庭服务。FLIP 通过多学科团队进行服务，包括言语－语言治疗师、教育工作者、社会工作者、家长对家长的支持提供者( 家长－同伴 )和聋人榜样。言语治疗师会到孩子的家里提供干预措施，并教育和指导父母就不同的沟通方式和策略做出相应的决定。聋人榜样为决定采用手语方式的家庭提供支持，将手语融入家庭的日常生活中。

"尽管发展中国家可能由于卫生和经济问题导致早期听力检测和干预( EHDI )项目的进展停滞不前，但发展中国家依然拥有一些发达国家不容易获得的资源。
发展中国家通常拥有组织良好的社区，成员在其中共同努力，为其社区内的人谋福利，同时也愿意学习策略去改善社区内每个人的生活。"[267]

那些选择应用人工听觉技术的人也得到了相应支持。家庭还可以与社会工作者联系，完成所需的申请并获得有关资金支持的信息。此外，存在相同情况的家长－同伴可以帮助孩子的父母加深对孩子患有听力损失这一情况的认识，并提供有关社会和教育方面的信息。通过这种以家庭为中心的康复方法，该项目与父母密切配合，为每个孩子提供量身定制的教育计划。

多年来，数百户家庭从中受益。参加该计划的一位家长说："我们从言语治疗师那里得到了极大支持，他们以一种我们从未想到的方式指导我们。另一个特别之处是有机会与其他和面临同样挑战但比我们更早开始治疗的父母交谈。"

* 请参阅：https://www.barmherzige-brueder.at/unit/issn/hoerbeeintraechtigung/babyskleinkinder

### 受益于听力保健的美国退伍军人

大约有 2 800 万美国人患有听力损失,其中超过一半的人年龄超过 75 岁。在美国退伍军人中,因服役导致的残疾最普遍的是听力问题,超过 93.3 万名退伍军人因听力损失获得赔偿。此外,在需要助听器的人群中,只有五分之一的人真正使用了助听器。为了解决这个问题,退伍军人健康管理局已经启动了退伍军人事务部( Veterans Affairs, VA )的听力学项目,为所有有需求的退伍军人提供优质的综合听力保健。退伍军人可以通过这个项目得到包括先进人工听觉技术在内的全面听力评估和康复服务。

退伍军人事务部雇用了 1 100 多名听力师在 400 个保健地点提供听力保健服务,另外还有 400 名言语语言病理师在 190 个保健地点提供服务。一名为退伍军人事务部工作的听力师表示,这些服务对退伍军人的日常生活能力具有积极作用,通过使其保持积极参与社会活动来提高他们的生活质量[276,277]。

## 2.4.5 听力辅助技术

除康复外,听力辅助技术还有助于改善沟通。通过提高声音质量和言语分辨能力,使人能够与环境良好地互动。听力辅助技术包括可用于各种环境的软件和硬件,包括家庭、工作、学校、社交聚会、会议、医院、宗教场所和剧院。现有的不同类型的听力辅助技术包括,通过提高信噪比以改善噪声环境下聆听的增强型听力设备、报警设备和电信设备。

### 增强型听力设备

这些设备可以改善助听器和人工耳蜗的使用,也可以帮助那些不使用助听装置的人。声音通过讲者的麦克风,直接传送到听者佩戴的接收器上,或集成到他的助听器或植入体中。此系统能够阻断干扰和掩盖环境背景噪声的影响,从而使言语信号更易于理解。使用该系统能够改善聆听,适用于教室环境,同时能够帮助听力损失人群在公共场所、保健中心和家中更轻松地进行交流。

用于增强型听力设备的常见技术包括：

- **调频系统**[217]– 将声音转换为调频信号（图 2.8 ）。
- **红外线系统**[278-280]– 通过红外线传输声音。
- **听觉感应线圈**[281]– 通过磁场将声信号直接传输至助听器。
- **硬接线系统**[282]– 通过有线连接将声音从麦克风传输至接收器。

图 2.8　调频系统

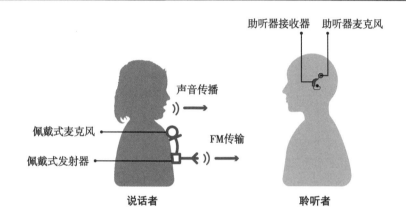

调频（ frequency modulation, FM ）系统通常有两个或两个以上的组件：带或不带发射器的麦克风，以及一个附在助听器或麦克风上的接收器。调频可以不考虑讲者和听者之间的距离，能很好地消除背景噪声的影响，并保持稳定的语音输入。

### 警报设备

警报装置利用声音、光、振动或其组合来引起重听或聋人的注意，例如振动警报器、枕头振动器、床振动器、振动寻呼机、手腕振动器、振动闹钟、运动信号器、火灾和烟雾信号，以及门铃信号器[283]。

### 电信设备

电信设备以书面形式传送语音信息。例如：①电传打字机，它是双向打字电话，用户可以输入信息并对电话谈话做出回应；②带字幕电话，能够将语音转换为文本。

**科技的推动**

近来,为帮助听力损失者而开发的技术辅助工具如下:

1. **"安静出租车系统"**\*:一项由龙头汽车制造公司推出的技术,旨在帮助听力损失的出租车司机获得可持续就业,并确保安全。这些出租车在首尔运营,车上配备振动、文字语音转换、信号灯和安全驾驶的警报装置。

2. **"Loopfinder"**软件:一款由美国听力损失协会和 OTOjoy 共同开发的手机应用软件,能够帮助人们在美国找到可用的环路系统。人们通过该软件可以定位到能够使用环路系统的地方,也可以标记任何有或需要环路系统的地方。

3. **"手语故事"**软件:一款将能够将所选书籍的文本翻译为手语的手机应用软件,方便聋儿进行阅读。

\* 引自:https://tech.hyundaimotorgroup.com/video/the–quiet–taxi/

## 2.4.6 听力辅助服务

听力辅助服务包括字幕和手语翻译等。

**字幕**

配字幕是指将电视广播、网络广播、电影、视频、CD–ROM、DVD、现场活动或其他作品的音频内容转换成文本的过程,并在屏幕、监视器或其他视觉显示系统上显示的过程[284]。它是主要依靠口语交流的听力损失人群获取内容的重要手段。字幕不仅显示对话的台词,还包括说话人识别,音效、音乐描述。有关字幕的更多信息见方框 2.13。通常以下情况会提供字幕:

● 面对面举行的现场活动,例如会议、大会、戏剧表演,或诸如网络广播、现场社交媒体活动、电视节目的在线直播活动。

● 预先录制的内容,如电影、电视、视频和音频材料。

在不同的国家,字幕服务可以被称为:语音到文本报告( speech-to-text-reporting,STTR)、语音到文本翻译( speech-to-text-interpreting,STTI)、通信访问实时翻译( Communication Access Real-time Translation,CART),或语音到文本服务。使用者往往是那些有听力障碍的人,不管是否配戴助听器或植入人工耳蜗。例如,一个配戴助听器的人在一对一的情况下可能交流得很好,但在多人的会议室里可能会出现交流困难。

字幕服务既可以在活动或录音现场提供,也可以远程提供。在远程提供字幕时,字幕制作者能够通过电子设备收听在另一个地方的事件,并将字幕快速有效地传递给观众/听众。

提供的这种字幕服务是《联合国残疾人权利公约》[285]第 5 条和第 9 条执行的重要组成部分,该公约由 163 个会员国批准。字幕授权给用户,并确保他们在正在进行的社交、娱乐和官方活动等能顺利进行。

用户经常反映,字幕对他们来说是必不可少的。2013 年"通过字幕进行交流协作组织"( Collaborative for Communication Access via Captioning,CCAC)对 220 名受访者进行了一项调查,发现超过 70% 的受访者认为自己融入了社会生活,字幕减轻了听力损失带来的压力,使他们更有能力参与社会活动。用户的意见包括:[286]

"我终于有了参与的感觉,不再因为听不清正在发生的事而被排除在外了。"

"语音到文本( speech-to-text,STT)使我能够听到对话,我不能没有它。"

## 案例研究

**字幕促进重听人群平等地参与社会活动 ***

"对于包括我在内的许多听力有困难的人来说,字幕是一种非常宝贵的信息获取途径。我每天依靠字幕来获取电视上的新闻和信息,并享受媒体节目和电影。通过阅读字幕,弥补听力上的不足,这样我就能理解这些媒介想要表达的意思。

此外我发现，字幕在大型会议和小组讨论中也很有用。即使我佩戴了助听器，但对于接收到远处的声音也很困难，字幕能够克服这一听力障碍。使用辅助装置（如 FM/ 红外线系统和环路系统）可能对此也有帮助。小组讨论经常在嘈杂的环境或音响效果不佳的房间里进行，字幕和辅助装置能帮助我理解对话，并在讨论时作为其中一员参与其中讨论。

世界卫生组织举行的世界听力论坛提供了字幕，并通过麦克风扩音，让我能够完整地获取其内容，更有效地为工作做贡献。

如果没有字幕和辅助装备，我就会成为这些讨论的"旁观者"，而不是真正的参与者，不能完全参与其中。消除了参与的障碍后，我能够作为一名平等的社会成员，充分发挥自己的能力。字幕和听力辅助装备让我和其他和我一样的听力损失者获得了自尊，为我们实现自我发展提供了可能。我梦想着，所有有需要的听力障碍人群在学校、工作场所、教堂、剧院、电影院、交通设施、社区活动和政治活动的场所，在人类致力的所有领域，都能够获得这种帮助。"

* 来源：contributed by Ms Ruth Warick, President, International Federation of Hard of Hearing People

### 手语翻译

手语翻译指用手语将节目音频中包含的信息（语音和其他重要声音）传达给那些日常更偏向手语交流的听力损失观众。手语翻译要一名翻译人员，将听到的内容翻译成参与者能够理解的手语。不同国家手语有所不同。在保健机构中提供手语翻译服务便于手语使用者获得保健服务[287]，此外，手语翻译服务还可以改善聋哑学生的课堂学习效果[288]。根据《联合国残疾人权利公约》第 9 条的要求，各国都应提供此服务[289]。方框 2.14 举例说明手语翻译对教育和健康的价值。

世界聋人联合会 2009 年进行了一项调查,在 93 个答复的国家中,68% 的国家并没有按照《联合国残疾人权利公约( United Nations Convention on Rights of Persons with Disabilities, UNCRPD )》的规定,提供专业的手语翻译[290]。为了确保这些服务的提供和质量,需要有一个培训、核证和向翻译员付费的系统制度,但在全球范围内都缺少这些制度。

在欧洲,预计有 8 491 名专业的手语翻译——每 162 名手语使用者有 1 名翻译,但是各国之间的比例差异很大,从芬兰的 1:8 到阿尔巴尼亚的 1:6 500 不等[246]。专业翻译人员接受了各种级别的培训,从职业培训到获得硕士学位。在欧洲对手语使用者进行的一项调查显示,从医疗、教育到社区和公共部门等,大量的手语翻译需求未得到满足[291]。

在发展中国家,专业的手语翻译人员甚至更少,且许多翻译人员可能没有接受过任何培训。为了促进获得合格和专业的手语翻译,2017 年加纳全国聋人协会联合丹麦聋人协会,与海岸角大学合作,开办了手语翻译资格证书项目‡。截至 2019 年 8 月,共有 60 名手语翻译员通过该项目获得认证,其中 34 人受雇于不同的政府机关和各个机构。其他翻译员被加纳各大医院雇用,以确保聋人能够平等地获得保健服务。

* 该内容由世界聋人联合会的 Kasper Bergmann 提供。
‡ 见:https://gnadgh.org.

完善的、有效的、循证的干预措施,以及近年来的发展,为解决全生命周期听力损失提供了一系列的选择。"3 耳和听力保健面临的挑战"和"4 规划未来:耳部和听力保健的公共卫生框架建设"概述了如何通过公共卫生办法来帮助听力损失人群,以及如何让那些有需求的人都能获得这些帮助。

### 2.4.7　改善声学环境

虽然我们针对听力损失个体提供了许多帮助,改善声学环境可以减少听力相关的残疾并改善声音的获取和沟通更加无障碍。这对人生中的不同情景环境都很重要:在学习情境中,比如教室;在重视交流的社会和文化环境中(包括餐馆、教堂、活动厅、成人保健站),以及超市等日常生活环境。良好的声学环境对儿童的学习至关重要,因为他们对这个世界的语音知识不如成年人丰富,因此他们重建被削减的言语信息的能力较差[292]。不适的声学环境会对有听力损失或学习能力差的儿童学习造成一定困难[292]。开放式学习使得教与学的时间更加灵活，在一些地方愈来愈受欢迎。然而，我们常常会忽视开放式学习中的声学环境，导致他们对听觉信息的感知较差[293]。

对于听力损失的老年人来说，在有挑战性的声学环境中的聆听会增加认知负载，更容易造成疲劳和回避社交[294,295]。许多餐厅和咖啡馆的就餐区很嘈杂，部分原因是缺乏柔软的家具，从而增加了声学混响[296]。通用的无障碍建筑设计 16 可最大限度地提高声音信息的获取[297]，使老年人受益。通用设计原则在世界卫生组织的"老年友好城市倡议"[298]得到了推荐。人们对城市设计中的"音景"越来越感兴趣；这个概念将声音环境与人类体验和行为反应结合起来考虑，而不是仅仅考虑环境噪声水平[299]。"优质音景项目"[300]将老年人和听力损失成年人参与此类空间的联合设计。

---

16  通用的无障碍建筑设计是指在空间和居住环境的设计上考虑包括声学特征，以便为所有人在无需适应的情况下最大程度地使用。

# 参考文献

1.  World Health Organization. Childhood hearing loss: strategies for prevention and care. Report No: 9241510323. Geneva: World Health Organization; 2016.

2.  Cohen BE, Durstenfeld A, Roehm PC. Viral causes of hearing loss: a review for hearing health professionals. Trends Hear. 2014; 18: 2331216514541361.

3.  Miller E, Cradock–Watson J, Pollock T. Consequences of confirmed maternal rubella at successive stages of pregnancy. Lancet. 1982; 320 (8302): 781–4.

4.  Plotkin SA. Seroconversion for Cytomegalovirus Infection During Pregnancy and Fetal Infection in a Highly Seropositive Population: "The BraCHS Study, " by Mussi–Pinhata et al. Oxford University Press US; 2018.

5.  World Health Organization. Rubella. World Health Organization; 2019. Available at: https://www.who.int/news–room/fact–sheets/detail/rubella, accessed November 2020.

6.  Lassi ZS, Bhutta ZA. Community-based intervention packages for reducing maternal and neonatal morbidity and mortality and improving neonatal outcomes. Cochrane Database Syst Rev. 2015 (3) .

7.  Wilson BS, Tucci DL, Merson MH, O'Donoghue GM. Global hearing health care: new findings and perspectives. Lancet. 2017; 390 (10111): 2503–15.

8.  Olusanya BO, Neumann KJ, Saunders JE. The global burden of disabling hearing impairment: a call to action. Bull World Health Organ. 2014; 92: 367–73.

9.  Marsico C, Kimberlin DW. Congenital Cytomegalovirus infection: advances and challenges in diagnosis, prevention and treatment. Ital J Pediatr. 2017; 43 (1): 38.

10. Russ SA, Tremblay K, Halfon N, Davis A. A life course approach to hearing health. Handbook of life course health development: Springer, Cham; 2018. p.349–73.

11. Smith RJ, Bale Jr JF, White KR. Sensorineural hearing loss in children. Lancet. 2005; 365 (9462): 879–90.

12. Arnos KS, Israel J, Cunningham M. Genetic counseling of the deaf. Medical and cultural considerations. Ann N Y Acad Sci. 1991; 630: 212–22.

13. Middleton A, Hewison J, Mueller RF. Attitudes of deaf adults toward genetic testing for hereditary deafness. Am J Hum Genet. 1998; 63 (4): 1175–80.

14. Alwan A, Modell B, Bittles AH, Czeilel A, Hamamy, H. Community control of genetic and congenital disorders. Office for the Eastern Mediterranean. World Health Organization; 1997.

15. Bittles A, Hamamy H. Consanguinity and endogamy in Arab countries. Genetic disorders among Arab populations. 2009.

16. Prasad K, Karlupia N. Prevention of bacterial meningitis: an overview of Cochrane systematic reviews. Respir Med. 2007; 101 (10): 2037–43.

17. Demicheli V, Rivetti A, Debalini MG, Di Pietrantonj C. Vaccines for measles, mumps and rubella in children. Evidence-Based Child Health: A Cochrane Review Journal. 2013; 8 (6): 2076–238.

18. La Torre G, Saulle R, Unim B, Meggiolaro A, Barbato A, Mannocci A, et al. The effectiveness of measles–mumps–rubella (MMR) vaccination in the prevention of pediatric hospitalizations for targeted and untargeted infections: a retrospective cohort study. Huma Vaccin Immunother. 2017; 13 (8): 1879–83.

19. Crum–Cianflone N, Sullivan E. Meningococcal vaccinations. Infect Dis Ther. 2016; 5 (2): 89–112.

20. Patel M, Lee Ck. Polysaccharide vaccines for preventing serogroup A meningococcal meningitis. Cochrane Database Syst Rev. 2005 (1) .

21. Schilder AG, Chonmaitree T, Cripps AW, Rosenfeld RM, Casselbrant ML, Haggard MP, et al. Otitis media. Nat Rev Dis Primers. 2016; 2 (1): 1–18.

22. Norhayati MN, Ho JJ, Azman MY. Influenza vaccines for preventing acute otitis media in infants and children. Cochrane Database Syst Rev. 2017 (10) .

23. Rodrigo C. Prevention of acute otitis media. Clin Microbiol Infect. 1997; 3: 3S55–3S8.

24. Kim Y–E, Lee Y–R, Park S–Y, Lee KS, Oh I–H. The economic burden of otitis media in Korea, 2012: a nationally representative cross–sectional study. BioMed Res Int. 2016; 2016.

25. Bluestone CD. Epidemiology and pathogenesis of chronic suppurative otitis media: implications for prevention and treatment. Intl J Pediatr Otorhinolaryngol. 1998; 42 (3): 207–23.

26. Venekamp RP, Sanders SL, Glasziou PP, Del Mar CB, Rovers MM. Antibiotics for acute otitis media in children. Cochrane Database Syst Rev. 2015 (6) .

27. Gulani A, Sachdev H. Effectiveness of shortened course (≤3 days) of antibiotics for treatment of acute otitis media in children: a systematic review of randomized controlled efficacy trials. Geneva: World Health Organization; 2009.

28. Griffin G, Flynn C, Bailey R, Schultz J. Cochrane review: Antihistamines and/or decongestants for otitis media with effusion (OME) in children. Evidence-Based Child Health: A Cochrane Review Journal. 2008; 3 (1): 39–78.

29. Browning GG, Rovers MM, Williamson I, Lous J, Burton MJ. Grommets (ventilation tubes) for hearing loss associated with otitis media with effusion in children. Cochrane Database Syst Rev. 2010 (10) .

30. Venekamp RP, Mick P, Schilder AG, Nunez DA. Grommets (ventilation tubes) for recurrent acute otitis media in children. Cochrane Database Syst Rev. 2018 (5) .

31. van den Aardweg MT, Schilder AG, Herkert E, Boonacker CW, Rovers MM. Adenoidectomy for otitis media in children. Cochrane Database Syst Rev. 2010 (1) .

32. Venekamp RP, Burton MJ, van Dongen TM, van der Heijden GJ, van Zon A, Schilder AG. Antibiotics for otitis media with effusion in children. Cochrane Database Syst Rev. 2016 (6) .

33. Acuin JM, Smith AW, Mackenzie I. Interventions for chronic suppurative otitis media. Cochrane Database Syst Rev. 1998 (2) .

34. Head K, Chong LY, Bhutta MF, Morris PS, Vijayasekaran S, Burton MJ, et al. Antibiotics versus topical antiseptics for chronic suppurative otitis media. Cochrane Database Syst Rev. 2020 (1) .

35. Tan HE, Santa Maria PL, Eikelboom RH, Anandacoomaraswamy KS, Atlas MD. Type I tympanoplasty meta-analysis: a single variable analysis. Otol Neurotol. 2016; 37 (7): 838–46.

36. Eliades SJ, Limb CJ. The role of mastoidectomy in outcomes following tympanic membrane repair: a review. Laryngoscope. 2013; 123 (7): 1787–802.

37. World Health Organization. Chronic suppurative otitis media: burden of illness and management options. Geneva: World Health Organization; 2004.

38. Master A, Wilkinson E, Wagner R. Management of chronic suppurative otitis media and otosclerosis in developing countries. Otolaryngol Clin North Am. 2018; 51 (3): 593–605.

39. Bhutta MF, Head K, Chong LY, Tu N, Schilder AG, Burton MJ, et al. Aural toilet (ear cleaning) for chronic suppurative otitis media. 2018; 2018 (6) .

40. Mittal R, Lisi CV, Gerring R, Mittal J, Mathee K, Narasimhan G, et al. Current concepts in the pathogenesis and treatment of chronic suppurative otitis media. 2015; 64 (Pt 10): 1103.

41. Smith M, Huins C, Bhutta M. Surgical treatment of chronic ear disease in remote or resource-constrained environments. J Laryngol Otol. 2019; 133 (1): 49–58.

42. Wang P-C, Jang C-H, Shu Y-H, Tai C-J, Chu K-TJOH, Surgery N. Cost-utility analysis of tympanomastoidectomy for adults with chronic suppurative otitis media. 2005; 133 (3): 352–6.

43. Homøe P, Siim C, Bretlau PJOH, Surgery N. Outcome of mobile ear surgery for chronic otitis media in remote areas. 2008; 139 (1): 55–61.

44. Morris P. Chronic suppurative otitis media. BMJ Clin Evid. 2012; 2012.

45. Clegg AJ, Loveman E, Gospodarevskaya E, Harris P, Bird A, Bryant J, et al. The safety and effectiveness of different methods of earwax removal: a systematic review and economic evaluation. Health Technol Assess. 2010; 14 (28): 1–192.

46. Wright T. Ear wax. BMJ Clin Evid. 2015; 2015.

47. 2018 surveillance of otitis media with effusion in under 12s: surgery (NICE guideline CG60) . London: National Institute for Health and Care Excellence (UK) ; December 12, 2018.

48. Francis NA, Cannings-John R, Waldron CA, Thomas-Jones E, Winfield T, Shepherd V, et al. Oral steroids for resolution of otitis media with effusion in children (OSTRICH): a double-blinded, placebo-controlled randomised trial. Lancet. 2018; 392 (10147): 557–68.

49. Gaboury I, Coyle K, Coyle D, Le Saux N. Treatment cost effectiveness in acute otitis media: A watch-and-wait approach versus amoxicillin. Paediatr Child Health. 2010; 15 (7): e14–8.

50. Wallace IF, Berkman ND, Lohr KN, Harrison MF, Kimple AJ, Steiner MJ. Surgical treatments for otitis media with effusion: a systematic review. Pediatrics. 2014; 133 (2): 296–311.

51. Coco AS. Cost-effectiveness analysis of treatment options for acute otitis media. Ann Fam Med. 2007; 5 (1): 29–38.

52. Gates GA. Cost-effectiveness considerations in otitis media treatment. Otolaryngol Head Neck Surg. 1996; 114 (4): 525–30.

53. Shaikh N, Dando EE, Dunleavy ML, Curran DL, Martin JM, Hoberman A, et al. A cost-utility analysis of 5 strategies for the management of acute otitis media in children. J Pediatr. 2017; 189: 54–60.e3.

54. Monasta L, Ronfani L, Marchetti F, Montico M, Vecchi Brumatti L, Bavcar A, et al. Burden of disease caused by otitis media: systematic review and global estimates. PLoS One. 2012; 7 (4): e36226.

55. The Deadly Ears Program Queensland Government: Queensland Health 2019. Available at: https://clinicalexcellence.qld.gov.au/improvement-exchange/deadly-ears-program, accessed May 2020.

56. DeStefano AL, Gates GA, Heard–Costa N, Myers RH, Baldwin CT. Genomewide linkage analysis to presbycusis in the Framingham Heart Study. Arch Otolaryngol Head Neck Surg. 2003; 129 (3): 285–9.

57. Zhan W, Cruickshanks KJ, Klein BE, Klein R, Huang G–H, Pankow JS, et al. Modifiable determinants of hearing impairment in adults. Prev Med. 2011; 53 (4–5): 338–42.

58. Verbeek JH, Kateman E, Morata TC, Dreschler WA, Mischke C. Interventions to prevent occupational noise–induced hearing loss: a Cochrane systematic review. Int J Audiol. 2014; 53 (sup2): S84–S96.

59. Le TN, Straatman LV, Lea J, Westerberg B. Current insights in noise–induced hearing loss: a literature review of the underlying mechanism, pathophysiology, asymmetry, and management options. J Otolaryngol Head Neck Surg. 2017; 46 (1): 41.

60. Tikka C, Verbeek JH, Kateman E, Morata TC, Dreschler WA, Ferrite S. Interventions to prevent occupational noise-induced hearing loss. Cochrane Database Syst Rev. 2017 (7) .

61. Noise and Hearing Loss Prevention: National Institute for Occupational Safety and Health; 2018 Available at: https://www.cdc.gov/niosh/topics/noise/preventhearingloss/ hearlosspreventprograms.html, accessed November 2020.

62. Berglund B, Lindvall T, Schwela D. Guidelines for community noise. World Health Organization; 1999.

63. National Institute for Occupational Safety and Health. Criteria for a recommended standard: occupational noise exposure, revised criteria 1998. NIOSH Cincinnati, OH; 1998.

64. Stocks SJ, McNamee R, van der Molen HF, Paris C, Urban P, Campo G, et al. Trends in incidence of occupational asthma, contact dermatitis, noise–induced hearing loss, carpal tunnel syndrome and upper limb musculoskeletal disorders in European countries from 2000 to 2012. Occup Environ Med. 2015; 72 (4): 294–303.

65. Lie A, Skogstad M, Johannessen HA, Tynes T, Mehlum IS, Nordby KC, et al. Occupational noise exposure and hearing: a systematic review. Int Arch Occup Environ Health. 2016; 89 (3): 351–72.

66. Daniel E. Noise and hearing loss: a review. J Sch Health. 2007; 77 (5): 225–31.

67. World Health Organization. Hearing loss due to recreational exposure to loud sounds: a review. Geneva: World Health Organization; 2015.

68. Meinke DK, Finan DS, Flamme GA, Murphy WJ, Stewart M, Lankford JE, et al. Prevention of noise–induced hearing loss from recreational firearms. Semin Hear. 2017; 38 (4): 267–81.

69. World Health Organization. Environmental noise guidelines for the European region. 2018.

70. WHO–ITU global standard for safe listening devices and systems: World Health Organization; 2019. Available at: https://www.who.int/deafness/make–listening–safe/ standard–for–safe–listening/en/, accessed November 2020.

71. Portnuff CD. Reducing the risk of music–induced hearing loss from overuse of portable listening devices: understanding the problems and establishing strategies for improving awareness in adolescents. Adolesc Health Med Ther. 2016; 7: 27.

72. Kraaijenga VJ, Ramakers GG, Grolman W. The effect of earplugs in preventing hearing loss from recreational noise exposure: a systematic review. JAMA Otolaryngol Head Neck Surg. 2016; 142 (4): 389–94.

73. Bhavnani SP, Narula J, Sengupta PP. Mobile technology and the digitization of healthcare. Eur Heart J. 2016; 37 (18): 1428–38.

74. Stuckey MI, Carter SW, Knight E. The role of smartphones in encouraging physical activity in adults. Int J Gen Med. 2017; 10: 293.

75. Helbostad JL, Vereijken B, Becker C, Todd C, Taraldsen K, Pijnappels M, et al. Mobile health applications to promote active and healthy ageing. Sensors. 2017; 17 (3): 622.

76. Ly H. The impact of utilizing mobile phones to promote physical activity among post–secondary students: a scoping review. Mhealth. 2016; 2.

77. Sullivan AN, Lachman ME. Behavior change with fitness technology in sedentary adults: a review of the evidence for increasing physical activity. Front Public Health. 2017; 4: 289.

78. Higgins JP. Smartphone applications for patients' health and fitness. Am J Med. 2016; 129 (1): 11–9.

79. Noar SM, Head KJ. Preventive health behavior: conceptual approaches. The Wiley Blackwell Encyclopedia of Health, Illness, Behavior, and Society. 2014: 1867–71.

80. Fong GT, Hammond D, Hitchman SC. The impact of pictures on the effectiveness of tobacco warnings. Bull World Health Organ. 2009; 87: 640–3.

81. Rivara F, Thompson D, Cummings P. Effectiveness of primary and secondary enforced seat belt laws. Am J Prev Med. 1999; 16 (1): 30–9.

82. McNeill A, Gravely S, Hitchman SC, Bauld L, Hammond D, Hartmann–Boyce J. Tobacco packaging design for reducing tobacco use. The Cochrane Database Syst Rev. 2017; 4 (4): CD011244–CD.

83. Beach EF, Cowan R, Mulder J, O'Brien I. Applying the Hierarchy of Hazard Control to Regulation of Sound Levels in Entertainment Venues. Ann Work Expo Health. 2020.

84. Chadha S, Kamenov K. Regulation for control of sounds exposure in entertainment venues. World Health Organization; 2019.

85. Davies H, Marion S, Teschke K. The impact of hearing conservation programs on incidence of noise-Induced hearing loss in Canadian workers. Am J Ind Med. 2008; 51 (12): 923–31.

86. Muhr P, Johnson A–C, Skoog B, Rosenhall U. A demonstrated positive effect of a hearing conservation program in the Swedish armed forces. Int J Audiol. 2016; 55 (3): 168–72.

87. Sayler SK, Long RN, Nambunmee K, Neitzel RL. Respirable silica and noise exposures among stone processing workers in northern Thailand. J Occup Environ Hyg. 2018; 15 (2): 117–124.

88. Verbeek JH, Kateman E, Morata TC, Dreschler WA, Mischke C. Interventions to prevent occupational noise-induced hearing loss. Cochrane Database Syst Rev. 2012 (10) .

89. Garcia SL, Smith KJ, Palmer C. Cost–effectiveness analysis of a military hearing conservation program. Mil Med. 2018; 183 (9–10): e547–e53.

90. Gilles A. Effectiveness of a preventive campaign for noise–induced hearing damage in adolescents. Int J Pediatr Otorhinolaryngol. 2014; 78 (4): 604–9.

91. Campo P, Morata TC, Hong O. Chemical exposure and hearing loss. Dis Mon. 2013; 59 (4): 119.

92. CDC. Preventing hearing loss caused by chemical (ototoxicity) and noise exposure. National Institute for Occupational Safety and Health. 2018.

93. Ganesan P, Schmiedge J, Manchaiah V, Swapna S, Dhandayutham S, Kothandaraman PP. Ototoxicity: a challenge in diagnosis and treatment. J Audiol Otol. 2018; 22 (2): 59.

94. World Health Organization. WHO consolidated guidelines on drug–resistant tuberculosis treatment. Geneva: World Health Organization; 2019. Available at: https://www.who. int/tb/publications/2019/consolidated–guidelines–drug–resistant–TB–treatment/en/, accessed December 2020.

95. Seddon JA, Godfrey–Faussett P, Jacobs K, Ebrahim A, Hesseling AC, Schaaf HS. Hearing loss in patients on treatment for drug–resistant tuberculosis. Eur Respir J. 2012; 40 (5): 1277–86.

96. Durrant J, Campbell K, Fausti S, Guthrie O, Jacobson G, Lonsbury–Martin B, et al. American Academy of Audiology position statement and clinical practice guidelines: ototoxicity monitoring. Wahington: American Academiy of Audiology. 2009.

97. Maru D, Malky G–A. Current practice of ototoxicity management across the United Kingdom (UK) . Int J Audiol. 2018; 57 (sup4): S29–S41.

98. Konrad–Martin D, Knight K, McMillan GP, Dreisbach LE, Nelson E, Dille M. Long term variability of distortion–product otoacoustic emissions in infants and children and its relation to pediatric ototoxicity monitoring. Ear Hear. 2017.

99. Harris T, Bardien S, Schaaf HS, Petersen L, De Jong G, Fagan JJ. Aminoglycoside–induced hearing loss in HIV–positive and HIV–negative multidrug–resistant tuberculosis patients. S Afr Med J. 2012; 102 (6) .

100. Nelson HD, Bougatsos C, Nygren P. Universal newborn hearing screening: systematic review to update the 2001 US Preventive Services Task Force Recommendation. Pediatrics. 2008; 122 (1): e266–e76.

101. Patel H, Feldman M, Society CP, Committee CP. Universal newborn hearing screening. Paediatr Child Health. 2011; 16 (5): 301–5.

102. Yoshinaga–Itano C, Sedey AL, Coulter DK, Mehl AL. Language of early–and later–identified children with hearing loss. Pediatrics. 1998; 102 (5): 1161–71.

103. Meinzen–Derr J, Wiley S, Choo DI. Impact of early intervention on expressive and receptive language development among young children with permanent hearing loss. Am Ann Deaf. 2011; 155 (5): 580–91.

104. Ching TY. Is early intervention effective in improving spoken language outcomes of children with congenital hearing loss? Am J Audiol. 2015; 24 (3): 345–8.

105. Yoshinaga-Itano C. Early intervention after universal neonatal hearing screening: impact on outcomes. Ment Retard Dev Disabil Res Rev. 2003; 9 (4): 252–66.

106. Vohr B. Infants and children with hearing loss–Part 2: Overview. Ment Retard Dev Disabil Res Rev. 2003.

107. Young A, Gascon–Ramos M, Campbell M, Bamford J. The design and validation of a parent–report questionnaire for assessing the characteristics and quality of early intervention over time. J Deaf Stud Deaf Edu. 2009; 14 (4): 422–35.

108. Holzinger D, Fellinger J, Beitel C. Early onset of family centred intervention predicts language outcomes in children with hearing loss. Int J Pediatr Otorhinolaryngol. 2011; 75 (2): 256–60.

109. Hyde ML. Newborn hearing screening programs: overview. J Otolaryngol. 2005; 34 (2): S70.

110. Mehl AL, Thomson V. Newborn hearing screening: the great omission. Pediatrics. 1998; 101 (1): e4.

111. Bamford J, Fortnum H, Bristow K, Smith J, Vamvakas G, Davies L. i wsp. Systematic review of the effectiveness of school entry hearing screening. W: Current practice, accuracy, effectiveness and cost effectiveness of the school entry hearing screen. Health Technol Assess. 2007; 11 (32): 31–48.

112. Davis A, Bamford J, Wilson I, Ramkalawan T, Forshaw M, Wright S. A critical review of the role of neonatal hearing screening in the detection of congenital hearing impairment. Database of Abstracts of Reviews of Effects (DARE): Quality–assessed Reviews [ Internet ]: Centre for Reviews and Dissemination (UK) ; 1997.

113. Wake M, Ching TY, Wirth K, Poulakis Z, Mensah FK, Gold L, et al. Population outcomes of three approaches to detection of congenital hearing loss. Pediatrics. 2016; 137 (1): e20151722.

114. Kanji A, Khoza–Shangase K, Moroe N. Newborn hearing screening protocols and their outcomes: a systematic review. Int J Pediatr Otorhinolaryngol. 2018; 115: 104–9.

115. Akinpelu OV, Peleva E, Funnell WRJ, Daniel SJ. Otoacoustic emissions in newborn hearing screening: a systematic review of the effects of different protocols on test outcomes. Int J Pediatr Otorhinolaryngol. 2014; 78 (5): 711–7.

116. Sininger YS, Hunter LL, Hayes D, Roush PA, Uhler KM. Evaluation of speed and accuracy of next–generation auditory steady state response and auditory brainstem response audiometry in children with normal hearing and hearing loss. Ear Hear. 2018; 39 (6): 1207–23.

117. Norrix LW, Velenovsky D. Unraveling the mystery of auditory brainstem response corrections: the need for universal standards. J Am Aca Audiol. 2017; 28 (10): 950–60.

118. Joint Committee on Infant Hearing. Year 2019 Position Statement: principles and guidelines for early hearing detection and intervention programs. JEHDI. 2019; p.1–44.

119. Wilson JMG, Jungner G. Principles and practice of screening for disease. World Health Organization; 1968.

120. Ching TY, Dillon H, Button L, Seeto M, Van Buynder P, Marnane V, et al. Age at intervention for permanent hearing loss and 5–year language outcomes. Pediatrics. 2017; 140 (3): e20164274.

121. Calderon R, Naidu S. Further support for the benefits of early identification and intervention for children with hearing loss. Volta Rev. 1999; 100 (5): 53–84.

122. Hyde M, editor Evidence–based practice, ethics and EHDI program quality. A sound foundation through early amplification: proceedings of the Third International Conference Stäfa, Switzerland: Phonak AG; 2005.

123. Professional Board for Speech, Language and Hearing Professions: Early Hearing Detection and Intervention (EHDI) Guidelines Year. South Africa; 2018.

124. Wolff R, Hommerich J, Riemsma R, Antes G, Lange S, Kleijnen J. Hearing screening in newborns: systematic review of accuracy, effectiveness, and effects of interventions after screening. Arch Dis Child. 2010; 95 (2): 130–5.

125. Neumann K, Gross M, Böttcher P, Euler HA, Spormann–Lagodzinski M, Polzer M. Effectiveness and efficiency of a universal newborn hearing screening in Germany. Folia Phoniatr Logop. 2006; 58 (6): 440–55.

126. Neumann KC, S Tavartkiladze, G Bu, X White, KR. Newborn and infant hearing screening facing globally growing numbers of people suffering from disabling hearing loss. Int J Neonatal Screen. 2019; 5 (6) .

127. Yoshinaga–Itano C. Levels of evidence: universal newborn hearing screening (UNHS) and early hearing detection and intervention systems (EHDI) . J Commun Disord. 2004; 37 (5): 451–65.

128. Sharma R, Gu Y, Ching TYC, Marnane V, Parkinson B. Economic evaluations of childhood hearing loss screening programmes: a systematic review and critique. Appl Health Econ Health Policy. 2019; 17 (3): 331–57.

129. Chen X, Yuan M, Lu J, Zhang Q, Sun M, Chang F. Assessment of universal newborn hearing screening and intervention in Shanghai, China. Int J Technol Assess Health Care. 2017; 33 (2): 206–14.

130. Burke MJ, Shenton RC, Taylor MJ. The economics of screening infants at risk of hearing impairment: an international analysis. Int J Pediatr Otorhinolaryngol. 2012; 76 (2): 212–8.

131. Grosse SD, Mason CA, Gaffney M, Thomson V, White KR. What contribution did economic evidence make to the adoption of universal newborn hearing screening policies in the United States? Int J Neonatal Screen. 2018; 4 (3): 25.

132. Santos–Cortez RLP, Chiong CM. Cost–analysis of universal newborn hearing screening in the Philippines. Acta Medica Philippina. 2013; 47 (4): 53–57.

133. Rivera AS, Lam HY, Chiong CM, Reyes–Quintos MRT, Ricalde RR. The cost–effectiveness and budget impact of a community–based universal newborn hearing screening program in the Philippines. Acta Medica Philippina. 2017; 51 (1): 28.

134. Wasser J, Roth DA–E, Herzberg O, Lerner–Geva L, Rubin L. Assessing and monitoring the impact of the national newborn hearing screening program in Israel. Isr J Health Policy Res. 2019; 8 (1): 30.

135. UNICEF. Primary education: UNICEF; 2019. Available at: https://data.unicef.org/topic/ education/primary–education/, accessed November 2020.

136. Yong M, Panth N, McMahon C, Thorne P, Emmett S. How the world's children hear: a narrative review of school hearing screening programs globally. OTO Open. 2020.

137. UNICEF. Focusing resources on effective school health: UNICEF; 2012. Available at: https://www.unicef.org/lifeskills/index_7262.html, accessed November 2020.

138. Prieve BA, Schooling T, Venediktov R, Franceschini N. An evidence-based systematic review on the diagnostic accuracy of hearing screening instruments for preschool-and school-age children. Am J Audiol. 2015; 24 (2): 250–67.

139. Swanepoel DW, Clark JL, Koekemoer D, Hall Iii JW, Krumm M, Ferrari DV, et al. Telehealth in audiology: the need and potential to reach underserved communities. Int J Audiol. 2010; 49 (3): 195–202.

140. Swanepoel DW, Myburgh HC, Howe DM, Mahomed F, Eikelboom RH. Smartphone hearing screening with integrated quality control and data management. Int J Audiol. 2014; 53 (12): 841–9.

141. Blaikie A, Sandford-Smith J, Tuteja SY, Williams CD, O'Callaghan C. Arclight: a pocket ophthalmoscope for the 21st century. BMJ. 2016; 355: i6637.

142. Bright T, Pallawela D. Validated smartphone-based apps for ear and hearing assessments: a review. JMIR Rehabil Assist Technol. 2016; 3 (2): e13.

143. Swanepoel DW, Hall III JW. A systematic review of telehealth applications in audiology. Telemed J E Health. 2010; 16 (2): 181–200.

144. American Academy of Audiology Child Hearing Screening Guidelines. Centers for Disease Control and Prevention; 2011.

145. Fortnum H, Ukoumunne OC, Hyde C, Taylor RS, Ozolins M, Errington S, et al. A programme of studies including assessment of diagnostic accuracy of school hearing screening tests and a cost-effectiveness model of school entry hearing screening programmes. Health Technol Assess. 2016; 20 (36) .

146. World Health Organization. What is a health promoting school? World Health Organization; 2020. Available at: https://www.who.int/health-promoting-schools/ overview/en/, accessed November 2020.

147. Baltussen R, Smith A. Cost effectiveness of strategies to combat vision and hearing loss in sub-Saharan Africa and South East Asia: mathematical modelling study. BMJ. 2012; 344: e615.

148. Baltussen R, Naus J, Limburg H. Cost-effectiveness of screening and correcting refractive errors in school children in Africa, Asia, America and Europe. Health Policy. 2009; 89 (2): 201–15.

149. Aasham T, Khabori M, Helmi S. Cost-effectiveness of audiometric screening of first-year preparatory pupils in Dhofar Region, Oman. East Mediterr Health. 2004; 10 (3): 303–8.

150. Nguyen K–H, Smith AC, Armfield NR, Bensink M, Scuffham PAJPo. Cost-effectiveness analysis of a mobile ear screening and surveillance service versus an outreach screening, surveillance and surgical service for indigenous children in Australia. PLos One2015; 10 (9) .

151. Yong M, Willink A, McMahon C, McPherson B, Nieman CL, Reed NS, et al. Access to adults' hearing aids: policies and technologies used in eight countries. Bull World Health Organ. 2019; 97 (10): 699.

152. Skarzynski PH, Kochanek K, Skarzynski H, Senderski A, Wysocki J, Szkielkowska A, et al. Hearing screening program in school-age children in Western Poland. J Int Advanced Otol. 2011; 7 (2): 194.

153. United Nations Population Fund. World population trends. Available at: https://www. unfpa.org/world-population-trends, accessed November 2020.

154. World Health Organization. Addressing the rising prevalence of hearing loss. Geneva: World Health Organization; 2018. Available at: https://apps.who.int/iris/ handle/10665/260336?locale=ru, accessed November 2020.

155. World Health Organization. Integrated care for older people. Guidelines on community-level interventions to manage declines in intrinsic capacity. Geneva: World Health Organization; 2017. Available at: https://apps.who.int/iris/bitstream/han dle/10665/258981/9789241550109-eng.pdf; jsessionid=9C6D0A94C2A8A F2F4B2F192A5929AF9E?sequence=1, accessed November 2020.

156. Davis A, Smith P, Ferguson M, Stephens D, Gianopoulos I. Acceptability, benefit and costs of early screening for hearing disability: a study of potential screening tests and models. Health Technology Assessment. 2007; 11 (42) .

157. Simpson AN, Matthews LJ, Cassarly C, Dubno JR. Time from hearing aid candidacy to hearing aid adoption: a longitudinal cohort study. Ear Hear. 2019; 40 (3): 468–76.

158. McMahon CM, Gopinath B, Schneider J, Reath J, Hickson L, Leeder SR, et al. The need for improved detection and management of adult-onset hearing loss in Australia. Int J Otolaryngol. 2013; 2013.

159. Mulrow CD, Aguilar C, Endicott JE, Tuley MR, Velez R, Charlip WS, et al. Quality-of-life changes and hearing impairment. A randomized trial. Ann Intern Med. 1990; 113 (3): 188–94.

160. Yueh B, Souza PE, McDowell JA, Collins MP, Loovis CF, Hedrick SC, et al. Randomized trial of amplification strategies. Arch Otolaryngol Head Neck Surg. 2001; 127 (10): 1197–204.

161. Mukadam N, Sommerlad A, Huntley J, Livingston G. Population attributable fractions for risk factors for dementia in low-income and middle-income countries: an analysis using cross-sectional survey data. Lancet Glob Health. 2019; 7 (5): e596–e603.

162. Sayler SK, Rabinowitz PM, Cantley LF, Galusha D, Neitzel RL. Costs and effectiveness of hearing conservation programs at 14 US metal manufacturing facilities. Int J Audiol. 2018; 57 (sup1): S3–S11.

163. Morris A. An economic model of adult hearing screening. Audiol Res. 2011; 1 (1) .

164. Yueh B, Collins MP, Souza PE, Boyko EJ, Loovis CF, Heagerty PJ, et al. Long-term effectiveness of screening for hearing loss: the screening for auditory impairment–which hearing assessment test (SAI-WHAT) randomized trial. J Am Geriatr Soc. 2010; 58 (3): 427–34.

165. US Preventive Services Task Force. Screening for hearing loss in older adults: recommendation statement. Am Fam Phys. 2013; 15 (2) .

166. Samelli AG, Rabelo CM, Sanches SGG, Martinho AC, Matas CG. Tablet-based tele-audiometry: automated hearing screening for schoolchildren. J Telemed Telecare. 2018: 1357633X18800856.

167. Saliba J, Al-Reefi M, Carriere JS, Verma N, Provencal C, Rappaport JM. Accuracy of mobile-based audiometry in the evaluation of hearing loss in quiet and noisy environments. Otolaryngol Head Neck Surg. 2017; 156 (4): 706–11.

168. Kam ACS, Li LKC, Yeung KNK, Wu W, Huang Z, Wu H, et al. Automated hearing screening for preschool children. J Med Screen. 2014; 21 (2): 71–5.

169. Mahomed-Asmail F, Swanepoel DW, Eikelboom RH, Myburgh HC, Hall J. Clinical validity of hearScreen™ smartphone hearing screening for school children. Ear Hear. 2016; 37 (1): e11–e7.

170. Shojaeemend H, Ayatollahi H. Automated audiometry: a review of the implementation and evaluation methods. Healthcare Inform Res. 2018; 24 (4): 263–75.

171. Smits C, Theo Goverts S, Festen JM. The digits-in-noise test: assessing auditory speech recognition abilities in noise. J Acoust Soc Am. 2013; 133 (3): 1693–706.

172. Potgieter J-M, Swanepoel DW, Smits C. Evaluating a smartphone digits-in-noise test as part of the audiometric test battery. S Afr J Commun Disord. 2018; 65 (1): 1–6.

173. Folmer RL, Vachhani J, McMillan GP, Watson C, Kidd GR, Feeney MP. Validation of a computer-administered version of the digits-in-noise test for hearing screening in the United States. J Am Acad Audiol. 2017; 28 (2): 161–9.

174. Moore DR, Edmondson-Jones M, Dawes P, Fortnum H, McCormack A, Pierzycki RH, et al. Relation between speech-in-noise threshold, hearing loss and cognition from 40–69 years of age. PloS one. 2014; 9 (9) .

175. Vlaming MS, MacKinnon RC, Jansen M, Moore DR. Automated screening for high-frequency hearing loss. Ear Hear. 2014; 35 (6): 667.

176. Sheikh Rashid M, Dreschler WA, de Laat JA. Evaluation of an internet-based speech-in-noise screening test for school-age children. Int J Audiol. 2017; 56 (12): 967–75.

177. Potgieter J-M, Swanepoel DW, Myburgh HC, Smits CJE. Hearing. The South African English smartphone digits-in-noise hearing test: effect of age, hearing loss, and speaking competence. Ear Hear. 2018; 39 (4): 656–63.

178. Potgieter J-M, Swanepoel DW, Myburgh HC, Hopper TC, Smits C. Development and validation of a smartphone-based digits-in-noise hearing test in South African English. Int J Audiol. 2016; 55 (7): 405–11.

179. Lo AH, McPherson B. Hearing screening for school children: utility of noise-cancelling headphones. BMC Ear Nose Throat Disord. 2013; 13 (1): 6.

180. Botasso M, Sanches SGG, Bento RF, Samelli AG. Teleaudiometry as a screening method in school children. Clinics. 2015; 70 (4): 283–8.

181. Krupinski EA. Innovations and possibilities in connected health. J Am Acad Audiol. 2015; 26 (9): 761–7.

182. Ballachanda B. Critical steps in establishing a teleaudiology practice. Hear Rev. 2017; 24 (1): 14–7.

183. Ferguson MA, Woolley A, Munro KJ. The impact of self-efficacy, expectations, and readiness on hearing aid outcomes. Int J Audiol. 2016; 55 (sup3): S34–S41.

184. National Academies of Sciences E, Medicine. Hearing health care for adults: priorities for improving access and affordability. National Academies Press; 2016.

185. World Health Organization. International classification of functioning, disability and health. Geneva: World Health Organization; 2001.

186. Ferguson M, Maidment D, Henshaw H, Heffernan E, editors. Evidence-based interventions for adult aural rehabilitation: that was then, this is now. Seminars in hearing; 2019: Thieme Medical Publishers.

187. Boothroyd A. Adult aural rehabilitation: what is it and does it work? Trends Amplif. 2007; 11 (2): 63–71.

188. Chisolm TH, Johnson CE, Danhauer JL, Portz LJ, Abrams HB, Lesner S, et al. A systematic review of health-related quality of life and hearing aids: final report of the American Academy of Audiology Task Force on the Health-Related Quality of Life Benefits of Amplification in Adults. J Am Acad Audiol. 2007; 18 (2): 151-83.

189. Ferguson MA, Kitterick PT, Chong LY, Edmondson-Jones M, Barker F, Hoare DJ. Hearing aids for mild to moderate hearing loss in adults. Cochrane Database Syst Rev. 2017 (9) .

190. Mulhem E. What are the benefits and harms of hearing aids for adults with mild to moderate hearing loss? Cochrane Library: Cochrane Clinical Answers. July 2019.

191. Amieva H, Ouvrard C, Giulioli C, Meillon C, Rullier L, Dartigues JF. Self-reported hearing loss, hearing aids, and cognitive decline in elderly adults: a 25-year study. J Am Geriatr Soc. 2015; 63 (10): 2099-104.

192. Brodie A, Smith B, Ray J. The impact of rehabilitation on quality of life after hearing loss: a systematic review. Euro Arch Otolaryngol. 2018; 275 (10): 2435-40.

193. Mamo SK, Reed NS, Price C, Occhipinti D, Pletnikova A, Lin FR, et al. Hearing loss treatment in older adults with cognitive impairment: a systematic review. J Speech Lang Hearing Res. 2018; 61 (10): 2589-603.

194. Sininger YS, Grimes A, Christensen E. Auditory development in early amplified children: factors influencing auditory-based communication outcomes in children with hearing loss. Ear Hear. 2010; 31 (2): 166.

195. Cupples L, Ching TY, Button L, Seeto M, Zhang V, Whitfield J, et al. Spoken language and everyday functioning in 5-year-old children using hearing aids or cochlear implants. Int J Audiol. 2018; 57 (sup2): S55-S69.

196. World Health Organization. Preferred profile for hearing-aid technology suitable for low-and middle-income countries. Geneva: World Health Organization; 2017.

197. NIDCD. Cochlear Implants: NIDCD; 2017. Available at: https://www.nidcd.nih.gov/health/ cochlear-implants, accessed November 2020.

198. Pulsifer MB, Salorio CF, Niparko JK. Developmental, audiological, and speech perception functioning in children after cochlear implant surgery. Arch Pediatr Adolesc Med. 2003; 157 (6): 552-8.

199. Morettin M, dos Santos MJD, Stefanini MR, de Lourdes Antonio F, Bevilacqua MC, Cardoso MRA. Measures of quality of life in children with cochlear implant: systematic review. Brazilian J Otorhinolaryngol. 2013; 79 (3): 382-90.

200. Bruijnzeel H, Ziylan F, Stegeman I, Topsakal V, Grolman W. A systematic review to define the speech and language benefit of early (<12 months) pediatric cochlear implantation. Audiol Neurootol. 2016; 21 (2): 113-26.

201. Marschark M, Rhoten C, Fabich M. Effects of cochlear implants on children's reading and academic achievement. J Deaf Stud Deaf Educ. 2007; 12 (3): 269-82.

202. Crowson MG, Semenov YR, Tucci DL, Niparko JK. Quality of life and cost-effectiveness of cochlear implants: a narrative review. Audiol Neurootol. 2017; 22 (4-5): 236-58.

203. Ching TY, Zhang VW, Flynn C, Burns L, Button L, Hou S, et al. Factors influencing speech perception in noise for 5-year-old children using hearing aids or cochlear implants. Int J Audiol. 2018; 57 (sup2): S70-S80.

204. Gaylor JM, Raman G, Chung M, Lee J, Rao M, Lau J, et al. Cochlear implantation in adults: a systematic review and meta-analysis. JAMA Otolaryngol Head Neck Surg. 2013; 139 (3): 265-72.

205. Kraaijenga V, Van Houwelingen F, Van der Horst S, Visscher J, Huisman J, Hollman E, et al. Cochlear implant performance in children deafened by congenital cytomegalovirus-a systematic review. Clin Otolaryngol. 2018; 43 (5): 1283-95.

206. Lehnhardt E. Cochlear implant-possibilities and limitations. Fortschr Med. 1990; 108 (22): 433-6.

207. Lenarz T. Cochlear implant-state of the art. Laryngorhinootologie. 2017; 96 (S01) : S123-S51.

208. Wilson BS, Dorman MF. Interfacing sensors with the nervous system: lessons from the development and success of the cochlear implant. IEEE Sensors J. 2008; 8 (1): 131-47.

209. Briggs SE. Special populations in implantable auditory devices: geriatric. Otolaryngol Clin North Am. 2019; 52 (2): 331-9.

210. Bittencourt AG, Burke PR, de Souza Jardim I, de Brito R, Tsuji RK, de Oliveira Fonseca AC, et al. Implantable and semi-implantable hearing AIDS: a review of history, indications, and surgery. Int Arch Otorhinolaryngol. 2014; 18 (03): 303-10.

211. Tisch M. Implantable hearing devices. GMS Curr Top Otorhinolaryngol Head Neck Surg. 2017; 16: Doc06.

212. Beutner D, Delb W, Frenzel H, Hoppe U, Hüttenbrink K, Mlynski R, et al. Guideline "Implantable hearing aids"-short version. HNO. 2018; 66 (2): 71-6.

213. Forli F, Arslan E, Bellelli S, Burdo S, Mancini P, Martini A, et al. Systematic review of the literature on the clinical effectiveness of the cochlear implant procedure in paediatric patients. Acta Otorhinolaryngol Ital. 2011; 31 (5): 281-98.

214. Bond M, Mealing S, Anderson R, Elston J, Weiner G, Taylor RS, et al. The effectiveness and cost-effectiveness of cochlear implants for severe to profound deafness in children and adults: a systematic review and economic model. Health Technol Assess. 2009; 13 (44): 1–330.

215. Emmett SD, Sudoko CK, Tucci DL, Gong W, Saunders JE, Akhtar N, et al. Expanding access: cost-effectiveness of cochlear implantation and deaf education in Asia. Otolaryngol Head Neck Surg. 2019; 161 (4): 672–82.

216. Livingston G, Huntley J, Sommerlad A, Ames D, Ballard C, Banerjee S, et al. Dementia prevention, intervention, and care: 2020 report of the Lancet Commission. Lancet. 2020; 396 (10248): 413–46.

217. Chisolm TH, Noe CM, McArdle R, Abrams H. Evidence for the use of hearing assistive technology by adults: the role of the FM system. Trends Amplif. 2007; 11 (2): 73–89.

218. Joore MA, Van Der Stel H, Peters HJ, Boas GM, Anteunis LJ. The cost–effectiveness of hearing–aid fitting in the Netherlands. Arch Otolaryngol Head Neck Surg. 2003; 129 (3): 297–304.

219. Chao TK, Chen TH. Cost–effectiveness of hearing aids in the hearing–impaired elderly: a probabilistic approach. Otol Neurotol. 2008; 29 (6): 776–83.

220. Abrams H, Chisolm TH, McArdle R. A cost–utility analysis of adult group audiologic rehabilitation: are the benefits worth the cost? J Rehabil Res Dev. 2002; 39 (5): 549–58.

221. Penaranda A, Mendieta J, Perdomo J, Aparicio M, Marín L, García J, et al. Economic benefits of the cochlear implant for treating profound sensorineural hearing loss. Rev Panam Salud Publica. 2012; 31 (4): 325–31.

222. Keidser G, Convery E. Self–fitting hearing aids: status quo and future predictions. Trends Hear. 2016; 20.

223. Wong LL. Evidence on self–fitting hearing aids. Trends Amplif. 2011; 15 (4): 215–25.

224. Keidser G, Convery E. Outcomes with a self–fitting hearing aid. Trends Hear. 2018; 22: 2331216518768958.

225. Convery E, Keidser G, Hickson L, Meyer C. Factors associated with successful setup of a self–fitting hearing aid and the need for personalized support. Ear Hear. 2019; 40 (4): 794–804.

226. Manchaiah V, Taylor B, Dockens AL, Tran NR, Lane K, Castle M, et al. Applications of direct–to–consumer hearing devices for adults with hearing loss: a review. Clin Interv Aging. 2017; 12: 859–71.

227. Maidment DW, Barker AB, Xia J, Ferguson MA. A systematic review and meta–analysis assessing the effectiveness of alternative listening devices to conventional hearing aids in adults with hearing loss. Int J Audiol. 2018; 57 (10): 721–9.

228. Mamo SK, Nieman CL, Lin FR. Prevalence of untreated hearing loss by income among older adults in the United States. J Health Care Poor Underserved. 2016; 27 (4): 1812–8.

229. Tran NR, Manchaiah V. Outcomes of direct–to–consumer hearing devices for people with hearing loss: a review. J Audiol Otol. 2018; 22 (4): 178–88.

230. Chan ZY, McPherson B. Over–the–counter hearing aids: a lost decade for change. Biomed Res Int. 2015; 2015: 827463.

231. Humphreys G. Technology transfer aids hearing. Bull World Health Organ. 2013; 91 (7): 471–2.

232. McPherson B, Brouillette R. A fair hearing for all: providing appropriate amplification in developing countries. Commun Disord Quarterly. 2004; 25 (4): 21–23.

233. McPherson B. Innovative technology in hearing instruments: matching needs in the developing world. Trends Amplif. 2011; 15 (4): 209–14.

234. Humes LE, Rogers SE, Quigley TM, Main AK, Kinney DL, Herring C. The effects of service–delivery model and purchase price on hearing–aid outcomes in older adults: a randomized double–blind placebo–controlled clinical trial. Am J Audiol. 2017; 26 (1): 53–79.

235. ASHA. Regulatory recommendations for OTC hearing aids: safety and effectiveness. Consensus paper from hearing care associations. 2018.

236. Nieman CL, Lin FR. Increasing access to hearing rehabilitation for older adults. Curr Opin Otolaryngol Head Neck Surg. 2017; 25 (5): 342.

237. Maidment DW, Ali YH, Ferguson MA. Applying the COM–B model to assess the usability of smartphone–connected listening devices in adults with hearing loss. J Am Acad Audiol. 2019; 30 (5): 417–30.

238. Montano J, Angley G, Ryan–Bane C, Campbell WJh. eAudiology: shifting from theory to practice. Hearing Review. 2018; 1.

239. Bhutta MF, Bu X, de Muñoz PC, Garg S, Kong K. Training for hearing care providers. Bull World Health Organ. 2019; 97 (10): 691.

240. Suen JJ, Bhatnagar K, Emmett SD, Marrone N, Robler SK, Swanepoel DW, et al. Hearing care across the life course provided in the community. Bull World Health Organ. 2019; 97 (10): 681.

241. Murray JJ, Hall WC, Snoddon K. Education and health of children with hearing loss: the necessity of signed languages. World Health Organization. Bull World Health Organ. 2019; 97 (10): 711–6.

242. Hall WC. What you don't know can hurt you: the risk of language deprivation by impairing sign language development in deaf children. Matern Child Health J. 2017; 21 (5): 961–5.

243. Humphries T, Kushalnagar P, Mathur G, Napoli DJ, Padden C, Rathmann C, et al. Language acquisition for deaf children: reducing the harms of zero tolerance to the use of alternative approaches. Harm Reduct J. 2012; 9 (1): 16.

244. Fitzpatrick EM, Hamel C, Stevens A, Pratt M, Moher D, Doucet SP, et al. Sign language and spoken language for children with hearing loss: a systematic review. Pediatrics. 2016; 137 (1): e20151974.

245. Newport E, Meier R. The acquisition of American Sign Language (1985) . In: Slobin D e, editor. The cross-linguistic study of language acquisition. Hillsdale: Lawrence Erlbaum. 1: 881–938.

246. Auer ET. Investigating speechreading and deafness. J Am Acad Audiol. 2010; 21 (3): 163–8.

247. Woodhouse L, Hickson L, Dodd B. Review of visual speech perception by hearing and hearing-impaired people: clinical implications. Int J Lang Commun Disord. 2009; 44 (3): 253–70.

248. Centers for Disease Control and Prevention. Hearing loss in children: speech reading. 2018. Available at: https://www.cdc.gov/ncbddd/hearingloss/parentsguide/building/ speech-reading.html, accessed November 2020.

249. Jaiswal A, Aldersey H, Wittich W, Mirza M, Finlayson M. Participation experiences of people with deafblindness or dual sensory loss: A scoping review of global deafblind literature. PLoS One. 2018; 13 (9): e0203772.

250. Giuntini G, Forli F, Nicastro R, Ciabotti A, Bruschini L, Berrettini S. Early care in children with permanent hearing impairment. Acta Otorhinolaryngol Ital. 2016; 36 (1): 51.

251. Stropahl M, Besser J, Launer S. Auditory training supports auditory rehabilitation: a state-of-the-art review. Ear Hear. 2020; 41 (4): 697–704.

252. Spencer PE, Marschark M. Evidence-based practice in educating deaf and hard-of-hearing students: Oxford University Press; 2010.

253. Centers for Disease Control and Prevention. Hearing loss in children: hearing loss and your child. 2019. Available at: https://www.cdc.gov/ncbddd/hearingloss/parentsguide/ hearingloss/index.html, accessed November 2020.

254. Fitzpatrick E, Angus D, Durieux-Smith A, Graham ID, Coyle D. Parents' needs following identification of childhood hearing loss. Am J Audiol. 2008; 17 (1): 38–49.

255. Moeller MP, Carr G, Seaver L, Stredler-Brown A, Holzinger D. Best practices in family-centered early intervention for children who are deaf or hard of hearing: an international consensus statement. J Deaf Stud Deaf Educ. 2013; 18 (4): 429–45.

256. DesJardin JL. Family empowerment: supporting language development in young children who are deaf or hard of hearing. Volta Rev. 2006; 106 (3): 275.

257. Moeller MP. Early intervention and language development in children who are deaf and hard of hearing. Pediatrics. 2000; 106 (3): e43.

258. Dunst CJ, Trivette CM, Hamby DW. Meta-analysis of family-centered helpgiving practices research. Ment Retard Dev Disabil Res Rev. 2007; 13 (4): 370–8.

259. Ciciriello E, Bolzonello P, Marchi R, Falzone C, Muzzi E, Orzan E. Empowering the family during the first months after identification of permanent hearing impairment in children. Acta Otorhinolaryngol Ital. 2016; 36 (1): 64.

260. Vohr B, Jodoin-Krauzyk J, Tucker R, Johnson MJ, Topol D, Ahlgren M. Early language outcomes of early-identified infants with permanent hearing loss at 12 to 16 months of age. Pediatrics. 2008; 122 (3): 535–44.

261. Moeller MP, Tomblin JB. An introduction to the outcomes of children with hearing loss study. Ear Hear. 2015; 36 (0 1): 4S.

262. Muse C, Harrison J, Yoshinaga-Itano C, Grimes A, Brookhouser PE, Epstein S, et al. Supplement to the JCIH 2007 position statement: principles and guidelines for early intervention after confirmation that a child is deaf or hard of hearing. Pediatrics. 2013; 131 (4): e1324–e49.

263. Joint Committee on Infant Hearing. Year 2007 position statement: principles and guidelines for early hearing detection and intervention programs. Pediatrics. 2007; 120 (4): 898–921.

264. Joint Committee on Infant Hearing. Year 2007 position statement: principles and guidelines for early hearing detection and intervention programs. Pediatrics. 2007; 120 (4): 898–921.

265. Appelman KI, Callahan JO, Mayer MH, Luetke BS, Stryker DS. Education, employment, and independent living of young adults who are deaf and hard of hearing. Am Ann Deaf. 2012; 157 (3): 264–73.

266. Glade R, Bowers L, Baldwin C. Incorporating informational counselling in treatment for individuals with hearing loss and their families. ASHA Special Interest Group 9. 2012; 3 (1): 13–26.

267. Yoshinaga-Itano C, Thomson V. The work of the village: creating a new world for children with hearing loss and their families. Int J Audiol. 2008; 47 (sup1): S14–S22.

268. Shekari E, Nakhshab M, Valinejad V, Zadeh A, Hosseinpour A. A systematic review of the effectiveness of early-and late-identified children at 3 years of age: findings from a prospective population-based study. Iranian Rehab J. 2017; 15 (1): 5–14.

269. Ching TY, Dillon H, Marnane V, Hou S, Day J, Seeto M, et al. Outcomes of early-and late-identified children at 3 years of age: findings from a prospective population-based study. Ear Hear. 2013; 34 (5): 535–52.

270. Ching TYC, Dillon H, Leigh G, Cupples L. Learning from the longitudinal outcomes of children with hearing impairment (LOCHI) study: summary of 5-year findings and implications. Int J Audiol. 2018; 57 (sup2): S105–S111.

271. Hawkins DB. Effectiveness of counseling-based adult group aural rehabilitation programs: a systematic review of the evidence. J Am Acad Audiol. 2005; 16 (7): 485–93.

272. Collins MP, Souza PE, Liu CF, Heagerty PJ, Amtmann D, Yueh B. Hearing aid effectiveness after aural rehabilitation-individual versus group (HEARING) trial: RCT design and baseline characteristics. BMC Health Serv Res. 2009; 9: 233.

273. Cardemil F, Aguayo L, Fuente A. [ Auditory rehabilitation programmes for adults: what do we know about their effectiveness? ]. Acta Otorrinolaringol Esp. 2014; 65 (4): 249–57.

274. Abrams H. Outcome measures in audiology: knowing we've made a difference. Audiology Online. 2000.

275. Vuorialho A, Karinen P, Sorri M. Counselling of hearing aid users is highly cost-effective. Eur Arch Otorhinolaryngol. 2006; 263 (11): 988–95.

276. Veterans Health Administration; US Department of Veterans Affairs. Veterans! Hard of hearing? VA can help. 2017. Available at: https://www.va.gov/HEALTH/NewsFeatures/2015/September/Veterans-Hard-of-Hearing-VA-Can-Help.asp, accessed November 2020.

277. Office of Research and Development: US Department of Veterans Affairs. Hearing loss. 2020. Available at: https://www.research.va.gov/topics/hearing.cfm, accessed November 2020.

278. Fook L, Morgan R. Hearing impairment in older people: a review. Postgrad Med J. 2000; 76 (899): 537–41.

279. Anderson KL, Goldstein H. Speech perception benefits of FM and infrared devices to children with hearing aids in a typical classroom. Lang Speech Hear Serv Sch. 2004; 35 (2): 169–84.

280. Kim JS, Kim CH. A review of assistive listening device and digital wireless technology for hearing instruments. Korean J Audiol. 2014; 18 (3): 105.

281. Alfakir R, Holmes AE, Kricos PB, Gaeta L, Martin S. Evaluation of speech perception via the use of hearing loops and telecoils. Gerontol and Geriatr Med. 2015; 1: 2333721415591935.

282. Ebert DA, Heckerling PS. Communication with deaf patients: knowledge, beliefs, and practices of physicians. JAMA. 1995; 273 (3): 227–9.

283. Harkins J, Tucker PE, Williams N, Sauro J. Vibration signaling in mobile devices for emergency alerting: a study with deaf evaluators. J Deaf Stud Deaf Educ. 2010; 15 (4): 438–45.

284. What is Captioning? National Association of the Deaf. 2020 Available at: https://www. nad.org/resources/technology/captioning-for-access/what-is-captioning/, accessed November 2020.

285. United Nations Department of Economic and Social Affairs. Convention on the Rights of Persons with Disabilities (CRPD) . Available at: https://www.un.org/development/ desa/disabilities/convention-on-the-rights-of-persons-with-disabilities.html, accessed November 2020.

286. Captioning Activism and Community. CCAC Survey-Captioning users describe experience and value of captioning inclusion. 2016. Available at: http://ccacaptioning. org/ccac-survey-captioning-users-describe-experience-and-value-of-captioning-inclusion, accessed November 2020.

287. Hommes RE, Borash AI, Hartwig K, DeGracia D. American sign language interpreters perceptions of barriers to healthcare communication in deaf and hard of hearing patients. J Comm Health. 2018; 43 (5): 956–61.

288. Marschark M, Leigh G, Sapere P, Burnham D, Convertino C, Stinson M, et al. Benefits of sign language interpreting and text alternatives for deaf students' classroom learning. J Deaf Stud Deaf Edu. 2006; 11 (4): 421–37.

289. United Nations Department of Economic and Social Affairs. Convention on the rights of persons with disabilities (CRPD) . Article 9-Accessibility. Available at: https://www.un.org/ development/desa/disabilities/convention-on-the-rights-of-persons-with-disabilities/ article-9-accessibility.html, accessed November 2020.

290. Haualand, H. Allen, C. Deaf people and human rights. World Federation of the Deaf and Swedish National Association of the Deaf. 2009. Available at: https://www.rasit.org/files/ Deaf-People-and-Human-Rights-Report.pdf, accessed November 2020.

291. De Wit M. A comprehensive guide to sign language interpreting in Europe. 2016.

292. Crandell CC, Smaldino JJ. Classroom acoustics for children with normal hearing and with hearing impairment. Lang Speech Hear Serv Sch. 2000; 31 (4): 362–70.

293. Mealings K, Buchholz, JM., Demuth, K., & Dillon, H. Investigating the acoustics of a sample of open plan and enclosed Kindergarten classrooms in Australia. Applied Acoustics. 2015; 100: 95–105.

294. McCoy SL, Tun PA, Cox LC, Colangelo M, Stewart RA, Wingfield A. Hearing loss and perceptual effort: downstream effects on older adults' memory for speech. Q J Exp Psychol A. 2005; 58 (1): 22–33.

295. Holman JA, Drummond A, Hughes SE, Naylor G. Hearing impairment and daily–life fatigue: a qualitative study. Int J Audiol. 2019; 58 (7): 408–16.

296. Maclaughlin K. Pass the salt ... and a megaphone. The Wall Street Journal. Feb 3rd 2010. Available at: https://www.wsj.com/articles/SB10001424052748704022804575041060813407740, accessed November 2020.

297. Rindel J. The acoustics of places for social gatherings. In Proceedings of EuroNoise 2015. 2015. Available at: https://odeon.dk/pdf/C127–Keynote%20EuroNoise%202015%20Rindel.pdf, accessed November 2020.

298. World Health Organization. Global age–friendly cities: a guide. Geneva: World Health Organization; 2007. Available at: https://www.who.int/ageing/publications/age_friendly_cities_guide/en/, accessed November 2020.

299. Schomer P, Mestre V, Schulte–Fortkamp B, Boyle J. Respondents' answers to community attitudinal surveys represent impressions of soundscapes and not merely reactions to the physical noise. J Acoust Soc Am. 2013; 134 (1): 767–72.

300. Davies W, Adams, MD., Bruce, NS., Cain, R., Carlyle, A., Cusack, P, et al. Perception of soundscapes: an interdisciplinary approach. Applied Acoustics. 2013; 74 (2): 224–31.

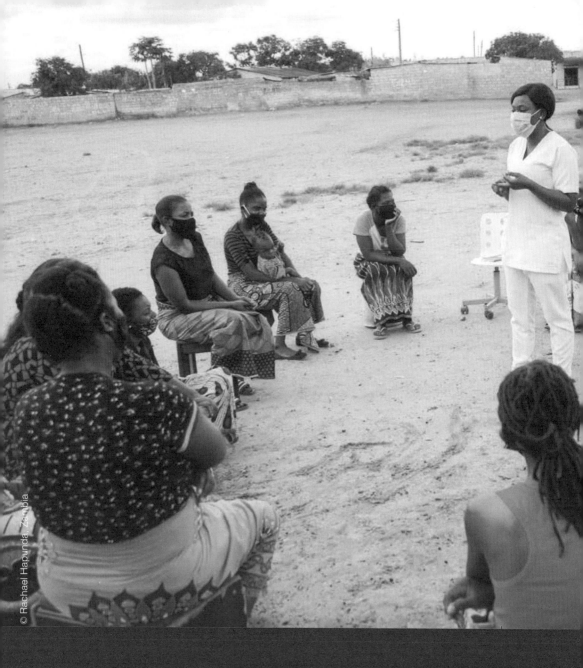

直击赞比亚工作人员面临的挑战

在赞比亚，"耳和听力保健"是一个较新的概念。2017年世界卫生大会通过关于听力损失的决议后，赞比亚政府通过了关于发展高质量的耳和听力保健服务的计划。赞比亚这项工作的挑战在于，1 700万人口中仅有5名耳鼻咽喉科医师和1名听力师，但其中4%～6%患有听力损失以及更多的耳疾病。

以2017—2021年国家耳鼻咽喉战略计划为指导，在德国政府和英国苏格兰地区政府的支持下，我们推出了一个试点项目，对国家卫生服务机构工作的护士和临床工作人员进行初级耳和听力保健培训。在过去的18个月中，来自92个机构的28名护士、43名临床行政人员和133名社区卫生工作者接受了以世界卫生组织《初级耳和听力保健培训手册》(*Primary Ear and Hearing Care Training Manuals*)为基础的系统培训。在他们的支持下，50个初级耳和听力保健服务在全国各地的城郊和农村卫生中心得到认证。接受过培训的卫生工作者本身也受益于他们所学习的技能，从而帮助他们解决在社区中普遍存在的耳和听力问题。

超过15 000名赞比亚人民受益于训练有素的工作人员提供的服务，这其中也包括生活在农村和卫生服务不足地区的人们。随着该方案的不断发展扩大，在政府政策支持和卫生工作人员的奉献下，国家正在实现"所有人都能获得耳和听力保健"的美好愿景。

Racheal Hapunda，EHC项目协调官员，
赞比亚卫生部

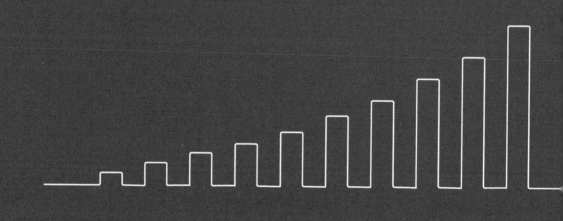

# 3

# 耳和听力保健面临的挑战

健康是一项对未来的投资，无所作为的代价是我们无法承受的。

Tedros Adhanom Ghebreyesus 博士，世界卫生组织总干事，2020

## 3.1 概述

O 耳和听力保健领域面临的主要挑战分为三类：

　　1）相关人口统计数据和趋势。

　　2）耳和听力保健知识，以及对听力损失的歧视。

　　3）卫生系统相关问题。

O 人口统计和人口趋势反映了全球范围内全生命周期听力损失的高患病率和上升趋势。到 2050 年，估计约有 25 亿人（每 4 人中有 1 人）将会出现听力损失，其中近 7 亿人（每 14 人中有 1 人）的听力较好耳也患有中度及以上听力损失。

O 需要采取紧急公共卫生行动来缓解这一预期增长。各年龄段的听力损失人群都需要医疗服务，但是需要特别关注弱势群体，以确保他们能够获得耳和听力保健及其他卫生服务。

O 缺乏清晰的认识以及对耳疾病和听力损失的偏见往往阻碍了这些疾病的及时治疗。即使卫生保健的从业人员也普遍缺乏对听力损失和耳疾病的预防、早期发现和管理的认识，这也限制了他们向有耳和听力保健需求者提供医疗服务。

O 在提供听力保健服务时面临的相关挑战与卫生系统的不同组成模块有关：临床服务、人力资源、设备获取、数据和指标、管理和财务。

○ 需保证公众可以获得全生命周期的耳和听力保健服务，其也将被纳入国家卫生体系，由各级保健机构提供。尽管其服务需求很大，但在初级保健中通常难以获得，而在二级、三级保健中往往也非一定可获得。

○ 本部分提供了按照世界卫生组织地区和收入分组的听力保健人力资源的整体信息和分析情况，并展示两者间的显著不平衡，探讨了现有专业人员短缺带来的影响，同时也阐述了现实生活场景的影响，并对此提出了解决方案（如任务共享、与其他策略组合），以期达到减少差距和增加耳和听力保健工作者的目的。

○ 全球关于助听器和人工耳蜗可及性相关问题成为了热点。从以下预估数据来看，在能够从助听器获益的人群中，仅 17% 的人实际使用了助听器。未使用助听器者的百分比在全球不同地区存在较大差异，从 WHO 欧洲区的 77% 到非洲区的 90% 不等。这一评估显示，如果每个可受益于助听器者合理配戴助听器，可以减少 59% 与听力损失未干预相关的伤残调整寿命年。

○ 政府往往疏于对耳和听力保健的行政管理，表现为缺乏针对耳疾病和听力损失的一体化国家策略和可用的财政资源。

○ 尽管各国面临的挑战看似无法克服，但世界许多地区都已经采取了公共卫生策略并取得了有效成果。本部分提出了应对这一挑战的解决方案，并提供了实施的实例。

尽管有一系列用于预防和治疗听力损失有效干预措施的，但是大多数需要听力保健的人仍然无法获得相应帮助[1]。这种情况必须得到解决，方能规划耳和听力保健领域的未来发展方向。

目前面临的挑战主要来自以下三方面：①人口统计数据和趋势；②耳和听力保健知识，以及对听力损失的歧视；③卫生系统相关挑战。通过认识和理解这些内容，才能更好地解决存在的问题。本部分概述了以上挑战，并且重点阐述了应对挑战的机遇。

到 2050 年，预计全球将有四分之一的人出现听力问题。

## 3.2　相关人口统计数据和趋势

听力损失是一种由多种病因引起的广泛流行的健康问题，会对个体产生的全生命周期的影响。在全球人口变化趋势以及持续增长的风险因素的推动下，听力损失的患病率正在不断增长。全球当前和未来预计的听力损失患病率概述如下。

### 3.2.1　听力损失的预计趋势

据预测，未来数十年的主要人口变化是人口增长和老龄化，这两个特点都会极大地影响听力损失的流行[2,3]。研究预测，随着世界人口的持续增长，到 2050 年全球人口将从目前的 77 亿增长至近 100 亿[2]。到 2050 年，将近 25 亿人存在听力较好耳轻度及以上听力损失[17]。在这 25 亿人中，将近 7 亿人存在听力较好耳中度及以上听力损失（图 3.1）。因此，到 2050 年全世界将有近四分之一的人患有某种程度的听力损失，每 14 人中就有 1 人（至少 7%）需要听力保健。预计世界卫生组织各区的听力损失人数都将出现与其人口总数成比例的指数级增长，增长最多的区可能是在东地中海区和非洲区，预计到 2050 年上述地区听力损失的人数或将增加一倍以上。预计 2050 年听力损失人数最多的地区是西太平洋区（约 7.6 亿）和东南亚区（约 6.6 亿）（图 3.2）。

图 3.3 所描述的不断增长的数字主要是由人口结构变化引起的，例如全球老龄化引起的听力损失人数增长。然而，听力损失不能被认为是寿命延长的必然结果：有几个因素会影响全生命周期的听觉轨迹（见"1 听力对全生命周期的重要意义"）。通过紧急公共卫生措施进行预防，可以在一定程度上减少这种预期增长。为满足未来数年因听力损失人数增长而产生的需求，各国应做好准备以确保社会运作良好和生产力富足。

---

17　McDaid D，Park AL，Chadha S. Estimating the global costs of hearing loss. Int J Audiol. 2021；16：1–9.

图 3.1 2019—2050 年中度及以上听力损失患病率的预计增长情况

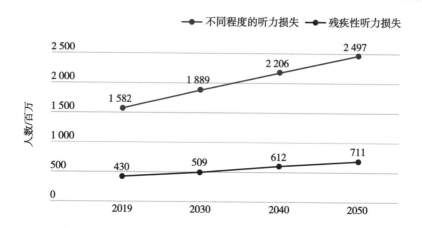

图 3.2 世界卫生组织各区不同程度听力损失患病率的预计增长情况

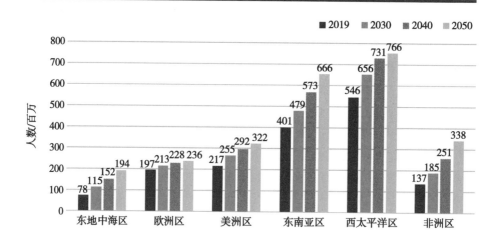

图 3.3 世界卫生组织各区中度及以上听力损失患病率的预计增长

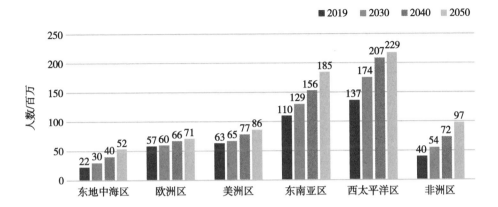

### 我们有能力迎接挑战

● 我们需要加强预防措施,特别是在面对预测的增长时。这些措施可以成功地控制预估的增长趋势,并减少相关花费[3,4]。在美国、瑞典、挪威等高收入国家进行的大型队列研究显示,在过去几十年中,特定年龄段的听力损失患病率明显下降。在人们看来,这一令人欣喜的变化归功于职业性噪声暴露和耳部感染的减少[5-7]。然而,由于人口结构的变化,总体数字仍在上升。

## 案例研究

**预防有效!**

2002 年,瑞典武装部队严格执行了一项听力保护方案,并于几年后对其影响进行了评估。研究结果显示,在 5 年期间受影响人群的听力损失发病率下降到三分之一,从之前的 7.9% 下降到 2.3%。也就是说,与未暴露人群的发病率相同。这也反映在工伤保险系统中听力损失案例的比例下降,促使雇主和雇员获益[8]。

### 3.2.2 弱势群体的听力损失

某些弱势群体不仅在听力损失方面,在其他一般健康问题方面也存在获取医疗服务的困难。通常,弱势群体包括少数民族和少数种族、儿童、老年人、社会经济弱势群体、亚健康人群、LGQTBI 群体[18]、移民、有战乱和争端地区的人、囚犯,

---

18　LGQTBI:女同性恋、男同性恋、同性恋、变性人、双性恋、双性人。

以及家人存在危及生命的健康状况的家庭[9]。

听力损失人群在寻求服务时更有可能遇到困难，其主要是由于沟通困难[10-13]。如果不注意这一点，听力损失人群可能无法获得健康促进的相关信息[12]。

虽然这些困难在 COVID-19 大流行之前就已经存在，但由于实施的主要预防策略（如使用口罩和需要保持社交距离），使得这些挑战变得更加严峻。即使使用助听器，听力损失人群听到声音通常也很困难；戴上口罩会使声音失真和掩盖重要的视觉线索，从而增加他们的困难[14]。此外，在医院里，由于患者与戴口罩的医护人员之间的误解，患者发生医疗事故的风险更大[10,15]。佩戴口罩在课堂上也有特殊的影响。在听力健康基金会进行的一项评估疫情大流行对听力损失者影响的调查中，85% 的受访者反馈，他们由于口部被口罩遮挡无法唇读信息而感到困难。

"要求能听到六英尺以外的声音，且说话者还戴着口罩遮住下半脸，至少这对于听力损失者来说，是一件无法想象的事情。"
——据听力健康基金会调研

**我们有能力迎接挑战**

- 规划包括听力在内的保健服务时，各国应特别关注弱势群体的需求。

- 戴上透明口罩可以减少与戴口罩有关的沟通困难，因为透明口罩可以让其他人看到面部表情和唇读。例如，美国疾病预防控制中心建议教师在与听力损失儿童和青年学生交流时佩戴透明口罩。佩戴透明口罩适用于所有场合，可以改善所有人的沟通环境，而不仅仅是听力损失人群的。

---

**案例研究 I**

**多利益相关方的协调行动可以解决战争和冲突时期的听力保健需求**

在摩苏尔市遭受近 9 个月的无情空袭、迫击炮弹和汽车炸弹袭击后，数千名居民出现了听力问题，从耳鸣到极重度听力损失不等。许多受到反复轰炸的平民耳出血，许多人发生了极重度感音神经性听力损失，致使他们无法与他人交流，甚至在战争结束后儿童也因此辍学。为了给数千名需要帮助的人提供服务，在该市重点医院和一个人道主义组织的合作下，开设了一个专业的听力障碍中心。该中心运营的一年内就为数千名受影响的人提供了医疗服务，包括 2 000 例助听器验配，并将许多人转诊进行人工耳蜗植入手术[16]。

---

## 案例研究 II

**为聋人提供无障碍的健康促进和服务**

听力损失者和其他残疾者往往被排除在艾滋病预防教育之外,也被排除在获得 HIV 检测和艾滋病治疗的机会之外[12]。为解决这一问题,肯尼亚成功地建立了关怀聋人的 HIV 携带者/艾滋病义务咨询和检测服务。义务咨询和检测服务与针对聋哑人的教育方案相结合。同伴教育者在诸如聋人教堂、学习机构、研讨会和其他聋人聚集的地方提供可获取的信息。该策略在促进更安全的艾滋病预防和 HIV 检测实践方面取得了成功[17]。

在美国进行的一项减少心脏病风险的活动中,社区卫生工作者接受了一项促使他们能够更好地与听力损失者沟通的培训。这也使得聋人在营养、心理健康/压力管理和加强身体活动方面取得了显著改善[18]。

准确信息和知识的缺乏限制了人们和卫生工作者治疗耳疾病和听力损失的能力，并且导致其相关歧视的长期存在。

## 3.3 关于耳和听力保健的认识以及对听力损失的歧视

公共卫生干预措施的成功与否，不仅取决于其有效性和可及性，还取决于群体是否准备好获得这些干预措施。接受此类服务的人群的知识背景、处事态度和行为特点至关重要，对于实施干预措施的卫生保健提供者而言也是如此。这方面目前面临的挑战总结如下。

### 3.3.1 大量人口的耳和听力保健能力有限

众所周知，即使认为有必要，人们（包括患有严重疾病甚至可能危及生命的人）经常回避寻求医疗服务[19,20]。很少有研究来了解其背后的原因，在听力保健领域的相关研究甚至更少。有文献表明，即使人们意识到听力损失的风险（如职业或娱乐场所的噪声暴露），并且有可用的保护性手段时（如耳塞和耳罩），他们仍然不愿意使用。这可能归因于以下几个因素：穿戴防护设备带来的不便；与噪声暴露有关的基本信念和社会文化规范[21,22]；缺乏所构成的威胁认识；或缺乏对使用它们带来收益的认识。

> 普遍的社会文化规范通常会影响人们对噪声的态度[21,22]，并在噪声环境中控制人们的行为[23,24]。人们通常期望并接受高强度噪声，并且对保护性行为持反对态度[25]。

在耳保健和耳疾病方面也存在类似的情况，这些问题经常被误诊或漏诊。如在耳和听力保健的领域中，民间疗法或可能有害的做法是非常常见的。用耳烛清理外耳道的案例不胜枚举[26]，使用棉签也是如此，这些做法会导致创伤、耵聍栓塞或感染[27-30]。尽管大多数商品都标明了相关警告，但情况仍然如此。人们经常使用不同类型的油,并用其他不合适的物品(如火柴、羽毛、大头针、铅笔等)来清洁外耳道[29,31]。这些产品的使用不仅会导致外耳道受伤、鼓膜穿孔并加重耵聍栓塞,还会导致异物残留在外耳道内[29,31],有可能造成感染或进一步伤害。即使出现明显耳痛和流脓的症状,世界许多地方的人们仍选择使用民间疗法,如滴入植物汁液和热油,或求助传统医学的治疗师,这些方法都会造成严重伤害[32,33]。

即使人们出现了听力损失,但仍对其缺乏意识和重视。许多人仍未意识到自己的听力损失,尤其是轻度或中度听力损失者[34]。即使居住在医疗资源丰富的地区,有些人也是待症状出现数年后才能进行听力测试或寻求治疗[34,35]。当识别出听力损失并建议采取补救措施时,人们经常拖延干预,自认为"不需要"或"现在还可以控制"[36]。这种态度转为求助听力服务和使用助听器的百分比一直很低,即使在可提供这些服务和助听器的高收入国家中也是如此[35,37]。未干预的听力损失对心理健康、继续工作能力以及生活质量和人际关系有着巨大影响,这引起了人们的高度关注。

听力损失儿童的早期识别和管理至关重要。父母通常没有意识到听力筛查的必要性和可行性。父母教育对于识别风险因素[38]和寻求关注以减轻孩子的语言发育迟缓具有重要意义。通常,当一个孩子被确诊患有听力损失时,父母需要获取大量的指导和信息,以便为其家庭选择最合适的沟通方式,并确保对孩子进行适当的随访和照料[39,40]。这样的指导可能难以获

肯尼亚学童学习耳和听力保健知识

通常,人们直到被要求进行听力评估时,才会认识到他们的听力问题已经存在 10 年或更长时间。他们年龄通常在 70 岁左右,并且患有严重的听力问题。人们进行评估和干预的年龄越大,就越难适应和保养助听器。一个人通常需要 10 年时间才能意识到自己有听力问题(听力问题严重者所需时间稍短)[34]。

> 公共卫生沟通是科学发展、战略传播和向目标受众传达相关、准确、可获得和易理解的健康信息的批判性评估，以提高公众的健康水平[38]。

取，并且可能导致诊断和干预的延迟。信息不完整和不正确还会导致人们对康复工作的满意度低，使用听力设备时有挫败感，尤其是在人们对它们的性能期望不切实际的情况下[34,36,39,41,42]。

**我们可以克服挑战**

尽管这个问题的答案是提高人们对听力损失相关性和影响以及解决方案的认识，但这个目标并不容易实现。需要采取多种措施来应对这一挑战：

- 必须以可靠的来源和友好的方式提供准确、相关、可获得和易理解的信息。良好的沟通是公共卫生有效性的关键[43,44]。
- 针对不同风险人群实施听力筛查计划，可以确保人们不会因不了解自己的健康状况而面临听力损失的不利影响[34]。

## 案例研究 I

**准确可用的信息能带来持久的变化**

以学校为基础的"危险分贝(Dangerous Decibels )"*计划，是学龄期儿童在成长过程中，促进聆听安全练习的一个有效策略案例。该方案以简短会议形式进行，并在美国[45]和巴西[46]进行了评估。研究证明了该计划在长期提高知识水平方面的有效性，并积极影响了四年级学生对于强声和听力保护的态度。

这一计划应当以适当的社会文化方式广泛实施，这将对未来的听力损失趋势产生持久影响。

* 见：http://dangerousdecibels.org/education/outreach-program-overview/

**听力筛查是有效的**

在美国华盛顿进行的一项研究评估了老年人听力筛查的效果。该研究比较了人们对助听器的使用情况,采用三种不同筛查方式对接受筛查的成年人与未接受筛查的成年人进行了比较。

结果清楚地表明,接受筛查人群组的助听器使用率是未筛查人群组的两倍。该研究进一步评估了患者在干预一年后自我反馈的听力和沟通能力的改善情况。据报道,与未筛查人群相比,筛查人群的改善更为显著[47]。

### 3.3.2 卫生保健提供者的耳和听力保健能力

全科医师和卫生工作者,在确保儿童和成年人听力损失的及时诊断和帮助他们获得所需干预方面,起着至关重要的作用[35]。但是,卫生保健提供者对于可能有助于识别的危险因素认识不全[35,39],可能缺乏对常见的耳疾病(例如中耳炎)相关的知识,以及对解决这些疾病的重要性的认识[48-50]。即使从事新生儿听力筛查的工作人员对已确诊婴儿的听力损失原因、随访和转诊的相关知识储备也存在显著差距[39,51,52]。没有这些知识,卫生保健者就无法提供必要的信息和指导,也无法确保对听力损失人群进行及时的诊断和适当的干预,无法在康复过程中为他们及其家人提供持续的支持。此外,由于缺乏必要的技能,医务人员通常难以与听力损失者或聋人进行良好的沟通[10-13]。因此,听力损失人群的健康需求常常没有得到满足。

**我们可以克服挑战**

培训医务工作者使他们能够:

- 向所在社区的人们提供适当的指导,以帮助他们保护耳健康和预防听力损失。
- 发现耳疾病和听力损失,以指导人们的诊断和管理。
- 为社区提供科学准确和具备文化敏感的信息和咨询[34,39,50,53-55]。

### 对社区卫生工作者的培训使美洲地区受益 *

在世界卫生组织美洲地区，初级耳和听力保健培训资源（Primary Ear and Hearing Care Training Resources，PEHC-TR）已被广泛用于培训全科医师（GP）、护士（包括有资质、仍在接受培训）、社区卫生工作者（community health workers，CHW）、非政府组织的社区工作者、教师、卫生计划人员和计划协调人员。他们还被用来提高 PEHC 技术骨干的认识，包括耳鼻咽喉科医师、听力师、儿科医师、妇产科医师、公共卫生专家和其他卫生专业人员。

在过去的 7 年中（2006—2012），在美洲地区的 9 个国家（玻利维亚、古巴、多米尼加、萨尔瓦多、危地马拉、墨西哥、尼加拉瓜、巴拉圭和秘鲁）共提供了 96 个 PEHC（基础、中级和高级水平）课程，培训了 2 330 人。

这项实践的结果表明：在低收入和中等收入国家，增加 EHC 专业人员（如耳鼻咽喉科医师和听力师）人数的同时增强其能力，在不降低其重要性的情况下，PEHC 培训资源在促进某些 EHC 干预措施的任务共享方面发挥着非常重要的作用。这对于社区和基层卫生保健工作者尤其重要，如开展提高认知、早期诊断和管理以及及时转诊至专科服务等活动。这项培训正在使整个地区获益。例如在玻利维亚，训练有素的卫生工作者对超过 1 万人进行了耳和听力检查，使其中有 2 000 多人得到了治疗。许多人被转诊并进行了进一步评估，并在二级中心得到了治疗。

在另一项研究中，社区卫生工作者接受了向巴西部分地区的儿童提供听力保健的相关培训[56]。该研究的有效性评估证实，培训有效地提高了社区卫生工作者的知识储备，使他们能够执行各种健康促进与监测有关的任务，包括在听力损失预防和保健方面激励家庭；促进良好的听力保健行为，从而提高社区人群对听力损失的认识；听力损失的发现、转诊和随访；并向诊断为听力损失或接受康复的儿童提供家庭支持。

* 资料来源：CBM 的 Diego Santana 博士提供的信息[51]

### 3.3.3　与听力损失相关的歧视

这种歧视来自听力损失所导致的沟通困难和助听设备的使用,这可能是听力保健的最严重障碍[39,41],它在全生命周期都可能面临着歧视。关于听力损失的文化信仰和神话故事仍然根深蒂固地存在于世界上的许多地区,在那里听力损失儿童可能被错误地视为一个坏兆头,会给家庭带来不幸。这样的观念带来了各个层面的挑战。由于许多家庭不愿意让孩子接受可能表明孩子有残疾的测试,新生儿听力筛查服务的开展会随之受到阻碍[39]。在视力和听力双重感觉丧失的情况下,这种观点可能变得更加严格苛刻[57,58]。这种负面的社会观点可能会限制聋人和听力障碍人士的潜力和机会[59]。

虽然针对儿童的歧视被认为会产生最深远的影响,但即使在儿童期以后(如年轻人或随着年龄增长而出现听力损失的成年人),这种歧视的影响也并不小。遭受歧视的经历造成最常见的表现是否认听力障碍和沟通困难、选择自我隔离,或不愿佩戴助听装置[60]。由于听力损失通常被认为是衰老的自然结果,使用助听器的人可能被认为"已经老了"[56]。这种"年龄歧视"的行为经历[61]会导致长时间的否认和隐瞒,这反过来又会导致社会压力增加和听力损失加重[60]。

与助听设备相关的歧视是限制其使用的重要因素。据报道,设备的大小和可见性是与用户不愿意佩戴助听设备相关的关键因素[60,63]。许多公司的营销策略旨在通过推广那些小巧且佩戴时几乎不会被注意到的助听器来提高助听器的使用率。而与期待相反的是,这样的做法可能会强化这一信念,即听力损失和使用助听器是让人耻辱的,应该藏起来别让人知道[60,64]。

> 在许多文化(包括传统仪式)中,耳聋会被归因于血统不纯、巫术、神灵、祖先和因未能履行某些文化仪式而受到的惩罚等。由于新生儿的降生对父母和整个家庭来说是一件令人喜悦激动的事情,所以对看起来正常的婴儿进行筛查,以发现可能存在的隐性异常的观点不被大众认可[39]。

> 年龄歧视使社区中的老年人边缘化,这也减少了他们获得包括保健和社会护理在内的服务机会,限制了对老年人的人力和社会资本的投入和利用[62]。

摘自"Wallhagen 2010"[64]中的个人评价

　　"我想年轻人都有近视。但在大众认知里听力损失似乎只与衰老有关。如果我戴着一个很大的助听器，似乎就像在说：'不管你的容貌是否年轻，但事实上你已经老了。'尽管我内心认为我并不老，但我残存的听力会告诉我：'快别这么想了，你已经老了。'我的意思是，特别是当你配戴的助听器放大着声音告诉你，'朋友们，你们知道吗？我老了，已经是个老人了。'"

　　"我认为，即使在今天社会上仍有很多人会因为身体或精神上的残疾而退缩。我想这就是人的天性吧。如你所知，就我自己的情况而言如果我除了视力差，听力也不好。天哪！这是另一个你不喜欢被谈及的小障碍。"

　　"在我的印象里，听力损失在电影中被描绘为一种常见的疾病，人们总是把它与衰老和功能丧失联系起来，最终也可能是死亡（听众大笑）。其实，听力损失发生时看起来像是你只是摔了一跤一样普通"。

这种隐藏自己听力损失的行为可能是为了逃避与听力损失相关的社会歧视[65]。

## 我们可以克服挑战

● 与听力损失及人工听觉技术和手语使用相关的歧视，可以通过提高社区人群的认识和为听力损失者赋权来克服。与歧视相关的巨大挑战可以通过表彰重听、全聋或聋 – 盲双重感觉障碍的榜样来解决，通过促进建立听力损失者协会以及赋予听力损失者参政议政的权利来解决。

### 榜样的力量

　　在美国许多州，聋人榜样计划在家庭早期干预服务中发挥了重要作用。听力正常的父母可能需要支持以应对与聋儿沟通的挑战。聋人榜样满足了这一需求，并通过分享经验、职业目标和突出孩子的潜力来支持父母。这些项目的重点是交流，并鼓励家庭成员学习手语，以确保孩子能够接触到一个交流丰富的环境，以促进早期语言发展。

　　这种方法改善了听力损失婴幼儿的语言发展。它还提高了人们对听力损失的认识，特别是帮助受其影响的家庭认识到，听力损失在任何方面都不会对他们的孩子构成限制[66]。

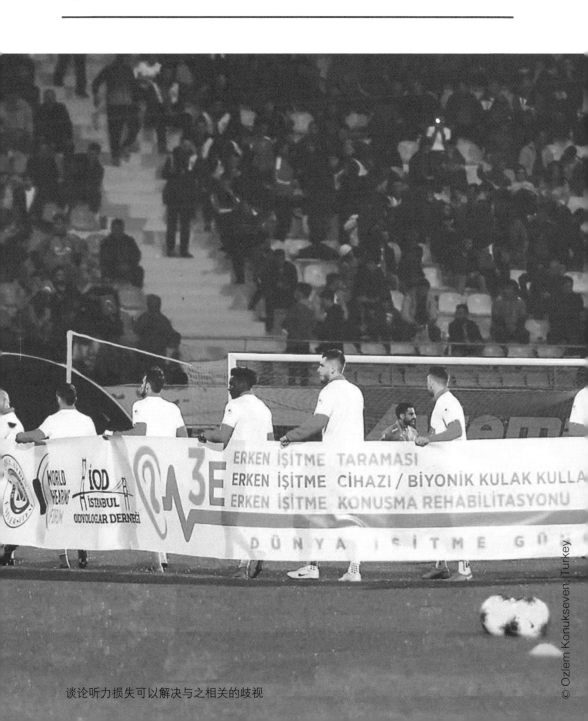

谈论听力损失可以解决与之相关的歧视

> 卫生系统能力上的巨大差异对提供跨地区和收入水平的耳和听力保健服务提出了挑战。

## 3.4  卫生系统面临的挑战和可采取的举措

在耳和听力保健领域遇到的挑战可延伸至卫生系统层面,在这一层面整合这种保健的能力往往受到限制。以下将介绍基于卫生系统六大构成要素的各种挑战,并提出解决方案(图3.4)。

图3.4  实施措施加强以人为本的综合耳和听力保健(IPC-EHC)卫生系统

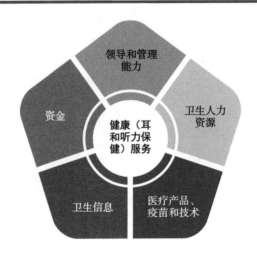

### 3.4.1  临床服务

为确保耳和听力保健服务在全生命周期的可及性,必须将其纳入国家卫生服务系统,并在各级卫生系统(社区、初级、二级和三级)中提供服务。

尽管耳和听力保健服务的需求显著增高,但来自各国的数据表明其在所有级别的卫生服务系统中均提供不足。虽然在社区和初级卫生系统中开展预防、识别和管理耳疾病和听力损失的干预措施十分必要,但实际上这些干预措施在大多数中低收入国家难以获得。即使是在二级和三级卫生系统,可获得的耳和听力保健服务也因地区和收入水平而存在差异。本报告所纳入的数据来相对较少的几个国家,数据表明,大多数国家在社区和初级卫生服务系统中并无耳和听力保健服务,在二级卫生服务系统中可获得的服务也在不同地区和收入群体之间存在差异。如尽管耳和听力保健服务在确保听力损失儿童获得最佳听力重建方面卓有成效(见"2 全生命周期的解决方案:听力损失可以得到解决"),新生儿或婴幼儿听力筛查服务仅覆盖全球约38%的人口[67]。根据最新的一项研究,近三分之一的国家很少或没有新生儿听力筛查服务[67](表3.1)。

表3.1　全球新生儿和婴幼儿听力筛查覆盖情况 *

| 筛查覆盖率 | 国家数量 | 国家占比 /% | 世界人口占比 /% | GDP(额定)人均 / 万美元 |
|---|---|---|---|---|
| 0 ~ < 1% | 64 | 32.7 | 37.63 | 3.7 |
| 1% ~ 9% | 14 | 7.1 | 7.42 | 3.9 |
| 10% ~ 49% | 19 | 9.7 | 8.33 | 10.7 |
| 50% ~ 84% | 17 | 8.7 | 6.72 | 14.4 |
| 85% ~ 100% | 41 | 20.9 | 32.59 | 40.4 |
| 无 / 数据不全 | 41 | 20.9 | 6.09 | 8.6 |
| 总计 | 196 | 100 | 98.78 | |

注:由于没有列出独立领土和被分裂领土,各条目加起来不完全等于100%。国内生产总值( gross domestic product, GDP )。

* 经 the Journal of Early Hearing Detection and Intervention 杂志许可转载[67])

在资源匮乏的情况下,耳和听力保健提供的服务往往因缺乏所需的设备和基础设施而受到限制[68-70],同时,由于人们通常需要走很远的路才能获得医疗服务,因此服务受到阻碍。对于生活在乡村社区的人来说,这一情况最为显著。对于一般的健康保健服务来说是一个重大问题,特别是对听力保健服务。这是低收入和高收入人群均会遇到的问题[20,71,72]。

由于听力损失的病因多种多样,而且往往无法明确,同时需要专业技能来提供这些服务,因此规划这些服务十分复杂。例如,为了治疗中耳炎、预防并发症、改善听力,经常需要进行耳显微外科手术(见"2 全生命周期的解决方案:听力损失可以得到解决")。要想成功地植入人工耳蜗和其他植入式助听装置,需要优秀的外科技术;而且听力学诊断也需要具备专业知识,尤其是针对婴幼儿。

听力康复通常需要多学科的努力和长期的治疗,有助于儿童言语能力的发展、获得教育和获得独立[73]。对于成年人来说,需要通过指导、听觉训练和咨询来使用康复后的听力,以确保他们能最大获益[53]。

此外，耳疾病和听力损失的处理具有时效性。干预措施的拖延会加剧疾病对健康、沟通和认知的影响；即使已经开始康复过程，拖延仍可能对所达到的最终结果产生不利影响[34,74]。这些因素说明必须采取以人为本的办法，才能确保产生有益的结果。

## 案例研究

**马拉维地区的听力保健情况**[72]

"大多数保健人员认为，到 QECH（伊丽莎白女王中心医院）的距离很遥远，是接受转诊的一个最大障碍。例如，一名保健人员解释说，他们的村庄距离布兰太尔市 100 公里，由于地形复杂，路程至少需要 2.5 小时。在此过程中还需要步行或骑自行车上陡坡才能乘坐公共交通工具。因此，人们认为这一行程十分具有挑战性，特别是对于他们的孩子。"

一位保健人员描述了这一行程的挑战：

"这是一个漫长的行程，想象一下从这里到格利亚提，你需要骑自行车、徒步爬山。在格利亚提，我们上了一辆去林贝的小客车，然后需要再上一辆去皇后区的小客车。这一行程很漫长，你出发的当天很可能得不到救助。"[72]

### 挑战可以被克服

● 采用循证的规划程序，可以帮助各国确定最适合其具体需要的干预措施的优先次序并加以实施[75]。世界卫生组织"HEARING"一揽子干预措施（见"4.1 概述"）和世界卫生组织现有工具可为这项工作的开展提供具体指导。

## 案例研究

**不同的需求，不同的策略**

在许多国家，主要是（但不完全是）在较高收入国家（例如：德国和英国）实施了新生儿听力筛查方案，这些方案通过尽量减少先天性听力损失[76-82]的不利影响并最大程度地节约成本[77,78,82]而显著获益。实施这些方案可有效减少职业噪声所引起的获得性听力损失[83,84]，并可使处于风险的人群受益。印度等国将注意力集中在中耳炎这一首要问题上，并努力采用措施和倡议来培训初级工作人员[85]。这种优先次序对于确保最有效地利用现有资源至关重要，必须通过全国性的循证证据和利益相关方讨论后进行选择。

● 培训为社区和基层提供服务和开展健康推广工作的卫生工作者和初级医师 / 家庭医生,有助于提高社区良好的耳和听力保健实践的知识水平。培训也有助于尽早发现常见问题[50],并通过确保能够就近获得基本服务而帮助减少距离产生的障碍。

## 案例研究

**在斐济开展的初级耳和听力保健培训,提高了卫生工作者的知识和技能 ***

据估计,9.6% 的斐济人口患有残疾性听力损失,6% 的儿童患有慢性化脓性中耳炎。唯一的专业耳鼻咽喉科治疗设施设在最权威的医院,即殖民地战争纪念医院,需为斐济 90 万人提供耳鼻咽喉专科医疗服务。

因为获得专家服务的机会有限,90% 的耳疾病和听力问题由 20 个不同地区的保健站、保健中心和部分医院的医务人员和护士处理。由于健康从业者在耳和听力保健方面接受的专业培训有限,患者通常会因耵聍、耳部感染或外耳道异物等简单的耳疾病被转诊到三级医院。对于耳鼻咽喉科门诊候诊名单上需紧急关注的耳部感染患者来说,这种情况会导致其治疗延误和产生的并发症。为

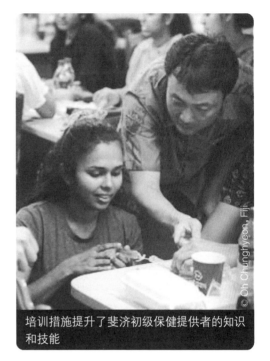

培训措施提升了斐济初级保健提供者的知识和技能

了解决这一问题,提高斐济人民获得优质耳和听力保健的机会,卫生和医疗服务部( Ministry of Health and Medical Services, MHMS )在斐济提供了 PEHC 培训。

目前,医务人员和护士利用世界卫生组织的初级耳和听力保健培训资源,在耳鼻咽喉科专家的帮助下,接受为期两天的培训课程。培训的重点是临床技能的学习,如病史记录、耳部查体、简单的听力学测试和耳部清洁。在两年的时间里,313名初级临床卫生工作者接受了斐济卫生部门的初级耳和听力保健培训和认证。

培训的结果和效果已得到评估,学员的理论知识和临床技能明显提高。质量管理率由 5.4 提高到 7.3。现在,医务人员和护士觉得有能力诊断和管理常见耳疾病,并识别听力损失。培训有助于减轻目前耳鼻咽喉科专家匮乏情况下的巨大人均工作量,并帮助提高社区内对耳鼻咽喉保健的认识。

* 由斐济 CWM 医院 Oh Chunghyeon 博士提供的叙述。

● 利用远程医疗等创新措施,可以改善获取服务的途径,尤其是偏远或服务不足的社区。COVID-19 大流行进一步突出了远程医疗的潜力,因为保持距离是一项重要的预防策略[86]。世界卫生组织在 COVID-19 大流行期间进行的一项调查报告显示,75% 的受访会员国的所有非传染性疾病的服务均被中断[87]。在为克服 COVID-19 带来的影响而采取的策略中,应用远程医疗替代面对面咨询是最普遍的,并且无疑是在获得医疗机构服务有限的情况下,还能确保服务连续性的最有效手段之一[87]。通过 COVID-19,证明远程医疗在改善偏远和获取健康服务困难地区的医疗服务方面发挥了重要作用[88]。如果能有效应用,远程医疗有能力彻底改变耳和听力保健服务的传播,并通过提高可获得性和效率,显著提高保健质量。为了确保有效、安全和合乎道德地使用远程医疗,必须牢记某些因素。这些总结在方框 3.1 中。

---

**方框3.1　远程医疗:工作原理及应用**

**什么是远程医疗?**

远程医疗是指当距离为主要障碍时,专业医疗机构可通过该技术提供医疗保健支持。

远程医疗服务利用信息及通信技术可以诊断、治疗、预防疾病及外伤;可进行医学研究及疾病评估,同时可以为医疗卫生工作者提供继续教育服务。以上都是为了促进个人及社区的健康。

**关键优势**

远程医疗可提供的远程援助主要包括以远程诊断、治疗、随访及监测为目的的远程咨询。这些服务通过使用一些远程医疗工具实现,如通过互联网连接的手机或座机电话、视频、联网设备、聊天平台、手机应用程序或基于数字平台的互联网( 如 Skype 或电子邮件 )进行远程医疗。

除了提供临床服务外,远程医疗服务还可用于:

● 医疗专业人员的远程学习,推进继续教育及人员培训。
● 疾病评估及建立研究协作网络,分享最佳实践指南,建立知识体系。
● 行政管理,例如计费服务。

**要点提示**

开展远程医疗服务时需要具备以下要素:

● 对获得的明确的需求做出响应。

---

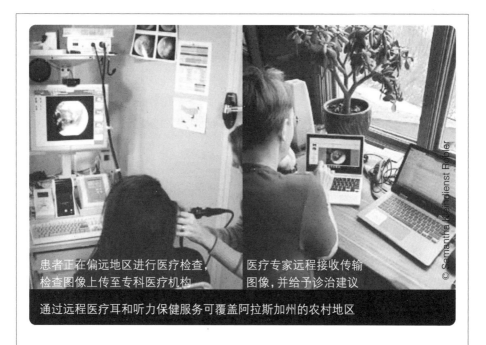

患者正在偏远地区进行医疗检查，检查图像上传至专科医疗机构

医疗专家远程接收传输图像，并给予诊治建议

通过远程医疗耳和听力保健服务可覆盖阿拉斯加州的农村地区

- 以患者为服务中心。
- 负责明确管理体系及政治承诺。
- 让利益相关方参与规划制订及优先事项。
- 根据国家当前数字医疗政策及战略部署，制定并实施与国家数字医疗愿景全局相结合的战略计划。
- 与所有参与组织和科研机构建立合作。
- 让未来将要使用该远程服务的医疗专业人员参与其开发。
- 确定被服务者对远程医疗的文化倾向。
- 确保将要实施的技术功能齐全、用户友好、人人皆可使用（包括残疾人），并具有扩大发展的潜力。
- 确保跨系统的交互操作性，促进其与医疗系统和患者健康记录的结合。
- 确保有效的报销和人均分配模式。
- 建立精细的评估机制。
- 确定是否有应参考的远程医疗认证标准[19]。
- 确保建立法律、伦理、隐私和安全法规或符合规定的框架和机制。

---

[19] 必要时，关于这方面，各国政府和其他执行者可以与国际远程医疗和电子保健学会沟通（ISfTeH）: https://www.isfteh.org/.

## 案例研究

### 远程医疗将 EHC 服务带到阿拉斯加的偏远地区 *

在美国最大的州——阿拉斯加州，远程医疗已经成功解决了患者和医疗服务者间的距离障碍[89,90]。在这个幅员辽阔、偏远的州，75% 的社区没有通往医院的公路交通，因此患者需乘飞机寻求专业医疗救助。人口激增和医生居民比偏低又进一步加重了医疗保健的时机延误。

为了应对这些挑战，全州的区域医疗保健系统建立了乡村医疗保健诊所网络，在这些地区社区医疗服务机构（ community health aides，CHA ）为偏远社区提供基本的医疗保健，否则患者将无法直接获得医师或护士的救助[91]。阿拉斯加远程医疗网络遍及全州 250 多个社区，支持 CHAS 针对所有类型的健康问题进行医学专业分诊。该系统使得专家可以远程为患者制订诊疗计划，指导当地 CHA 提供医疗保健，并确定患者何时需亲自前往当地或三级医院进行就诊、影像学检查或手术治疗[92,93]。

大多数远程医疗的完成都是不同步的，因此需要最少的网络带宽值，但偏远社区的一个重要特点是无法稳定地访问互联网。针对耳和听力保健，患者的耳内镜下表现、病史和基本查体结果均可从偏远的医疗诊所传输给专业医师，他们将在几小时内将治疗计划反馈给社区医疗服务机构。耳和听力保健的远程医疗咨询已被认为等效于患者亲自面诊，且比专业科室预约的平均等待时长减少了 8 周[94-97]。因此，从中耳疾病的治疗到制订术前计划和术后随访，在远程医疗支持下，社区医疗服务机构为患者提供服务的模式已成为全州耳和听力保健的标准实践方案。

最近，阿拉斯加州远程医疗网络正从临床医疗扩展到包括以学校为基础的预防服务。远程医疗用于疾病预防，并将经学校听筛转诊的患者与医疗专业分类相连接，以减少后续失访，这是全世界筛查面临的共同问题[98]。这对阿拉斯加本地儿童来说十分重要，因为他们有较高的感染相关的听力损失患病率[99]。由于医疗专家往往位于远离这些社区的城市，这些基于远程医疗的临床医疗和干预模式对全球偏远社区很有意义。

* 来源：美国杜克大学，Susan Emmett 博士口述

### 3.4.2 人力资源

保障获得服务的公平性，需要依靠有经验的医疗工作人员，他们为不同年龄及不同护理级别的患者提供耳和听力保健服务。缺乏有经验的医疗劳动力是改善医疗服务获得性的障碍。世界卫生组织于 2014 年发表的多国听力医疗保健能力评估报告[100]显示，各国在耳鼻咽喉科医师、听力师、言语 – 语言治疗师等耳和听力保健专业人员的可获得性存在巨大差距。最新发布的数据和调查结果的信息显示，这一现状无明显变化。

相关分析的结果如下，参考了部分为听力损失者提供诊断、治疗及康复服务的主要服务提供者[101]。

**耳鼻咽喉科专家[20]**

耳鼻咽喉科医师在处理耳疾病方面可以提供专业的诊疗，通常大多是因耳和听力问题转诊。在世界卫生组织会员国的各区及收入水平中，耳鼻咽喉科医师的可获得性存在显著性差异。如图 3.5a 所述，在非洲区约 56% 的国家，每 100 万人口拥有不到 1 名耳鼻咽喉科医师，在欧洲区约 67% 的国家，每 100 万人口拥有 50 名以上耳鼻咽喉科医师。就收入水平而言，78% 的低收入国家每 100 万人拥有不到 1 名耳鼻咽喉科医师，而 95% 的高收入国家和 69% 的中高收入国家每 100 万人口拥有 10 名以上的耳鼻咽喉科医师( 图 3.5b )。图 3.5c 的地图显示了 138 个国家 / 地区耳鼻咽喉科医师的分布。

**图 3.5a　世界卫生组织各区耳鼻咽喉科医师的分布密度**

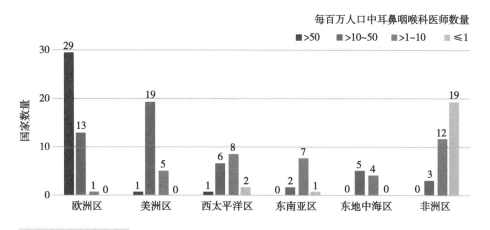

---

[20] "耳鼻咽喉科专家"( 或耳鼻咽喉科医师 )是指经过耳鼻咽喉科疾病治疗课程培训，已获得认证的学位或文凭的医师。

**图 3.5b 不同世界银行收入群体中耳鼻咽喉科医师的分布密度**

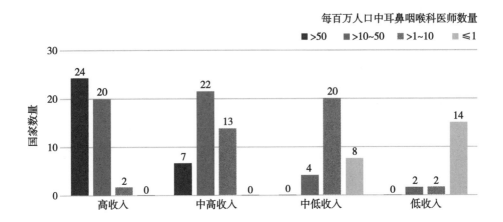

**图 3.5c 138 个有数据记录的国家 / 地区的耳鼻咽喉科医师的分布**

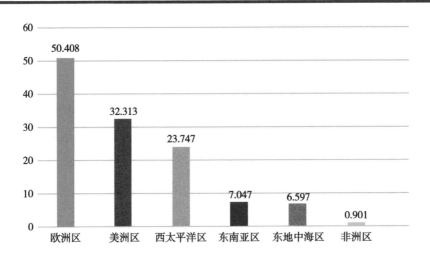

### 听力师 [21]

听力师应用人工听觉技术为诊断和解决听力损失问题方面提供了专业的诊疗。世界卫生组织非洲区的听力师数量最低,此地区内 78% 的国家每 100 万人口中拥有不到 1 名听力师。欧洲区的听力师数量最高,此地区内 52% 的国家每百万人口拥有 10 名以上的听力师( 图 3.6a )。就收入水平而言,高收入国家和低收入国家之间的差距很大。如图 3.6b 所示,与 93% 的低收入国家相比,65% 的高收入国家每 100 万人口拥有 10 名以上的听力师,76% 的中低收入国家每 100 万人口拥有不到 1 名听力师。图 3.6c 显示了 102 个有数据记录国家 / 地区的听力师分布。

**图 3.6a　WHO 各区听力师分布密度**

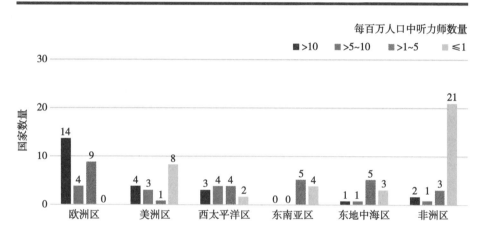

**图 3.6b　不同世界银行收入群体听力师的分布密度**

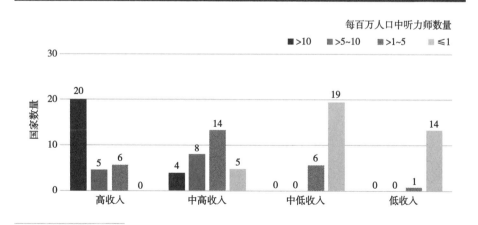

---

[21] "听力师"是指接受过公认的听力学课程或获得听力学学位的人。

图 3.6c　102 个有数据记录的国家 / 地区的听力师的分布

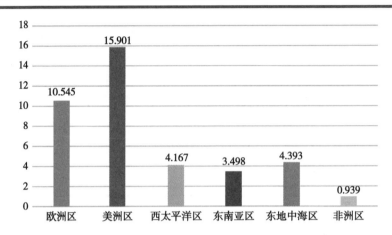

## 言语 – 语言治疗师[22]

　　言语 – 语言治疗师是最常参与为听力损失患者提供康复治疗的人群。在世界卫生组织各区域中,欧洲区的言语 – 语言治疗师的分布密度最高,在这里 69% 的国家每 100 万人口中平均拥有 50 名以上的言语 – 语言治疗师,美洲区以 33% 的比例名列其后。非洲区的分布密度最低,72% 的国家每百万人口中平均只有不到一名言语 – 语言治疗师( 图 3.7a )。就收入水平而言,如图 3.7b 所示,79% 的高收入国家每百万人口中有 50 名或以上的言语 – 语言治疗师,而 87% 的低收入国家和 66% 的中低收入国家每百万人口中只有不到 1 名言语 – 语言治疗师。图 3.7c 显示了 124 个有数据记录国家 / 地区的言语 – 语言治疗师分布。

图 3.7a　WHO 各区言语 - 语言治疗师( SLT )的分布密度

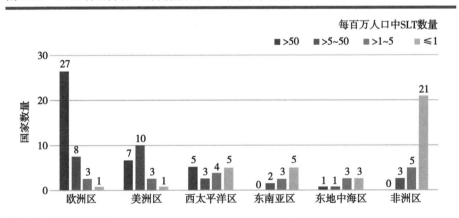

---

[22] "言语 – 语言治疗师"是指拥有公认的言语治疗证书或学位的人。( 在一些国家,言语治疗是听力学培训的一部分。)

图 3.7b　不同世界银行收入群体的言语 - 语言治疗师( SLT )分布密度

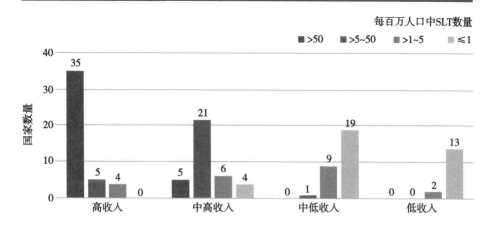

图 3.7c　124 个有数据记录的国家 / 地区的言语 - 语言治疗师的分布

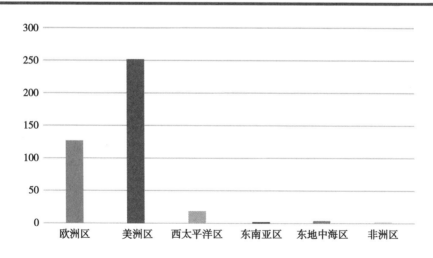

**聋人教师** [23]

聋人教师受过专门培训,以满足耳聋和重听学生的教育需求。如图 3.8a 所示,美洲区和欧洲区的聋人教师比例最高,分别为 50% 和 42% 的国家每百万人口拥有 15 名以上的聋人教师。非洲区的比例最低,仅为 35% 的国家每百万人口平均拥有不到 1 名聋人教师。对于高收入和中高收入国家,38% 的美洲区和 44% 的欧洲区国家中,每百万人口平均拥有 15 名以上聋人教师,而低收入国家每百万人口拥有不到 1 名聋人教师( 图 3.8b )。图 3.8c 显示了 86 个有数据记录国家的聋人教师的分布。

**图 3.8a　WHO 各区聋人教师的分布密度**

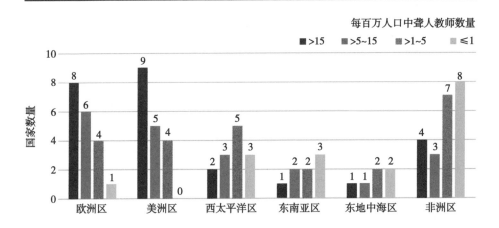

**图 3.8b　不同世界银行收入群体的聋人教师的分布密度**

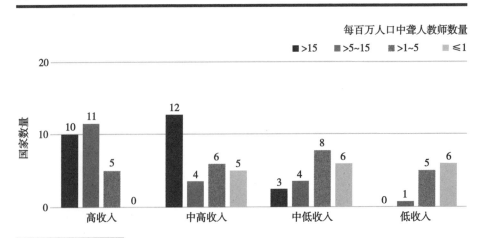

23　"聋人教师"是指具备向主流学习者提供高质量教学所需的技能和知识,同时具备向聋人学习者提供教学的额外资质和专业能力的教师。

图 3.8c　86 个有数据记录的国家 / 地区的聋人教师的分布

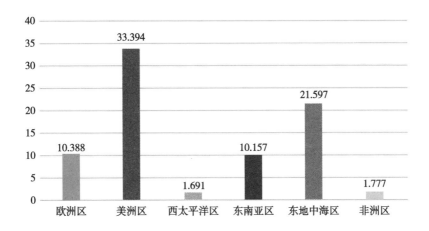

除了上述为聋人提供服务的职业，还有许多其他职业在提供听力保健方面发挥着重要作用，包括测听师、听力学技师、助听器验配师、康复师和社区卫生工作者。由于数据不足和各地区职业名称命名不一致等原因，本报告没有对这些工作者的数据进行统计分析。然而，由本报告现有结果可以明显看到，世界各地区耳和听力保健从业者资源配置差异很大，许多区听力服务提供者和听力损失者的配比明显不足。

**案例研究**

**撒哈拉以南非洲、拉丁美洲和东南亚耳和听力保健从业者现状**[69, 102, 103]

　　在世界不同地区进行的几项研究结果显示，耳和听力保健从业者在全球范围内面临着巨大短缺。一项基于撒哈拉以南非洲 22 个国家数据的研究表明，除南非外，所有国家每十万人口均拥有不到 1 名耳鼻咽喉科医师、听力师或言语 – 语言治疗师。一些国家，例如布隆迪和马拉维，没有执业的言语 – 语言治疗师。2009 年和 2015 年的数据相比，尽管在此期间专科医师的总数有所增加，但考虑到人口增长的因素，一些国家的耳鼻咽喉科医师的人口配比实际上有所下降，专业人员严重短缺的情况依然存在。

　　在拉丁美洲的一项研究显示，各国耳鼻咽喉科医师的人口配比相差 30 倍以上：从危地马拉的每百万人口平均拥有 2.8 名耳鼻咽喉科医师，到阿根廷的平均61 名耳鼻咽喉科医师。在所有列入统计的国家中，耳鼻咽喉科医师主要集中在首都地区和大城市，乡村地区处于劣势地位。例如，在巴拉圭，首都地区的每百万人口拥有 148.8 名耳鼻咽喉科医师，而该国其他地区每百万人仅拥有 4.1 名耳鼻咽喉科医师。在世界卫生组织对东南亚区的一份报告显示，除泰国（每十万人中平均有 2.68 名耳鼻咽喉科医师）外，所有国家的耳鼻咽喉科医师密度均小于每 10 万人口 1 名。听力师、测听师、言语 – 语言治疗师以及手语翻译员的人数甚至更少，所有国家每 10 万人口中每个类别的专业人员配比都不高于 0.5 人。在整个区域中，聋人教师的数量高于其他耳和听力保健从业者，例如，不丹的聋人教师分布密度为每 10 万人拥有 2.73 名聋人教师，泰国为每 10 万人拥有 1.49 名聋人教师。

### 耳和听力保健人员的缺口：原因、影响和解决办法

为了研究耳和听力保健领域从业者短缺的真正影响，并评估现有专业人员的从业压力，世界卫生组织采用生活中的特定情景制定实施方案。这些方案依托世界卫生组织工作人员劳动力需求指标（workforce indicator for staffing needs, WISN）的工具制订，其保守提示了目前可用的人力资源与开展的 5 种常见耳和听力保健干预措施所需人力资源之间的差距：耳部检查和清洁、听力评估、助听器验配、助听器验配咨询和常见耳科疾病的诊断，如儿童急性或慢性中耳炎。图 3.2 总结了部分国家在耳和听力保健干预措施方面存在差距的例子。

造成这些差距的主要原因可能是缺乏足够的教育和培训机会来培养耳和听力保健相关从业者。据世界卫生组织报告，听力保健人员受教育机会的巨大差距在世界低收入和中等收入国家最为明显[100]。即使在提供卫生保健服务和听力保健的人力资源相对较多的国家，确保人力资源的公平分配也往往是一项挑战。这主要是因为：

> 耳和听力保健领域需要的专业人士既能在患者个体层面提供高质量的服务，又能在人际、组织、社区和公共政策层面帮助患者[74]。

- 耳和听力保健专业人员和服务集中在城市地区；在一些国家，城乡比例高达 36∶1[68,69,102]。
- 专业人士主要解决耳和听力保健的临床问题。尽管以人为本的临床保健方法至关重要，但这不足以预防和解决听力损失问题；该领域需要能够在个体层面提供高质量服务的专业人员，同时也能在社区和公共政策层面解决这一问题[74]。这就要求耳和听力保健领域的专业人员以公共卫生方面为导向。
- 缺乏对不同专业从业者所扮演角色和能力的标准化统称，这可能会在听力学和言语病理学领域从业人员中造成混乱[104]。

1）常见耳疾病的诊断和处理：阿曼和印度

世界卫生组织估计，在阿曼，如果要对所有耵聍栓塞的患者进行治疗，至少需要137名耳鼻咽喉科医师，为总计181 000位需求者提供这项服务，比现有的医师总数多出40个。这种实际与需求的差距可以量化为0.7。这表明，在阿曼，可以为耵聍栓塞患者提供治疗的医师只能满足需求的70%。而此结果甚至还是对真实情况的极大高估。因为这项统计结果基于假设：每名耳鼻咽喉科医师仅治疗耳疾病患者。但实际上这名医师还要为鼻部、喉部、头颈部疾病患者提供医疗服务。因此，以该国目前耳鼻咽喉科医师的拥有率来看，情况显然是不太乐观的。幸运的是，阿曼的全科医师数量与日俱增，国家选择投资对全科医师进行耳科治疗相关的培训，让他们也可以为患者提供耳科疾病的诊疗，尤其是在学校。据估计，如果阿曼的耳鼻咽喉科医师与其他医务工作者共同负责耵聍栓塞相关的诊断和管理工作，那么最多可以减少47%的工作量。

对印度德里市的一项类似评估表明，需要1 075名耳鼻咽喉科医师来鉴别诊断所有0～15岁的常见耳疾病患者。目前，该市的耳鼻咽喉科医师不足650人，比例仅为0.6。而该市拥有的全科医师数量要远超于此。因此，与全科医师共同分担这些工作是合理的解决方案。甚至初级卫生保健工作者也可以在对常见耳疾病的诊断中发挥关键作用[55,102]。与其他人共同分担任务可以减少德里市耳鼻咽喉科医师50%的工作量。

2）听力评估：赞比亚

听力评估通常由听力师进行。在许多国家，尤其是在中低收入国家中，听力师的拥有率较低。据估计，由于赞比亚的人口超过1 700万，需要600多名听力师对所有可能有听力损失的人进行听力评估。由于目前只有1名有资质的听力师和14名测听师来满足整个国家的需求，这对耳和听力保健的实行提出了重大挑战。实际与需求的人数比例为0.01，表明当前人员的拥有率仅能满足所需的1%。为更多地提供这些服务，在完成本职工作的前提下，国家对护士们进行了听力测试的培训[105]。这一举措将使听力师的工作量减少了约48%。

3）助听器验配：智利

传统意义上，验配助听器的工作由听力师完成，但在需要时应培养或培训其他人员来共同承担这项任务[50,55,106]。世界卫生组织检查了智利圣地亚哥一家医院的助听器验配服务情况。作为一家满足人们健康需求的三级医疗中心，医院需要 78 名专业人员为所有需要的人验配助听器。而实际与需求的比例仅为 0.01，与在赞比亚所观察到的比率相似，这表示该医院目前只能满足需求的约 1%。由于医院目前只有一名专业人员，因此接受过助听器验配培训的其他医疗技术人员将协助其完成这项工作。

4）使用助听器及人工耳蜗的咨询：俄罗斯

作为听力康复过程的一部分，正确指导验配助听装置的人员如何使用并提供定期咨询是非常重要的[54]。通常由负责验配助听器的听力师担任此角色。据世界卫生组织预测，在俄罗斯需要 932 名听力师来提供这项服务，但在 2018 年仅有 389 名。这表示实际和需求之间有 42% 的差距。所以应与言语治疗师和测听师等其他人员分担这项任务，这样不仅可以满足人们的需求，还可以使听力师的当前工作量减少近 54%[101]。

## 任务分担是弥补耳和听力保健工作中人员短缺的一种手段

任务分担指医疗工作团队中的不同人员之间重新分配临床任务或其主要部分。与任务转移不同，任务不是从一个人员转移到另一人员，而是赋予其他人员特定的任务或行动。从高素质的医务人员到培训时间较短、资历较少的其他医务人员，任务的重新分配可以更有效地利用现有的资源[107]。传统意义上由 EHC 专业人员执行的任务可以由社区卫生工作者、助理保健人员、护士和技术人员等非专业人员共同完成[50,55,102,106]。

在其他的一些卫生领域，这种方法已被成功采用[107-109]；在耳和听力保健领域，这种方法可以增加以下服务的提供：

- 在初级阶段，识别和处理常见的耳疾病（例如耵聍栓塞、急性和慢性中耳炎）。
- 听力评估及筛查。
- 助听器验配及验配后咨询。

根据现有的模型和研究以及专家的意见，方框 3.3 描述了不同工作人员在耳和听力保健方面担任的传统角色，以及任务分

Ear and Hearing Outreach Clinic

© Rachael Beswick, Ministry of Health, Zambia

训练有素的护士在赞比亚服务不足的地区提供外展服务

担的可能性(当传统工作人员不足以满足人口需求时)[50,55,69,106,110]。

任务分担的实施应是整体工作计划的一部分,并且需要合作完成——即由包括 EHC 专业人士和其他卫生工作者在内的所有利益相关方共同推动,为有需求者提供优质服务。

在制订合理的工作计划时,重点考虑的因素包括:[50,55,106-108]

- 应在进行其他工作的同时实行任务分担,以增加包括本职工作人员在内的医疗服务提供者的总数。
- 在任务分担之前,必须对现有的人力资源进行分析和评估。
- 应规范培训的需求和程序,建立完善的质量保证机制。
- 分配给不同人员的工作应符合国家的卫生规定。
- 自动化设备或远程医疗可以作为提高任务共享成功率的有用工具。

当技术人员和非技术人员共同分担职责时,必须在耳鼻咽喉科医师或听力师的监督和支持下进行。

### 方框3.3 EHC各级专业人员分担任务的可能性

| | 初级保健工作人员和护士 | 全科医师 | 听力师 | 耳鼻咽喉科医师 | 言语治疗师 |
|---|---|---|---|---|---|
| 听力筛查 | 社区水平的筛查和转诊 | | | 社区水平筛查 | 社区水平筛查 |
| 听力损失的评估 | 识别成人的听力诊断中的风险因素,有风险因素的患者表明需要特殊保健 | | | | 识别成人听力诊断中的风险因素 |
| 助听器验配 | 无风险因素的成人 | | | 主要为无风险因素的成人 | 主要为无风险因素的成人 |
| 听力康复 | 成人听觉康复训练及咨询 | | | 成人听觉康复训练及咨询 | |
| 常见耳疾病的初诊(耵聍,中耳炎) | 社区的发现、初级保健、转诊 | 常见非复杂疾病的诊断和处理 | 对非复杂耳疾病进行分类、诊断和管理 | | |

▮ 传统的任务　　▮ 可分担的任务

\* 包括现有的保健工作人员和其他可发展为提供初级保健的人员[111]

可攻克的挑战（解决方案）

国家需要通过创新的工作策略来解决人力资源缺乏的问题，以促进耳和听力保健护理服务的实行。这些策略必须集中于：

- 通过以下方式增加提供耳和听力保健的工作人员数量：
  - 根据国家需要，为相关专业人员提供的学习机会，包括耳鼻咽喉科医师、听力师、言语治疗师、手语教师、助听器验配师、测听师[112]。除了在国内开设相关的教育课程外，与国外专家合作等创新的解决办法也是可行的选择之一[50]。
  - 任务分担可以减少对训练有素的专业人员的需求，并将这些专业人员的常规工作重新分配给培训需求较低的其他工作人员[50,55,69,106]。
- 提高现有医疗保健领域工作者的能力：
  - 对于耳鼻咽喉科、听力学和语言治疗领域的专业人员来说，所受到培训需要侧重于耳科、听力保健及公共卫生相关的部分[39,44,113]。
  - 对于社区和初级卫生保健工作人员、护士和其他从事护理和提高广大民众意识的人员来说[50,106]，需要进行以下工作：
    - 进行在职学习培训，更新自己的知识和技能。
    - 提供移动医疗和远程医疗服务方面的技术支持[55,114]。

## 案例研究 I

### 中国的听力学教育发展

在 20 世纪 90 年代，中国认识到需要听力及言语治疗领域的专家。为了解决这一问题，中国听力语言康复研究中心采取了"多"管齐下的方法，包括：

1. 专业教育计划：1995 年，开展一项与中国一流大学合作、针对听力和言语康复专业人员的教育计划。至今，已经有 1 000 多名专业人员接受培训并在全国各地的国家听力和言语康复机构为患者提供服务。未来几年，中国残疾人联合会的目标是创办中国的康复大学。

2. 认证课程：课程包括：
   - 助听器验配——提供助听器服务的相关人士均需接受专业培训来学习验配及维护听器。自 2008 年以来，已有超过 1 000 名助听器顾问参与并受益于此项目。
   - 儿童听力学——此课程始于 2009 年。国家康复机构的专业人员接受这种高级培训。迄今为止，已培养出了 500 多名儿童听力学工作者。

3. 继续教育方案：2012 年开始实施继续教育方案，以扩展更新国家康复机构所有在职人员的知识和技能。

这些项目通常是与全球一流大学合作开展的，每年有近 200 名专业人士从中受益。

这些措施大大增强了中国提供 EHC 服务的能力，包括实施国家级新生儿筛查和早期干预计划。

---

## 案例研究 II

### 在基里巴斯的南塔拉瓦，护士可提供耳部护理 *

自 2013 年开始，基里巴斯的南塔拉瓦岛开展了一个以社区为基础、护士为主导的儿童耳保健服务。这项服务来自新西兰自 20 世纪 70 年代以来成功运作的"专业耳部保健"，这种方法将 EHC 服务引入了基里巴斯，那里有大量儿童出现鼓膜穿孔及听力损失。众所周知，这种耳疾虽然很容易预防，但如果不加以干预，会导致难以控制的严重并发症。

为了解决这个问题，护士要接受专业培训，学习耳部检查、耳镜的正确使用、常见耳疾病的处理、听力筛查和声导抗测试方面的知识。这些护士们在岛上的三所大型小学工作，学校内有 1 500 多名学生。

2018 年，他们的工作范围扩大到通加鲁医院开设的一个专业耳科诊所。从急诊科收集到的数据显示，近 25% 的人有耳疾病。该专科诊所现在有耳科护士，每周工作三天。他们经常接受相关培训，并受到来访专家小组的专业支持。

在过去六年，由于耳科护士的定期保健，调查组发现受他们照顾的学生中，患慢性耳疾病的病例大幅减少。现计划将这项服务扩大到南塔拉瓦的所有小学。

来自基里巴斯的经验表明，训练有素的耳科护士可以提供基于社区的、低成本的、简单易行的耳和听力保健。

* 来源：信息由新西兰的护士培训师 Kahn Bury 女士提供。

---

### 3.4.3 人工听觉技术

术语"人工听觉技术"包括助听器和人工耳蜗等设备。世界卫生组织估计，在低收入和中等收入国家，只有不到 15% 的需求者能够获得这些设备[115]。全球疾病负担研究和世界卫生组织估计，全球超过 4 亿人可以受益于使用助听器[105]；在这些人中，只有不到 6 800 万人真正使用了助听器，表明现有的覆盖缺口为 83%[116]。这一百分比在世界卫生组织欧洲区最低（77%），在非洲区最高（90%）（图 3.9a）。虽然低收入国家的缺口最大（91%），但在高收入国家，也有近四分之三为有需求但未配戴助听器者（图 3.9b）。

图 3.9a 世界卫生组织各区有需求但未配戴助听器的人数和百分比

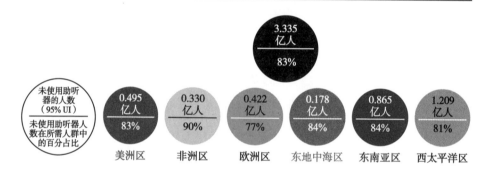

图 3.9b 不同世界银行收入群体中有需求但未配戴助听器的人数和百分比

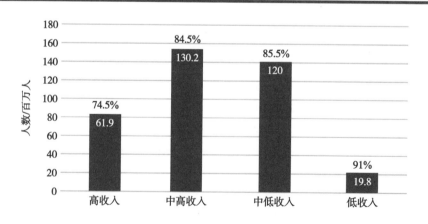

基于 GBD 数据的进一步分析表明,使用助听器极大减少了与听力损失相关的残疾( 以 YLDs 计算 ),尤其是针对中重度或重度听力损失者。总的来说,在没有使用助听器的情况下,听力损失占 2 900 万 YLDs。按目前助听器的覆盖率( 17% )计算,该数字为 2 530 万 YLDs,即发病率减少 12.6%( 13.9% ~ 11.5% )。据估计,如果每个需要助听器的患者都能使用助听器,这一人群的疾病负担将从 2 500 万 YLDs 减少到 1 030 万 YLDs——可以减少 59%[115]。

患者配戴助听器的机会受限,反映了 EHC 服务所面临的挑战,本节已做概述。在助听器相关背景下,这些挑战可以概括为:①助听器的高成本;②缺乏提供、验配、维护和支持使用助听器的人员和服务;③对听力损失缺乏认识和歧视。

> 如果每个需要助听器的患者都能使用助听器,这一人群的疾病负担可以减少 59%

对于人工耳蜗植入,有关其使用途径和控制因素的研究和数据有限[41]。然而,与助听器一样,诸如费用高、训练有素的工作人员及康复服务短缺等问题,限制了除高收入国家以外人群对助听器的使用,但即使在高收入国家也存在很大缺口[117,118]。

## 案例研究

"儿童在获取人工耳蜗植入方面存在很大差异。在一项针对 5 个国家的研究中,比利时的弗兰德斯地区符合条件的儿童中估计使用率为 93%。英国和其他一些欧洲国家也超过了 90%。在美国,大约 50% 可受益于人工耳蜗植入的儿童接受了植入。这并未考虑成年人的使用率,他们会更低。"[117]

虽然与人力资源和服务相关的问题已经得到处理,但它们的重要性怎么强调也不过分。一个训练有素的技术人员是可以提供人工听觉技术的关键( 见 "4.2 "HEARING"干预是全民健康覆盖的重要组成")。然而,意识水平的低下限制了听力评估和康复服务的实施,甚至在有这些服务的情况下也是如此,全球助听器使用率的持续低下( 77% ~ 90% )证明了这一点。寻求服务的患者对这些设备不切实际的期望也会影响助听器使用的持续性和收益。

成本问题对助听器和人工耳蜗的使用至关重要。根据设备规格和功能的不同,世界各地甚至国家内部的成本差异很大。例如,仅在美国,助听器的价格就在 500～3 000 美元不等[119];双侧助听器的平均费用为 4 700 美元[71]。与此同时,低成本设备在许多地方都可以买到,比如印度,一个设备的售价可能低至 50 美元[120]。

即使在发达国家这些设备很容易买到[71],使用这些设备也常常需要更多自付费用。此外,费用不仅涉及设备本身,还包括耳模和电池,以及配件和维护服务。在尼日利亚进行的一项研究表明,仅助听器电池的年成本就可能超过一个普通非洲农业家庭的年收入总和[121]。高进口税和对医疗器械的非正规费用征收加剧了成本负担;也限制了人们获得医疗保险的机会[120]。

这一领域内部的竞争有限,使情况更加复杂:少数制造商生产了全球销售量 98% 的设备[122],他们通常只专注于适合发达经济体的高端产品[120]。

提供低成本、高质量的人工听觉技术对提供听力保健至关重要。在供应能力不足的情况下,需要创新的办法和有效的服务模式加以弥补,以确保公平地获得助听设备及其相关使用的重要服务。

**可克服的挑战(解决方案)**

解决人工听觉技术获取和使用方面的问题,需要多管齐下的方法。助听器和人工耳蜗应作为政府主导服务的一部分,列为优先辅助产品,并通过以下途径推广使用:

- 根据 WHA71.8 号决议[124]提出的建议,提高听力辅助技术的获取机会,确保人们获得高质量、可负担又安全的技术和服务[55,123]。该决议以及世界卫生组织的优先辅助产品清单 24,为人工听觉技术和相关服务纳入国家卫生系统提供了具体指导。

- 采用符合世界卫生组织建议的可负担的高质量产品,如世界卫生组织发布的《适用于中低收入国家的助听器技术优选方案》[125]。

- 在决定哪些人工听觉技术最适合一个国家的需求时,应考虑最新的、颠覆性发展的人工听觉技术(见"2 全生命周期的解决方案:听力损失可以得到解决")。

- 验证并实行有效的服务提供模式,而不完全依赖于训练有素的专业人员;例如,远程听力学[126,127]、使用自验配或可训练式助听器[106,120]、直接面向客户服务[128]、使用电子健康和移动健康平台[54,129],及培训本地现有人力资源[55]。这种服务提供模式应该适应该国卫生系统的需求。

---

24 https://www.who.int/phi/implementation/assistive_technology/global_survey–apl/en/

- 通过以下方式提高对听力损失的认识,避免歧视:
  - 组织交流活动,提供方便准确的信息。
  - 加强与听力损失者之间的联系。
- 通过减少进口关税或税收等措施来降低成本、集中采购、使用太阳能电池和本地采购的材料[120],以及创新的补偿方案[55]。
- 在助听器和人工耳蜗的设计和提供方面进行研究和创新,以适应各国的特殊需求,并开发用户主导的人工听觉技术,以适应不同患者的个人需求。
- 人工听觉技术制造商通过培训和支持更多的从业者来增加人工听觉技术的供应。制造商还应发挥作用,以确保其供应能最大限度地覆盖社会各个阶层。

## 案例研究 I

**有效的服务提供模式和规定可以增加获得助听器的机会**

积极的社区筛查和助听器验配可增加获取助听器的机会,并带来成本和健康效益[130]。印度进行的一项研究比较了在社区中进行主动筛查并验配助听器与三级设施被动筛查和验配助听器的效果。该研究预估了这两种方法的总成本和效果(即基于社区的主动筛查方法与在三级设施接受治疗的患者验配助听器进行对比)。根据对助听器的依从性评估对健康的影响,并避免了DALYs的相关变化。

很明显,虽然这两种模式都具有成本效益,但主动筛查后提供的助听器更昂贵。然而,这一缺点被它提供的优势充分抵消,即服务的覆盖面更大,以及通过主动筛查后可以避免的DALYs数量显著增加,带来更大的健康收益。

## 案例研究 II

**非处方助听器可提高购买和负担能力**[128]

近年来,美国的主要卫生机构已将提供非处方(OTC)助听器列为优先事项,以提高这些设备的可及性和可负担性。一项随机对照试验比较了"听力学最佳实践"(audiology best practice, AB)模式、OTC模式和安慰剂。这两种模式都能有效改善老年人的听力和健康状况。与AB模式相比,OTC模型的效果略差。这一微小的差异被OTC模式对提高助听器的普及性和可负担性方面的优势所抵消,特别是在老年人中,这是未来实施的一种有效途径。

政策的实施提高了人们获得人工听觉技术的机会：一个俄罗斯案例 *

1991 年，俄罗斯政府在全国推行了一个人工耳蜗项目，补充了现有的助听器计划。因此，现在可以根据需要为先天性聋的婴幼儿验配助听器或植入人工耳蜗，并提供康复服务。每年，全国有多达 1 100 名婴幼儿在政府预算资助的六个联邦中心接受人工耳蜗植入手术。

此外，所有年龄的人都可以在区域听力中心获得听力保健，包括听力测试、助听器选配。每年，联邦社会保险基金会将提供并支付 12 万台助听器。这些措施确保了所有年龄段的患者都能获得其所需要的听力保健。

* 来源：信息由美国国家听力康复研究中心来自莫斯科俄罗斯联邦的 George Tavartkiladze 博士提供；https://www.rosminzdrav.ru/ministry/61/22/stranitsa–979/ statisticheskie–i–informatsionnye–materialy/statisticheskie–materialy；https://www. rosminzdrav.ru/open/kollegiya–ministerstva–zdravoohraneniya–rossiyskoy–federatsii/materialy–kollegii–ministerstvazdravoohraneniya–rossiyskoy–federatsii

**在英国，集中采购使助听器触手可及 ***

认识到治疗各年龄段听力损失者的益处后，国民保健服务（National Health Service，NHS）向需要这些设备的儿童和成人免费提供助听器（和人工耳蜗植入）。据估计，英国国民健康保险制度（NHS）每年安装 75 万个助听器。为了能够以一种可负担的方式提供高质量的设备，政府采取了系列措施，以确保质量和降低成本。这些包括：

- 建立助听器的最低技术规范。
- 助听器和助听器制造商被 NHS 接受之前需通过测试。
- 要求制造商进行投标，以获得最好的技术和尽可能低的价格。
- 建立全国范围的供应链。
- 由于这些政策，助听器现在可以以极具竞争力的价格提供给政府。这种方法有助于减少为英国政府提供助听器所带来的财政影响，并使听力损失者受益。

* 资料来源：信息由 NHS 听力学供应组（ASG）与英国听力学学会（BAA）合作提供。

### 3.4.4　健康信息：数据和指标

听力保健服务的普及程度不仅在各国之间差距巨大，并且缺乏国家水平的评估和记录[131]。关于耳和听力保健的指标大多没有在各国的卫生信息系统中显示，也没有在文献中充分报道。世界卫生组织 2014 年报告的调查数据[100]也显示，对听力损失流行病学相关的研究和信息不足。即使有数据，在调查方法和定义不同的情况下，它们的可用性也会受到限制。

可靠的信息是循证决策的基础，也是衡量进展的手段，因此缺乏可靠信息是目前的重大挑战。国家卫生信息系统中听力保健相关信息的缺失是其在卫生系统中优先级较低的原因之一。由于缺乏流行病学数据，各国难以理解听力保健的必要性和相关性，因此难以将其纳入国家卫生计划。如果没有做到优先考虑和适当关注，听力损失指标就不会被纳入卫生信息系统的监测方案，从而形成恶性循环。

**可攻克的挑战（解决方案）**

- 在研究机构的支持下，通过使用标准化工具，如世界卫生组织的《耳和听力调查手册》[132]，可以收集关于耳和听力保健的可靠数据。通过采用快速听力损失评估（rapid assessment of hearing loss，RAHL）调查方案（方框 3.4）等方法，这样可以相对容易地以低成本收集有效数据。

- 为指导循证决策，各国的卫生信息系统中应纳入耳和听力保健的适当指标，以提供对现有状况和趋势的"综合"看法[133]。

---

### 方框 3.4　WHO 致力于数据收集标准化

以下工具可用于卫生系统水平的研究，并可用于解决今后几年在数据和信息方面的缺失问题：

监测 EHC 服务提供情况的指标[134]：包括 14 项核心指标和 21 项补充指标，收集统一的卫生系统水平指标，并提供标准化措施，以全面了解各国在耳科和听力保健领域所取得的进展。

《耳和听力调查手册》[132]：该手册为开展人群听力损失患病率流行病学研究提供了指导。使用标准化的数据收集方法有助于将当地的流行病学数据用于区域和全球评估。该手册包括 RAHL 调查方案，可以用简单和经济的方法来评估听力损失的患病率。

---

### 3.4.5　行政和财政

　　各国政府带头制订策略方向和实施政策是非常重要的,像处理任何其他问题一样,通过其卫生系统综合处理听力损失问题。所有区域的国家目前都没有针对这一问题的国家战略或委员会,这证明了耳和听力保健领域缺乏管理和领导[100]。世界卫生组织的一些会员国已经启动或加速了这一领域的行动,特别是在2017年世界卫生大会通过了关于预防耳聋和听力损失的决议之后[1]。

　　缺乏行政管理的原因是政府缺乏关注,听力损失作为优先级较低的公共卫生问题,因与优先级较高的卫生事件竞争,而缺乏财政支持[100]。尽管听力损失的影响严重,已采取具有成本效益的干预措施以及世界卫生组织领导的全球行动,但在全球范围,听力损失的财政支持有限这一挑战仍然存在[131]。

　　**可克服的挑战(解决方案)**
- 因地制宜的沟通和宣传可以有效推动政策制定[43,135]。这种主张必须在全球各地区和国家各级进行,并以事实和有证据支持的数据作为依据[136]。
- 克服经费限制和政治承诺的挑战需要多管齐下的办法,主要注意以下方面:
　　(ⅰ)　明确统一的全球视野和调集国际资源来支持耳和听力保健领域[131]。
　　(ⅱ)　将 EHC 服务纳入全生命周期的保健服务[55]。
　　(ⅲ)　采用能够降低成本的创新解决办法和技术[55,131]。

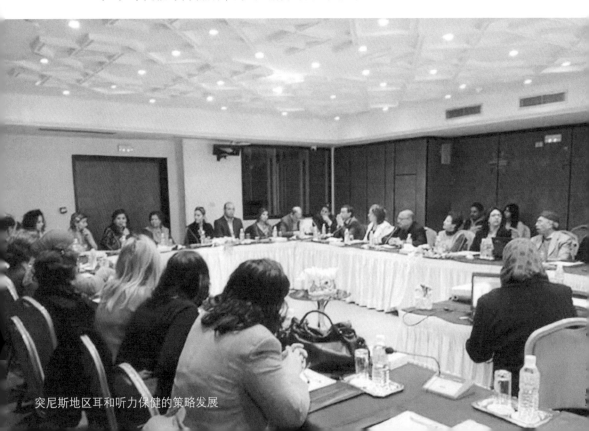

突尼斯地区耳和听力保健的策略发展

### 世界卫生组织倡导促进全球听力保健行动

自 2011 年以来，世界卫生组织一直将世界听力日[137]作为一项年度宣传活动，以强调耳和听力保健的重要性和必要性。每年的世界听力日都有一个特定的主题，它成功地调动了世界卫生组织各不同利益相关方的努力。在世界各国已经组织过一些活动，活动致力于提高广大民众和决策者对耳和听力保健的认识。这也是为社区的目标群体进行筛查和提供服务的机会。2020 年，107 个国家已为世界听力日举办近 600 项活动，标志着这一领域的重要性在日益增强。

2018 年，世界卫生组织继续其宣传工作，并与多方合作共同努力，还发起了世界听力论坛( World Hearing Forum, WHF )[138]作为从事耳和听力保健的所有部门联合的全球性倡导联盟。世界听力联合会倡导优先重视听力保健，并执行世界卫生大会关于预防耳聋和听力损失的 WHA70.13 号决议。该联盟明确了全球听力损失行动领域的总体愿景。论坛希望通过将所有利益相关方汇集成一个统一战线，进行持续和统一的宣传，从而使公共卫生机构和政府更加重视听力保健。

### 根据世界卫生大会 WHA70.13 号决议，巴基斯坦优先重视耳和听力保健 *

2017 年，世界卫生大会关于预防耳聋和听力损失的 WHA70.13 决议敦促会员国制定国家计划，对听力损失的主要原因进行预防和控制，并在卫生系统内早期发现和管理听力损失。为此，巴基斯坦政府组织采取了行动，包括向其所有公民免费提供助听器，并为失聪儿童提供一定数量的人工耳蜗植入。现阶段正在启动最大的国家新生儿筛查项目，以确保早期识别听力损失，提供及时的康复治疗。这样国内的每位公民包括那些已有听力损失者，有机会达到最佳干预效果。

\* 来源：信息由世界卫生组织巴基斯坦地区的技术顾问 Maryam Mallick 博士提供

## 案例研究 III

**肯尼亚响应世界卫生大会关于耳和听力保健决议的呼吁**

为响应世界卫生大会 1995 年和 2017 年通过的关于听力损失的决议,肯尼亚政府于 2016 年启动了国家 EHC 战略。第一步是成立一个国家医疗卫生技术工作组,并使用世界卫生组织医疗卫生形势分析工具进行详细的形势分析。在这一分析的基础上,提出了建立一个不可预防性听力损失的健康和富有生产力的国家的全面计划。自启动该战略计划以来,各县执行该计划采取了一些具体措施:

- 国家政府对听力师和言语治疗师进行认证,为这些人员提供公共服务领域的途径。
- 提供现已被列入国家福利保险基金的助听器。
- 公有和私营部门继续保持一致努力,以改善耳和听力保健的基础设施和人力资源。

除此之外,该国还作为东非和中非地区等国家的参考,在世界卫生组织七个邻国的卫生保健人员培训和国家战略制定方面发挥关键作用。

## 案例研究 IV

**非政府部门在改善耳和听力保健方面发挥了重要作用 \***

非政府组织在支持政府规划和提供耳和听力保健方面发挥重要作用。柬埔寨 All Ears 协会( All Ears Cambodia, AEC )是当地非政府组织的一个典型案例。该组织与政府合作已有 17 年,为超过 28 000 名有需求的患者提供了专业的耳和听力护理服务。

服务重点有初级耳保健、儿童耳部感染治疗、听力检查和助听器验配。9 个外展的诊所为该国偏远和分散的村庄提供服务。该组织还参与编写技术指南和材料,并在社区和地方学校开展教育方案,以预防听力损失并改变公众的现有态度。

\* 来源:信息由来自 AEC 的 Glyn Vanghan 提供的叙述

## 案例研究 V

**世界卫生组织非洲区的宣传推动了马达加斯加的政策制定 ***

2018 年,为了响应 WHA70.13 号决议,促进耳和听力保健行动的实施,11 个非洲国家与世界卫生组织和该领域的相关非洲国家行为者一道成立了"中非、东非和南非 EHC 区域性论坛"。马达加斯加的政府参加了论坛,并根据论坛的成果,与国际非政府组织 CBM 合作成立了一个全国耳和听力保健委员会 **。

2019 年,在马达加斯加卫生部门的领导下,根据世界卫生组织工具和指导开展了形势分析和战略规划。马达加斯加的政府组织目前正在与多个利益相关方合作,在眼、听力和口腔保健服务范围内制定一项耳和听力保健的国家战略。作为朝这个方向迈出的第一步,卫生部门于 2020 年 3 月 3 日发起了一场提高耳和听力保健意识的运动,在全国范围内开展了强调听力损失主题的活动。在 5 年阶段内,EHC 国家策略将通过加强卫生系统、培训增强各级保健能力等措施,确保马达加斯加 15 个地区可以获得高质量的卫生保健服务。

\* 来源:信息由来自 CBM 的 Diego Santana 博士提供
\*\*https://www.cbm.org

# 参考文献

1. World Health Organization. Resolution WHA.70.13. Prevention of deafness and hearing loss. In: Seventieth World Health Assembly, Geneva, 31 May 2017. Resolutions and decisions, annexes. Available at: http://apps.who.int/gb/ebwha/pdf_files/WHA70/A70_ R13-en.pdf?ua=1, accessed November 2020.

2. World population prospects, the 2017 revision: key findings and advance tables. Department of Economic and Social Affairs, ©2017 United Nations. Available at: https://population.un.org/wpp/Publications/Files/WPP2017_KeyFindings.pdf, accessed November 2020.

3. World Health Organization. Addressing the rising prevalence of hearing loss. Geneva: World Health Organization; 2018. Available at: https://apps.who.int/iris/ handle/10665/260336, accessed November 2020.

4. World Health Organization. Childhood hearing loss: act now, here's how. Geneva: World Health Organization; 2016. Available at: https://apps.who.int/iris/handle/10665/204507, accessed November 2020.

5. Hoffman HJ, Dobie RA, Losonczy KG, Themann CL, Flamme GA. Declining prevalence of hearing loss in US adults aged 20 to 69 years. JAMA Otolaryngol. Head Neck Surg. 2017 01; 143 (3): 274-85.

6. Hoff M, Tengstrand T, Sadeghi A, Skoog I, Rosenhall U. Improved hearing in Swedish 70-year olds-a cohort comparison over more than four decades (1971-2014). Age Ageing. 2018 May; 47 (3): 437-44.

7. Engdahl B, Strand BH, Aarhus L. Better hearing in Norway: a comparison of two HUNT cohorts 20 years apart. Ear Hear. 2020 Jun 12.

8. Muhr P, Johnson A-C, Skoog B, Rosenhall U. A demonstrated positive effect of a hearing conservation program in the Swedish armed forces. Int J Audiol. 2016; 55 (3): 168-72.

9. Waisel DB. Vulnerable populations in healthcare. Curr Opin Anesthesiol. 2013 Apr; 26 (2): 186-192.

10. Scheier DB. Barriers to health care for people with hearing loss: a review of the literature. J N Y State Nurses Assoc. 2009 Spring-Summer; 40 (1): 4-10.

11. Pandhi N, Schumacher JR, Barnett S, Smith MA. Hearing loss and older adults'perceptions of access to care. J Community Health. 2011 Oct; 36 (5): 748-55.

12. Kuenburg A, Fellinger P, Fellinger J. Health care access among deaf people. J Deaf Stud Deaf Educ. 2016 Jan; 21 (1): 1-10.

13. Middleton A, Niruban A, Girling G, Myint PK. Communicating in a healthcare setting with people who have hearing loss. BMJ. 2010 Sep 29; 341: c4672.

14. Pal A, Gupta P, Parmar A, Sharma P. "Masking" of the mental state: unintended consequences of personal protective equipment (PPE) on psychiatric clinical practice. Psychiatry Res. 2020; 290: 113178. Available at: https://europepmc.org/article/pmc/ pmc7270791, accessed November 2020.

15. Trecca EMC, Gelardi M, Cassano M. COVID-19 and hearing difficulties. Am J Otolaryngol. 2020 Aug; 41 (4): 102496.

16. Long after guns fall silent, Mosul residents suffer hearing loss. Asharq AL-awsat. May 2019. Available at: https://aawsat.com/english/home/article/1740011/long-after-guns-fall-silent-mosul-residents-suffer-hearing-loss, accessed November 2020.

17. Taegtmeyer M, Hightower A, Opiyo W, Mwachiro L, Henderson K, Angala P, et al. A peer-led HIV counselling and testing programme for the deaf in Kenya. Disabil Rehabil. 2009; 31 (6): 508-14.

18. Jones EG, Renger R, Kang Y. Self-efficacy for health-related behaviors among deaf adults. Res Nurs Health. 2007; 30 (2): 185-92.

19. Byrne SK. Healthcare avoidance: a critical review. Holist Nurs Pract. 2008 Oct; 22 (5): 280-92.

20. Taber JM, Leyva B, Persoskie A. Why do people avoid medical care? A qualitative study using national data. J Gen Intern Med. 2015 Mar; 30 (3): 290-7.

21. Manchaiah V, Danermark B, Rönnberg J, Lunner T. Importance of "Process Evaluation" in audiological rehabilitation: examples from studies on hearing impairment. Rybak LP, editor. Int J Otolaryngol. 2014 Sep 3; 2014: 168684.

22. Welch D, Fremaux G. Understanding why people enjoy loud sound. Semin Hear. 2017 Nov; 38 (4): 348-58.

23. Goggin LS, Eikelboom RH, Edwards GS, Maric V, Anderson JR, Sander PB, et al. Noise Levels, Hearing Disturbances, and Use of Hearing Protection at Entertainment Venues. Aust N Z J Audiol. 2008 May; 30 (1): 50.

24. Chung JH, Des Roches CM, Meunier J, Eavey RD. Evaluation of noise-induced hearing loss in young people using a web-based survey technique. Pediatrics. 2005 Apr; 115 (4): 861-7.

25. Daniel E. Noise and hearing loss: a review. J Sch Health. 2007 May; 77 (5): 225–31.

26. Ernst E. Ear candles: a triumph of ignorance over science. J Laryngol Otol. 2004 Jan; 118 (1): 1–2.

27. Wright T. Ear wax. BMJ. 2015 Jul 28; 351. Available at: https://www.bmj.com/content/351/ bmj.h3601, accessed November 2020.

28. Hanger HC, Mulley GP. Cerumen: its fascination and clinical importance: a review. J R Soc Med. 1992 Jun; 85 (6): 346–9.

29. Michaudet C, Malaty J. Cerumen impaction: diagnosis and management. Am Fam Physician. 2018 15; 98 (8): 525–9.

30. Chukuezi AB, Nwosu JN. Ear trauma in Orlu, Nigeria: a five–year review. Indian J Otolaryngol Head Neck Surg. 2012 Mar; 64 (1): 42–5.

31. Schwartz SR, Magit AE, Rosenfeld RM, Ballachanda BB, Hackell JM, Krouse HJ, et al. Clinical practice guideline (update): earwax (cerumen impaction) . Otolaryngol Head Neck Surg. 2017; 156 (1_suppl): S1–29.

32. Srikanth S, Isaac R, Rebekah G, Rupa V. Knowledge, attitudes and practices with respect to risk factors for otitis media in a rural South Indian community. Int J Pediatr Otorhinolaryngol. 2009 Oct; 73 (10): 1394–8.

33. Rupa V, Jacob A, Joseph A. Chronic suppurative otitis media: prevalence and practices among rural South Indian children. Int J Pediatr Otorhinolaryngol. 1999 May 25; 48 (3): 217–21.

34. Davis A, Smith P, Ferguson M, Stephens D, Gianopoulos I. Acceptability, benefit and costs of early screening for hearing disability: a study of potential screening tests and models. Health Technol Assess Winch Engl. 2007 Oct; 11 (42): 1–294.

35. McMahon CM, Gopinath B, Schneider J, Reath J, Hickson L, Leeder SR, et al. The need for improved detection and management of adult–onset hearing loss in Australia. Myer CM, editor. Int J Otolaryngol. 2013 Apr 28; 2013: 308509.

36. McCormack A, Fortnum H. Why do people fitted with hearing aids not wear them? Int J Audiol. 2013 May; 52 (5): 360–8.

37. Lupsakko TA, Kautiainen HJ, Sulkava R. The non–use of hearing aids in people aged 75 years and over in the city of Kuopio in Finland. Eur Arch Otorhinolaryngol Off J Eur Fed Oto–Rhino–Laryngol Soc EUFOS Affil Ger Soc Oto–Rhino–Laryngol–Head Neck Surg. 2005 Mar; 262 (3): 165–9.

38. Olusanya BO, Emokpae A, Renner JK, Wirz SL. Costs and performance of early hearing detection programmes in Lagos, Nigeria. Trans R Soc Trop Med Hyg. 2009 Feb 1; 103 (2): 179–86.

39. Olusanya B. Screening for neonatal deafness in resource–poor countries: challenges and solutions. Res Rep Neonatol. 2015 May; 51.

40. Decker KB, Vallotton CD, Johnson HA. Parents' communication decision for children with hearing loss: sources of information and influence. Am Ann Deaf. 2012; 157 (4): 326–39.

41. Barnett M, Hixon B, Okwiri N, Irungu C, Ayugi J, Thompson R, et al. Factors involved in access and utilization of adult hearing healthcare: a systematic review. The Laryngoscope. 2017; 127 (5): 1187–94.

42. Jenstad L, Moon J. Systematic review of barriers and facilitators to hearing aid uptake in older adults. Audiol Res. 2011 Mar 23. Available at: https://www.ncbi.nlm.nih.gov/pmc/ articles/PMC4627148/, accessed November 2020.

43. Bernhardt JM. Communication at the core of effective public health. Am J Public Health. 2004 Dec; 94 (12): 2051–3.

44. Vermeir P, Vandijck D, Degroote S, Peleman R, Verhaeghe R, Mortier E, et al. Communication in healthcare: a narrative review of the literature and practical recommendations. Int J Clin Pract. 2015 Nov; 69 (11): 1257–67.

45. Griest SE, Folmer RL, Martin WH. Effectiveness of "Dangerous Decibels, " a school–based hearing loss prevention program. Am J Audiol. 2007 Dec; 16 (2): S165–181.

46. Knobel KAB, Lima MCPM. Effectiveness of the Brazilian version of the Dangerous Decibels (®) educational program. Int J Audiol. 2014 Mar; 53 Suppl 2: S35–42.

47. Yueh B, Collins MP, Souza PE, Boyko EJ, Loovis CF, Heagerty PJ, et al. Long–term effectiveness of screening for hearing loss: the screening for auditory impairment–which hearing assessment test (SAI–WHAT) randomized trial. J Am Geriatr Soc. 2010 Mar; 58 (3): 427–34.

48. Adeyemo AA. Knowledge of caregivers on the risk factors of otitis media. Indian J Otol. 2012 Oct 1; 18 (4): 184.

49. O'Donovan J, Verkerk M, Winters N, Chadha S, Bhutta MF. The role of community health workers in addressing the global burden of ear disease and hearing loss: a systematic scoping review of the literature. BMJ Glob Health. 2019; 4 (2): e001141.

50. Bhutta MF, Bu X, de Muñoz PC, Garg S, Kong K. Training for hearing care providers. Bull World Health Organ. 2019 Oct 1; 97 (10): 691–8.

51. Ravi R, Gunjawate DR, Yerraguntla K, Rajashekhar B. Systematic review of knowledge of, attitudes towards, and practices for newborn hearing screening among healthcare professionals. Int J Pediatr Otorhinolaryngol. 2018 Jan; 104: 138–44.

52. Ravi R, Gunjawate DR, Yerraguntla K, Lewis LE, Driscoll C, Rajashekhar B. Follow–up in newborn hearing screening–a systematic review. Int J Pediatr Otorhinolaryngol. 2016 Nov; 90: 29–36.

53. Boothroyd A. Adult aural rehabilitation: what is it and does it work? Trends Amplif. 2007 Jun; 11 (2): 63–71.

54. Ferguson M, Maidment D, Henshaw H, Heffernan E. Evidence–based interventions for adult aural rehabilitation: that was then, this is now. Semin Hear. 2019 Feb; 40 (1): 68–84.

55. Suen JJ, Bhatnagar K, Emmett SD, Marrone N, Kleindienst Robler S, Swanepoel DW, et al. Hearing care across the life course provided in the community. Bull World Health Organ. 2019 Oct 1; 97 (10): 681–90.

56. Castro TT de O, Zucki F. Training of community health agents in health hearing children: current perspectives. CoDAS. 2015 Dec; 27 (6): 616–22.

57. Jaiswal A, Aldersey H, Wittich W, Mirza M, Finlayson M. Participation experiences of people with deafblindness or dual sensory loss: a scoping review of global deafblind literature. PLOS ONE. 2018 Sep 13; 13 (9): e0203772.

58. Hersh M. Deafblind people, communication, independence, and isolation. J Deaf Stud Deaf Educ. 2013 Oct 1; 18 (4): 446–63.

59. Atcherson S. Stigma and misconceptions of hearing loss: implications for healthcare professionals with hearing loss. J Assoc Med Prof Hear Losses. 2002 Jan 1; 1.

60. Warner–Czyz AD, Loy BA, Evans C, Wetsel A, Tobey EA. Self–esteem in children and adolescents with hearing loss. Trends Hear. 2015 Mar 9; 19.

61. Butler RN. Ageism: a foreword. J Soc Issues. 1980; 36 (2): 8–11.

62. World Health Organization. Decade of healthy ageing 2021–2030. Available at: https://www.who.int/initiatives/decade–of–healthy–ageing, accessed November 2020.

63. Ruusuvuori JE, Aaltonen T, Koskela I, Ranta J, Lonka E, Salmenlinna I, et al. Studies on stigma regarding hearing impairment and hearing aid use among adults of working age: a scoping review. Disabil Rehabil. 2019 Jun 8; 0 (0): 1–11.

64. Wallhagen MI. The Stigma of Hearing Loss. The Gerontologist. 2010 Feb 1; 50 (1): 66–75.

65. Warick RP. Voices unheard: the academic and social experiences of university students who are hard of hearing. University of British Columbia; 2003. Available at: https://open. library.ubc.ca/clRcle/collections/ubctheses/831/items/1.0055604, accessed November 2020.

66. Abrams S, Gallegos R. Deaf role models making a critical difference in New Mexico. Odyssey. New Dir Deaf Educ. 2011; 12: 24–7. Available at: https://www3.gallaudet.edu/ Images/Clerc/articles/Odyssey_SPR_2011_abramsgallegos.pdf, accessed November 2020.

67. Neumann K, Euler H, Chadha S, White K. A survey on the global status of newborn and infant hearing screening. J Early Hear Detect Interv. 2020 Oct 29; 5 (2): 63–84.

68. Fagan JJ, Jacobs M. Survey of ENT services in Africa: need for a comprehensive intervention. Glob Health Action. 2009; 2. Available at: https://www.ncbi.nlm.nih.gov/ pmc/articles/PMC2779942/, accessed November 2020.

69. Mulwafu W, Ensink R, Kuper H, Fagan J. Survey of ENT services in sub–Saharan Africa: little progress between 2009 and 2015. Glob Health Action. 2017; 10 (1): 1289736.

70. Wagner R, Fagan J. Survey of otolaryngology services in Central America: need for a comprehensive intervention. Otolaryngol Neck Surg. 2013; Sep 20; Available at: https:// journals.sagepub.com/doi/10.1177/0194599813505972, accessed November 2020.

71. National Academies of Sciences E. Hearing health care for adults: priorities for improving access and affordability (2016) . Available at: https://www.nap.edu/ catalog/23446/hearing–health–care–for–adults–priorities–for–improving–access–and, accessed November 2020.

72. Bright T, Mulwafu W, Thindwa R, Zuurmond M, Polack S. Reasons for low uptake of referrals to ear and hearing services for children in Malawi. PloS One. 2017; 12 (12): e0188703.

73. Yoshinaga–Itano C, Thomson V. The work of the village: creating a new world for children with hearing loss and their families. Int J Audiol. 2008; 47 (sup1): S14–22.

74. Reavis KM, Tremblay KL, Saunders G. How can public health approaches and perspectives advance hearing health care? Ear Hear. 2016; 37 (4): 376–80.

75. Mathis S, Piso B, Wild C. [ Evidence–based health services planning ]. Bundesgesundheitsblatt Gesundheitsforschung Gesundheitsschutz. 2010 Jul; 53 (7): 733–9.

76. Sharma R, Gu Y, Ching TYC, Marnane V, Parkinson B. Economic evaluations of childhood hearing loss screening programmes: a systematic review and critique. Appl Health Econ Health Policy. 2019; 17 (3): 331–57.

77. Neumann K, Gross M, Bottcher P, Euler HA, Spormann-Lagodzinski M, Polzer M. Effectiveness and efficiency of a universal newborn hearing screening in Germany. Folia Phoniatr Logop. 2006; 58 (6): 440–55.

78. Santa-Cortez RP, Chiong CM. Cost-analysis of universal newborn hearing screening in the Philippines. Acta Medica Philippina. 2013; 47 (4): 53–57. Available at: http:// www.herdin.ph/index.php/component/herdin/?view=research&cid=64547, accessed November 2020.

79. Yoshinaga-Itano C. Levels of evidence: universal newborn hearing screening (UNHS) and early hearing detection and intervention systems (EHDI) . J Commun Disord. 2004 Oct; 37 (5): 451–65.

80. Huang L-H, Zhang L, Tobe R-YG, Qi F-H, Sun L, Teng Y, et al. Cost-effectiveness analysis of neonatal hearing screening program in China: should universal screening be prioritized? BMC Health Serv Res. 2012; 12: 97.

81. Chiou S-T, Lung H-L, Chen L-S, Yen AM-F, Fann JC-Y, Chiu SY-H, et al. Economic evaluation of long-term impacts of universal newborn hearing screening. Int J Audiol. 2017; 56 (1): 46–52.

82. Rivera AS, Lam HY, Chiong CM, Reyes-Quintos MRT, Ridalde RR. The cost-effectiveness and budget impact of a community-based, universal newborn hearing screening program in the Philippines. Acta Medica Philippina. Vol. 51: 1 (2017) .

83. Tikka C, Verbeek JH, Kateman E, Morata TC, Dreschler WA, Ferrite S. Interventions to prevent occupational noise-induced hearing loss. Cochrane Database Syst Rev. 2017 07; 7: CD006396.

84. Stocks SJ, McNamee R, van der Molen HF, Paris C, Urban P, Campo G, et al. Trends in incidence of occupational asthma, contact dermatitis, noise-induced hearing loss, carpal tunnel syndrome and upper limb musculoskeletal disorders in European countries from 2000 to 2012. Occup Environ Med. 2015 Apr; 72 (4): 294–303.

85. National Programme for Prevention and Control of Deafness (NPPCD) , India. Vikaspedia Domains. Available at: https://vikaspedia.in/health/nrhm/national-health-programmes-1/national-programme-for-prevention-and-control-of-deafness-nppcd, accessed November 2020.

86. Monaghesh E, Hajizadeh A. The role of telehealth during COVID-19 outbreak: a systematic review based on current evidence. BMC Public Health. 2020 Aug 1; 20 (1): 1193.

87. Rapid assessment of service delivery for NCDs during the COVID-19 pandemic. Available at: https://www.who.int/publications/m/item/rapid-assessment-of-service-delivery-for-ncds-during-the-covid-19-pandemic, accessed November 2020.

88. WHO Global Observatory for eHealth. (2010) . Telemedicine: opportunities and developments in Member States: report on the second global survey on eHealth. World Health Organization. Available at: https://apps.who.int/iris/handle/10665/44497, accessed November 2020.

89. Carroll M, Cullen T, Ferguson S, Hogge N, Horton M, Kokesh J. Innovation in Indian healthcare: using health information technology to achieve health equity for American Indian and Alaska Native populations. Perspect Health Inf Manag. 2011 Jan 1; 8: 1d.

90. Hays H, Carroll M, Ferguson S, Fore C, Horton M. The success of telehealth care in the Indian health service. AMA J Ethics. 2014 Dec 1; 16 (12): 986–96.

91. Golnick C, Asay E, Provost E, Liere DV, Bosshart C, Rounds-Riley J, et al. Innovative primary care delivery in rural Alaska: a review of patient encounters seen by community health aides. Int J Circumpolar Health. 2012 Jan 31; 71 (1): 18543.

92. Kokesh J, Ferguson AS, Patricoski C. The Alaska experience using store-and-forward telemedicine for ENT care in Alaska. Otolaryngol Clin North Am. 2011 Dec; 44 (6): 1359–1374, ix.

93. Kokesh J, Ferguson AS, Patricoski C, LeMaster B. Traveling an audiologist to provide otolaryngology care using store-and-forward telemedicine. Telemed J E-Health Off J Am Telemed Assoc. 2009 Oct; 15 (8): 758–63.

94. Kokesh J, Ferguson AS, Patricoski C, Koller K, Zwack G, Provost E, et al. Digital images for postsurgical follow-up of tympanostomy tubes in remote Alaska. Otolaryngol-Head Neck Surg Off J Am Acad Otolaryngol-Head Neck Surg. 2008 Jul; 139 (1): 87–93.

95. Kokesh J, Ferguson AS, Patricoski C. Preoperative planning for ear surgery using store-and-forward telemedicine. Otolaryngol Neck Surg. 2010 Aug 1; 143 (2): 253–7.

96. Patricoski C, Kokesh J, Ferguson AS, Koller K, Zwack G, Provost E, et al. A comparison of in-person examination and video otoscope imaging for tympanostomy tube follow-up. Telemed J E-Health Off J Am Telemed Assoc. 2003; 9 (4): 331–44.

97. Hofstetter PJ, Kokesh J, Ferguson AS, Hood LJ. The impact of telehealth on wait time for ENT specialty care. Telemed J E-Health Off J Am Telemed Assoc. 2010 Jun; 16 (5): 551–6.

98. Emmett SD, Robler SK, Wang N-Y, Labrique A, Gallo JJ, Hofstetter P. Hearing Norton Sound: a community randomised trial protocol to address childhood hearing loss in rural Alaska. BMJ Open. 2019 15; 9 (1): e023078.

99. Curns AT, Holman RC, Shay DK, Cheek JE, Kaufman SF, Singleton RJ, et al. Outpatient and hospital visits associated with otitis media among American Indian and Alaska native children younger than 5 years. Pediatrics. 2002 Mar; 109 (3): E41–41.

100. World Health Organization. Multi–country assessment of national capacity to provide hearing care. Geneva, World Health Organization; 2013. Available at: http://www.who. int/deafness/publications/en/, accessed November 2020.

101. Kamenov, K., Martinez, R., Kunjumen, T. and Chadha, S., 2021. Ear and Hearing Care Workforce: Current Status and its Implications. Ear and Hearing. Volume Publish Ahead of Print–Issue–doi: 10.1097/AUD.0000000000001007.

102. Bright T, Mújica OJ, Ramke J, Moreno CM, Der C, Melendez A, et al. Inequality in the distribution of ear, nose and throat specialists in 15 Latin American countries: an ecological study. BMJ Open. 2019 19; 9 (7): e030220.

103. World Health Organization. Report on status of ear and hearing care in South–East Asia (SEA) Region. World Health Organization, 2014. Available at: https://apps.searo.who.int/ PDS_DOCS/B1466.pdf, accessed November 2020.

104. Oh SH, Lee J. A systematic review of audiology terminology. J Audiol Otol. 2016 Sep 1; 20 (2): 109–13.

105. Fröschl U. Aufbau einer umfassenden Versorgung von Ohrenerkrankungen und Schwerhörigkeit in Lusaka, Sambia. HNO. 2019 Jul 1; 67 (7): 510–4.

106. World Health Organization. Access to adults' hearing aids: policies and technologies used in eight countries. Geneva, World Health Organization; 2019. Available at: http:// www.who.int/bulletin/volumes/97/10/18–228676/en/, accessed November 2020.

107. World Health Organization. Task sharing to improve access to family planning/ contraception: summary brief. World Health Organization, 2017. Available at: http:// www.who.int/reproductivehealth/publications/task–sharing–access–fp–contraception/en/, accessed November 2020.

108. Dawson AJ, Buchan J, Duffield C, Homer CSE, Wijewardena K. Task shifting and sharing in maternal and reproductive health in low–income countries: a narrative synthesis of current evidence. Health Policy Plan. 2014 May; 29 (3): 396–408.

109. Folz R, Ali M. Overview of community health worker programmes in Afghanistan, Egypt, and Pakistan. East Mediterr Health J. 2018 Sep 1; 24 (09): 940–50.

110. Pokorny M, Wilson W, Whitfield B, Thorne P. Effectiveness and safety of advanced audiology–led triage in pediatric otolaryngology services. Ear Hear. 2020; 41 (5): 1103–1110.

111. World Health Organization. Integrated care for older people (ICOPE): guidance for person–centred assessment and pathways in primary care. Geneva: World Health Organization; 2019. Available at: http:// www.who.int/ageing/publications/icope–handbook/en/, accessed November 2020.

112. World Health Organization. Everybody's business–strengthening health systems to improve health outcomes: WHO's framework for action. Geneva: World Health Organization 2007. Available at: https://apps.who.int/iris/handle/10665/43918, accessed November 2020.

113. Scutchfield FD, Michener JL, Thacker SB. Are we there yet? Seizing the moment to integrate medicine and public health. Am J Public Health. 2012 Jun; 102 Suppl 3: S312–316.

114. Swanepoel DW, Clark JL, Koekemoer D, Hall JW, Krumm M, Ferrari DV, et al. Telehealth in audiology: the need and potential to reach underserved communities. Int J Audiol. 2010 Mar; 49 (3): 195–202.

115. World Health Organization. Assistive devices/technologies: what WHO is doing. World Health Organization. Available at: http://www.who.int/disabilities/technology/activities/ en/, accessed November 2020.

116. Orji A, Kamenov K, Dirac M, Davis A, Chadha S, Vos T. Global and regional needs, unmet needs and access to hearing aids. Int J Audiol. 2020 Mar 3; 59 (3): 166–72.

117. Raine C, Atkinson H, Strachan DR, Martin JM. Access to cochlear implants: time to reflect. Cochlear Implants Int. 2016 Apr; 17 Suppl 1: 42–6.

118. Fagan JJ, Tarabichi M. Cochlear implants in developing countries: practical and ethical considerations. Curr Opin Otolaryngol Head Neck Surg. 2018 Jun; 26 (3): 188–189.

119. Kirkwood DH. Survey probes dispensers' views on key issues raised by Consumer Reports. Hear J. 2010 May; 63 (5): 17–18.

120. McPherson B. Innovative technology in hearing instruments: matching needs in the developing world. Trends Amplif. 2011 Dec; 15 (4): 209–14.

121. Lasisi OA, Ayodele JK, Ijaduola GTA. Challenges in management of childhood sensorineural hearing loss in sub–Saharan Africa, Nigeria. Int J Pediatr Otorhinolaryngol. 2006 Apr; 70 (4): 625–9.

122. Blustein J, Weinstein BE. Opening the market for lower cost hearing aids: regulatory change can improve the health of older Americans. Am J Public Health. 2016 Jun; 106 (6): 1032–5.

123. Nieman CL, Lin FR. Increasing access to hearing rehabilitation for older adults. Curr Opin Otolaryngol Head Neck Surg. 2017 Oct; 25 (5): 342–6.

124. World Health Organization. Resolution WHA.71.8. Improving access to assistive technology. In: Seventy First World Health Assembly, Geneva, 26 May 2018. Resolutions and decisions, annexes. Available at: https://apps.who.int/gb/ebwha/pdf_files/WHA71/ A71_R8–en.pdf, accessed November 2020.

125. World Health Organization. Preferred profile for hearing–aid technology suitable for low–and middle–income countries. Geneva: World Health Organization; 2017. Available at: https://apps.who.int/iris/handle/10665/258721, accessed November 2020.

126. Tao KFM, Brennan–Jones CG, Capobianco–Fava DM, Jayakody DMP, Friedland PL, Swanepoel DW, et al. Teleaudiology services for rehabilitation with hearing aids in adults: a systematic review. J Speech Lang Hear Res JSLHR. 2018 13; 61 (7): 1831–49.

127. Bush ML, Thompson R, Irungu C, Ayugi J. The role of telemedicine in auditory rehabilitation: a systematic review. Otol Neurotol Off Publ Am Otol Soc Am Neurotol Soc Eur Acad Otol Neurotol. 2016 Dec; 37 (10): 1466–74.

128. Humes LE, Rogers SE, Quigley TM, Main AK, Kinney DL, Herring C. The effects of service–delivery model and purchase price on hearing–aid outcomes in older adults: a randomized double–blind placebo-controlled clinical trial. Am J Audiol. 2017 Mar 1; 26 (1): 53–79.

129. Ferguson MA, Kitterick PT, Chong LY, Edmondson–Jones M, Barker F, Hoare DJ. Hearing aids for mild to moderate hearing loss in adults. Cochrane Database Syst Rev. 2017 25; 9: CD012023.

130. Baltussen R, Li J, Wu LD, Ge XH, Teng BY, Sun XB, et al. Costs of screening children for hearing disorders and delivery of hearing aids in China. BMC Health Serv Res. 2009 Apr 16; 9: 64.

131. Bright T, Wallace S, Kuper H. A systematic review of access to rehabilitation for people with disabilities in low–and middle–income countries. Int J Environ Res Public Health. 2018 Oct; 15 (10) . Available at: https://www.ncbi.nlm.nih.gov/pmc/articles/PMC6210163/, November 2020.

132. World Health Organization. WHO ear and hearing: survey handbook. Geneva: World Health Organization; 2019. https://apps.who.int/iris/handle/10665/331630, accessed November 2020.

133. World Health Organization. Health in sustainable development planning: the role of indicators. Geneva: World Health Organization; 2002. Available at: https://www.who.int/ wssd/resources/indicators/en/, accessed November 2020.

134. World Health Organization. Ear and hearing care: indicators for monitoring provision of services. Geneva: World Health Organization; 2019. Available at: https://www.who.int/ publications–detail/ear–and–hearing–care–indicators–for–monitoring–provision–of–services, accessed November 2020.

135. Health promotion and the policy process. Oxford University Press. Available at: https:// www.oxfordscholarship.com/view/10.1093/acprof: oso/9780199658039.001.0001/ acprof–9780199658039, accessed November 2020.

136. Cullerton K, Donnet T, Lee A, Gallegos D. Effective advocacy strategies for influencing government nutrition policy: a conceptual model. Int J Behav Nutr Phys Act. 2018 Aug 31; 15 (1): 83.

137. World Health Organization. Celebrating World Hearing Day. Available at: https://www.who.int/activities/celebrating–world–hearing–day, accessed November 2020.

138. World Health Organization. Promoting the World Hearing Forum. Available at: https://www.who.int/activities/promoting–world–hearing–forum, accessed November 2020.

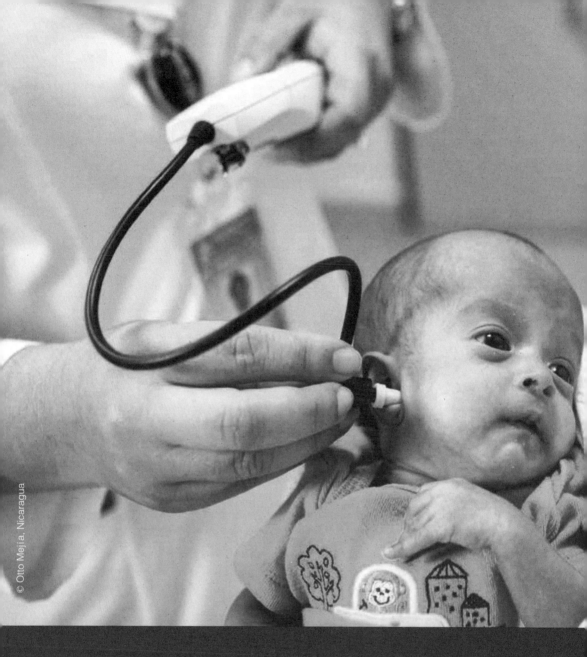

© Otto Mejía, Nicaragua

# 合作行动可以改善卫生体系 *

* 由五月花医疗机构的 Karen Mojica 和尼加拉瓜卫生部门的 Joaquin Escoto 供稿

当我们在尼加拉瓜开始关于耳和听力保健的政策讨论时，首都只有两家医院提供耳疾病和听力损失的诊断和管理服务。即使常见耳疾病也很少有机会接受手术治疗。哪怕只为明确中耳炎的诊断，人们也常常历经长途跋涉，且耐心等待很长时间。

2012 年，国家卫生部门与世界卫生组织、国际非政府组织和地方专业团队一道，启动了一项针对残疾人的国家项目，制定了一项耳和听力保健的综合计划。他们立即采取措施在 EHC 培训了 59 名医生和护士，并进一步培训了 1 300 名卫生工作者、护士和医生，为社区群众提供服务。

与此同时，各级保健机构都改善基础设施。多年来，19 个综合听力系统中有 15 个建立了基本的耳和听力保健服务，诊所由耳鼻咽喉科医师和测听师负责管理。二级和三级机构的外科服务能力得到加强。过去 6 年来，已进行了 18 000 多次听力测试，13 800 多人从该项目中受益。2017 年，启动了第一个全国新生儿筛查项目。通过这个项目，近千名婴幼儿已经在接受康复治疗。

我们已经走了很长的路，但仍有许多事情要做。我们相信，通过所有利益相关方的共同努力，我们一定能够为国家提供急需的耳和听力保健服务。

尼加拉瓜卫生部项目部主管 Joaquin Escoto

# 4

# 规划未来：耳和听力保健的公共卫生框架建设

世界卫生组织在耳和听力保健领域的使命是：
让所有人都能获得耳和听力保健。

## 4.1 概述

O 全民健康覆盖是到 2030 年实现可持续发展目标的第三项目标 Sustainable Development Goals，SDG 的关键。SDG3 要求所有人，包括有听力损失和耳疾病的人，都能获得高质量和可负担的服务，而不受经济困扰。

O "耳和听力保健" 一词概括了获得耳和听力服务的情况，指的是通过国家卫生系统提供的一系列健康促进、预防、发现管理和康复服务，这些服务可解决全生命周期中耳和听力问题。

O 耳和听力保健的范围超出了卫生系统，包括获得教育和交流以及听力损失者及其家庭所需的其他支持。这是通过多部门合作行动来实现的，符合以人为本的综合耳和听力保健（ integrated people–centred ear and hearing care，IPC–EHC ）的原则。

O "HEARING" 首字母缩略词概括了提供全生命周期 EHC 的关键公共卫生干预措施——H. 听力筛查和干预规划；E. 耳疾病预防和管理；A. 获得技术；R. 康复服务；I. 改善沟通；N. 降噪；G. 加大社区参与。

O 实施 "HEARING" 一揽子干预措施可使各国受益匪浅。每人每年需要向卫生系统额外投入 1.33 美元，以改善对耳和听力损失的诊断、治疗和康复。10 年后，此前每投资的 1 美元将带来接近 16 美元的回报（ 或收益 ）。

O 在 10 年内进行这种投资有可能使全世界近 15 亿人受益，避免 1.3 亿 DALYs 的损失，并带来超过 2.4 万亿美元的收益。

O 每个国家都必须通过循证协商确定优先次序,确定哪些"HEARING"一揽子干预措施最适合其需要。必须通过 IPC-EHC 方法实施并通过强化的卫生系统提供确保人们在全生命周期获得连续的 EHC 服务。

O IPC-EHC 的愿景包括:赋予个人和社区权利;加强管理和责任制通过优先考虑初级和社区耳和听力保健来调整护理模式;在部门内部和部门间进行协调;创造有利的环境。

O 提供 IPC-EHC 服务需要卫生系统各级采取行动,包括:

 – **领导和行政管理**是通过以下措施以确保在各级卫生保健服务提供中公平获得 EHC 服务;政策指导和规划跨部门合作和联盟建设;包括执行在内的法规以及监督。

 – **可持续筹资和社会保障**,使人们能够获得高质量的 EHC 服务,并免于经济危机或因为其付费而陷入贫困。

 – **有能力、有动力和有职权的卫生队伍**对有效提供高质量的 EHC 服务至关重要。鉴于目前 EHC 劳动力短缺,这需要采取综合措施,包括:扩大和资助 EHC 卫生工作者的教育项目;通过培训其他(非 EHC)卫生工作者来分担任务;并组织卫生工作者提供各级保健服务。

 – **健全的卫生信息系统**,支持 IPC-EHC,帮助确定人口需求和优先事项;查明卫生系统能力方面的差距;报告进展情况。这就需要制订切合实际和有时限的目标,同时通过适当的指标和标准化的监测工具对目标的进展进行追踪。

 – **公平获得基本医疗产品和技术**,并通过将 EHC 相关诊断设备、药品、手术设备(用于耳科手术)、听力技术和相关疫苗列入政府清单确保其质量安全性、有效性和成本效益。

O 政府和合作伙伴还应关注相关的、以影响为导向的研究,以支持全生命周期 IPC-EHC 的实施。"4.4 扩大耳和听力保健的规模:全球目标和追踪指标"中列出了 EHC 研究的确定领域。

O 本部分建立在世界卫生大会 2017 年决议的基础上 [25],并设定了到 2030 年 EHC 服务覆盖率相对增加 20% 的全球目标。概述了监测全球目标进展情况的追踪指标,并提出了监测框架。

---

[25]　参见: https://apps.who.int/gb/ebwha/pdf_files/WHA70/A70_R13-en.pdf

○ 本部分向世界卫生组织会员国卫生部门、国际组织和耳以及听力保健领域的利益相关方提出了建议，概述了将 IPC–EHC 纳入其国家保健系统所需采取的行动，作为实现 UHC 任务的一个步骤。

本书 1~3 部分回顾了全生命周期影响听力的各种因素，预防和解决听力损失的可用解决方案，以及应对可获取的耳和听力保健时面临的挑战，"4 规划未来：耳和听力保健的公共卫生框架建设"概述了耳和听力保健的前景及其在 UHC 中的地位。它引入了一揽子关键干预措施，这些干预措施对于确保人们能够获得符合 UHC 原则的 EHC 服务至关重要。只有通过卫生系统，遵循以人为本的综合方案，才能实现提供这些干预措施。本部分进一步概述了卫生系统内部和支持卫生系统的关键因素，并为今后行动制订了建议。

全民健康覆盖——一项伦理问题和政治选择。

*世界卫生组织总干事 Tedros Adhanom Ghebreyesus 博士,2017*

## 4.2 "HEARING"干预是全民健康覆盖的重要组成

2030 年将实现的可持续发展目标 3( SDG3 )[2]旨在确保各年龄段人群的健康生活方式,促进他们的福祉。世界卫生组织估计,目前世界上有一半的人口无法获得他们所需要卫生保健,世界卫生组织已调整其工作,以应对 SDG3 提出的挑战。目标 3.8 概述了这方面的主要内容,其重点是实现全民保健,以便获得优质、可负担的基本卫生保健服务[1,2]。全民健康覆盖强调获得优质卫生服务和健康信息作为一项基本人权的重要性;此外,这对于实现 SDG3 的所有其他目标至关重要。考虑到人们对解决耳疾病和听力损失的服务有着巨大的需求,如果不将这些服务纳入其职权范围,就无法实现这一目标。

> 全民健康覆盖意味着所有人都能获得他们需要的健康服务,而不会带来经济压力……它包括从健康促进到预防、治疗、康复和姑息治疗等所有基本的优质健康服务[1]。

如图 4.1 所示,全民健康覆盖的三个主要维度是[3]:

1. 扩大优先服务,包括以前人们无法获得的其他服务。
2. 扩大服务覆盖面以包括更多人群,特别是低收入群体、弱势群体和农村人口。
3. 减少自付费用,将其作为改善获取服务和金融风险保护的手段。

图 4.1　全民健康覆盖的三个维度

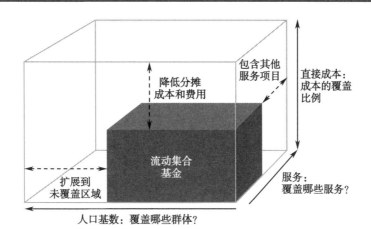

随着各国在实现这三个难度方面取得进展，必须始终考虑并保持服务的质量和安全。为了支持各国的努力，世界卫生组织目前正在开发一项优先干预措施在线纲要，同时还开发了一项 OneHealth 工具[4]，这是一个专门的软件，可以根据国家需求和优先事项促进决策（方框 4.1）。为了促进人们在全生命周期公平获得 EHC 服务，世界卫生组织提出了一揽子关键干预措施，这些措施必须通过卫生系统以综合方式提供。

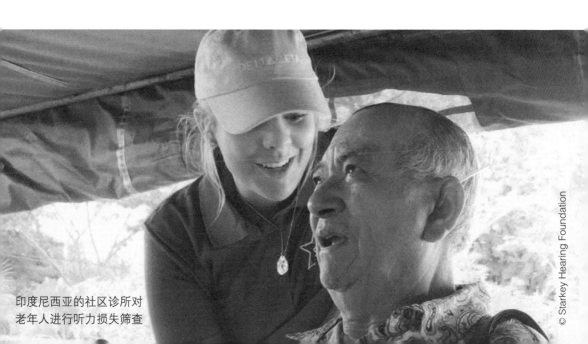

印度尼西亚的社区诊所对老年人进行听力损失筛查

### 4.2.1　通过实施 HEARING. 进行耳和听力保健

　　耳和听力保健是指通过国家卫生系统提供的一系列服务,包括健康促进、预防、识别、管理和康复,以解决全生命周期的耳和听力问题。耳和听力保健的范围超出了卫生系统的范畴,包括提供无障碍沟通和交流(例如通过手语学习或字幕等);以及通过多部门协作提供给听力损失者及其家人所需的其他支持(例如社会支持)行动,符合"4 规划未来:耳和听力保健的公共卫生框架建设"概述的以人为本的耳和听力综合保健原则。

与"HEARING"首字母缩写相对应的 EHC 干预方案包括通过综合全生命周期的方法提供整体 EHC 所需的行动。国家或公共卫生方案在制定卫生服务政策以实现全民健康覆盖时,必须考虑这些干预措施。正如耳和听力保健的定义所反映的那样,一揽子计划不局限于卫生系统,还包括需要正式的卫生服务提供系统之外进行协作的干预措施。

同样重要的是要注意到,"HEARING"一揽子干预措施没有反映第 2 部分中提到与预防和管理有关的一些措施,但根据各国需要与之相关的行动实例包括:风疹和脑膜炎免疫接种、产妇护理、营养、预防和监测工作场所的化学物质接触。这套"HEARING"一揽子干预措施的目的并不是详尽阐述相关内容,而是总结最有可能在全生命周期对综合性 EHC 提供有效的公共卫生干预措施。这些公共卫生干预措施的目的是指导各国开展预防工作,并加强在个人和社会层面提供临床服务。

这套方案是与世界卫生组织审查小组、外部利益相关方和专家组讨论的循证过程的结果。图 4.2 概述了所遵循的过程;表 4.1 列出了干预措施的重点和目标。

图 4.2 "HEARING"一揽子干预措施的制定流程

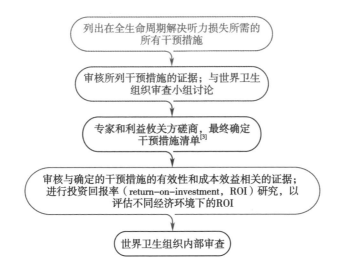

表 4.1　耳和听力保健"HEARING"一揽子干预措施

| | |
|---|---|
| **H** | 听力筛查和干预 |
| **E** | 耳疾病的预防和管理 |
| **A** | 获取技术 |
| **R** | 康复服务 |
| **I** | 改善沟通 |
| **N** | 降噪 |
| **G** | 更多社区参与 |

## 听力筛查和干预

**目的**：确保及时发现听力损失的高危人群，并对其进行听力干预。

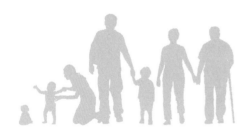

**全生命周期**：全生命周期的固定阶段包括：新生儿和婴幼儿、学前和学龄儿童、听力损失高危的成年人（例如在工作场所暴露于噪声或耳毒性化学物质，或正在服用耳毒性药物治疗其他疾病的人）以及老年人。

**内容包括**：听力筛查和早期干预计划

- 新生儿和婴幼儿。
- 学前和学龄儿童。
- 所有听力损失高危人群，例如，由于在工作场所接触噪声或耳毒性化学物质，以及正在服用耳毒性药物治疗其他疾病的人。
- 老年人。

**耳疾病的预防和管理**

**目的：**尽早预防和治疗耳疾病，避免相关的听力损失和其他并发症。

**全生命周期：**儿童最容易患慢性中耳炎等疾病，尽管这些疾病也可能发生于青少年和成人。

**内容包括：**

通过以下方式解决常见的耳疾病：

- 预防（如良好 EHC 实践或免疫接种）。
- 通过训练有素的工作人员，在社区和基层进行早期发现。
- 初级、二级和三级医疗和外科管理（根据急性和慢性中耳炎的需求）。

**获取技术**

**目的：**改善所有有需要的人获得助听器、人工耳蜗植入或听力辅助技术及相关服务的机会。

**全生命周期：**所有年龄段。

**内容包括：**

- 获得负担得起的高质量助听器和人工耳蜗，以及电池和维护服务。
- 听力辅助技术的适用性（如公共场所和学校的环路系统）。

**康复服务**

**目的：**通过听力和言语康复服务优化听力损失者的功能。

**全生命周期：**主要是 0～15 岁儿童和 60 岁以上成人。

**内容包括：**

- 为听力损失儿童提供多学科、以家庭为中心的听力和言语康复服务。
- 为听力损失成年人，特别是老年人提供咨询和听觉康复服务。

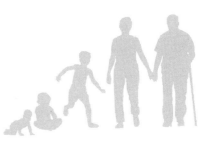

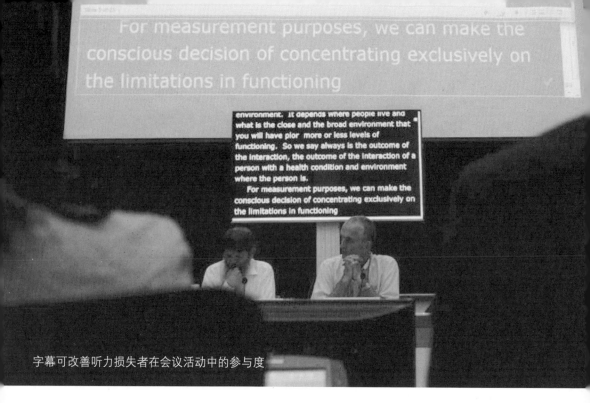

字幕可改善听力损失者在会议活动中的参与度

改善沟通

**目的**：促进所有听力损失者相关活动的参与。

**全生命周期**：所有年龄段。

**内容包括**：

- 提供手语学习和翻译服务，特别是在教育和医疗机构中。
- 把职业和娱乐环境中的字幕服务作为改善听力损失者获取音频内容的一项手段。

降噪

**目的**：确保不再有人面临噪声致听力损失的风险。

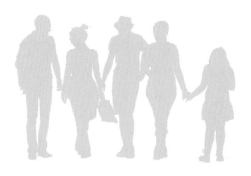

**全生命周期**：青少年和处于工作年龄的成年人。

**内容包括：**

- 制定职业听力保护计划，以减少人们在工作场所的听力损失。
- 采用全球安全聆听设备标准（ITU-T H.870[26]）作为国家标准。
- 制定安全聆听场所规定。
- 规划有针对性的方案，以改变学龄前儿童和青少年的聆听行为。

**加大社区参与**

**目的：**改变人们对听力损失及其原因的行为和态度。

**全生命周期：**所有年龄段。

**内容包括：**

- 多管齐下的沟通策略，可提高社区认识和参与度，以促进：
  - 健康的 EHC 实践和安全的倾听。
  - 听力损失的早期发现和干预。
- 加强或建立代表有重听或全聋者的组织和协会，使这些群体成为积极和明确的利益相关方。
- 与所有利益相关方合作，包括重听或全聋者，发现并解决与听力损失和耳疾病相关的污名化原因。

目前，噪声被认为是一个重要的公共健康问题，也是当今世界面临的最大环境风险。鉴于其对听力以及人类健康其他方面的深远影响，需要在政府、行业、民间社会和广大公众的参与下采取强有力、相互协调和紧急的行动。

---

[26] 参见：https://www.itu.int/rec/T-REC-H.870-201808-I

及时有效地提供"HEARING"干预措施所做的
投资将为社会带来健康益处、提升生产力和经
济效益。

## 4.3　耳和听力保健投资：商业案例

随着各国向实现全民健康覆盖并确定最适合其需要的一揽子福利的目标迈
进，必须充分了解采取不同干预措施的预算影响以及进行这种投资的益处。世界
卫生组织估计，实现全民健康保险的可持续发展目标将在低收入和中等收入国
家产生3 710亿美元的额外年度费用[27]，相当于每人每年花费58美元，这将挽救
9 700万人的生命，并显著提高预期寿命[5]。

在本报告中，为了帮助各国了解提供耳和听力保健的负担能力和有效性，世
界卫生组织估计了通过卫生系统提供耳和听力保健干预措施所需的额外财政资
源，以及这些投资将带来的回报。

分析侧重于通过卫生系统直接提供的四项"HEARING"一揽子干预措施的综
合额外成本：

①在全生命周期的不同阶段进行听力筛查；②耳疾病的预防和管理；③在全
生命周期获得听力服务；④提供全生命周期的康复服务。评估每1美元投资对应
的回报，包括就业机会改善对健康的影响和生产力的提高[6]。

分析的时间框架定为2020—2030年。考虑了两种场景：一种是稳健型，即
到2030年扩大到50%的人口（如果已经超过50%，则保持在基线覆盖率）；另一
种是进取型，即到2030年扩大到90%的人口需求。图4.3总结了分析的主要结
果，下文提供了详细信息。

---

[27] 《世界听力报告》中使用的国家收入水平由世界银行确定。

图 4.3　向耳和听力保健进行投资：全球需求及收益

| 2030年扩大EHC覆盖率（%）需要： | 稳健型（50%） | 进取型（90%） |
|---|---|---|
| 每年新增人均投资额/美元 | 0.84 | 1.33 |
| 新增投资总额/美元 | 750亿 | 1 200亿 |

| 投资水平： | 稳健型（50%） | 进取型（90%） |
|---|---|---|
| 避免 | >1.1亿DALYs | >1.3亿DALYs |
| 收益 | 12.5亿人 | 14.6亿人 |
| 健康收益等同价值/美元 | 1.2万亿 | 1.3万亿 |
| 生产力提高等同价值/美元 | 2.1万亿 | 2.4万亿 |
| 每投资1美元带来的回报/美元 | 15.8 | 16.1 |

### 4.3.1　总投资

　　世界卫生组织预估，从 2020 年到 2030 年，维持目前的 EHC 覆盖率将花费 1 200 亿美元。与"一切照旧"相比，到 2030 年，将四项 EHC 干预措施（HEAR）的覆盖率扩大到 90%，将需要近 1 200 亿美元的额外全球投资；扩大到 50%，将需要 750 亿美元的额外投资。不同收入群体（图 4.4）和世界卫生组织各区（图 4.5）所需的投资差别很大。

图 4.4  不同收入国家 2020—2030 年扩大覆盖率方案的成本

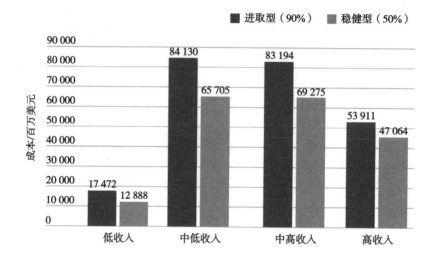

图 4.5  世界卫生组织各区 2020—2030 年扩大覆盖率情况下的成本（百万美元）

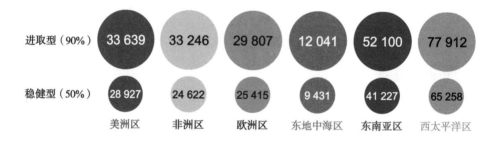

每年人均需要增加 1.33 美元投资，以便到 2030 年，将全球耳和听力保健的覆盖率扩大到 90%。

每年需要人均 1.33 美元的额外投资（高于目前的支出水平），以确保 90% 的人口获得服务，而人均 0.84 美元可以实现 50% 的覆盖率。世界不同地区人均所需投资从 0.53 美元到超过 1.63 美元不等，其中非洲区、西太平洋区和东南亚区所需人均投资最多（图 4.6）。在最初几年，投资需求增加，然后趋于平稳，最后随着越来越多的人获得 EHC 服务而减少（图 4.7）。

图 4.6　2020—2030 年在扩大覆盖率情况下世界卫生组织各区的人均年投资（美元）

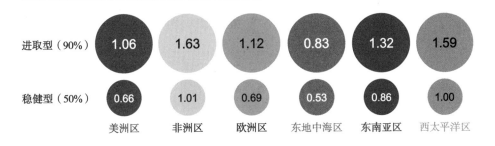

进取型（90%）　1.06　1.63　1.12　0.83　1.32　1.59

稳健型（50%）　0.66　1.01　0.69　0.53　0.86　1.00

美洲区　非洲区　欧洲区　东地中海区　东南亚区　西太平洋区

图 4.7　扩大覆盖率的全球年度成本（2020—2030）

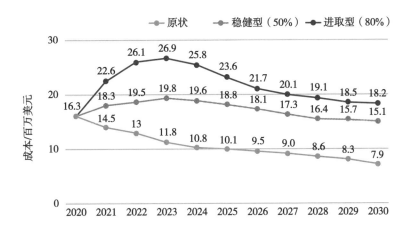

4.3.2　健康影响

在 10 年中避免了超过 1.3 亿 DALYs，EHC 投资的健康收益转化为同期超过 1.3 万亿美元的货币价值。正如预期，更高的人口覆盖率将避免不同收入国家（图 4.8）和世界卫生组织各区（图 4.9）中更多的 DALYs。

图 4.8　2020—2030 年不同收入国家扩大覆盖率可降低的 DALYs

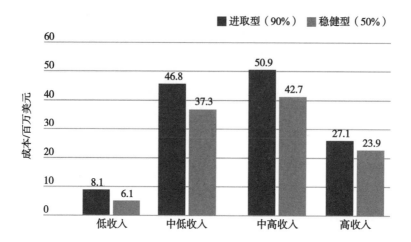

图 4.9　世界卫生组织各区 2020—2030 年扩大覆盖率可降低的 DALYs( 百万美元 )

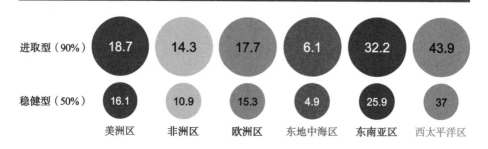

　　换算成货币价值, 10 年内的健康收益将分别为 1.2 万亿美元( 当扩大目标覆盖率达到 50% )和 1.3 万亿美元( 当覆盖率达到 90% )。图 4.10 描述了不同收入水平国家的情况, 图 4.11 描述了按世界卫生组织各区的情况。高收入国家的货币收益最高, 主要是因为这些国家的人均国内生产总值( GDP )更高。

图 4.10　2020—2030 年不同收入水平国家扩大覆盖率的货币化 DALYs 收益

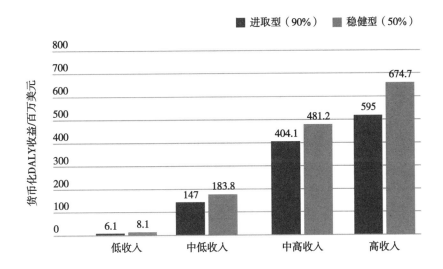

图 4.11　2020—2030 年世界卫生组织各区扩大覆盖率的货币化 DALYs 获益（百万美元）

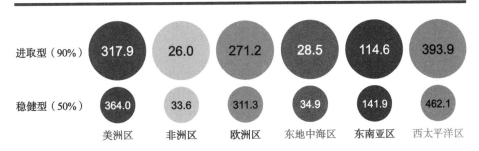

### 4.3.3　受益人数

通过解决耳和听力问题，扩大耳和听力保健覆盖率有可能在 10 年内惠及近 15 亿人。这些数字按其总需求世界卫生组织各区按比例分配（图 4.12）。

图 4.12　2020—2030 年世界卫生组织各区扩大覆盖率的受益人数（百万人）

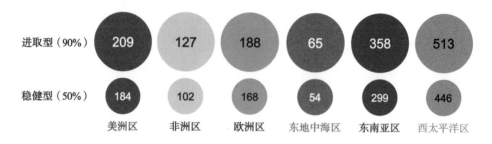

进取型（90%）　209　127　188　65　358　513

稳健型（50%）　184　102　168　54　299　446

美洲区　非洲区　欧洲区　东地中海区　东南亚区　西太平洋区

### 4.3.4　生产力提升

向耳和听力保健投资将改善就业机会，从而在 10 年内显著提高各国的生产力，价值超过 2 万亿美元。虽然生产力提升的估计考虑了包括就业率在内的许多参数[6]，但总体增长与不同地区的国内生产总值一致。因此，在高收入地区，生产力提升的经济价值估计更高，并与扩大覆盖率的水平成正比例（图 4.13 和图 4.14）。

10 年来，近 15 亿人可以通过扩大耳和听力保健收益。

图 4.13　不同收入水平国家扩大覆盖率的生产力提升情况

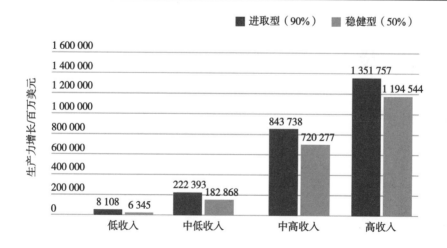

■ 进取型（90%）　■ 稳健型（50%）

生产力增长/百万美元

| | | | |
|---|---|---|---|
| 1 600 000 | | | |
| 1 400 000 | | | 1 351 757 |
| 1 200 000 | | | 1 194 544 |
| 1 000 000 | | | |
| 800 000 | | 843 738 | |
| 600 000 | | 720 277 | |
| 400 000 | | | |
| 200 000 | 222 393 / 182 868 | | |
| 0 | 8 108 / 6 345 | | |

低收入　中低收入　中高收入　高收入

图 4.14  2020—2030 年世界卫生组织各区扩大覆盖率的生产力提升（百万美元）

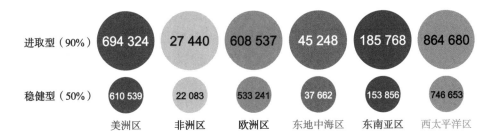

### 4.3.5  投资回报

由于在全球范围内有效扩大 EHC 服务可以带来显著的效益和生产力提升，因此向这一卫生领域资源投资无疑是一项合理的投资。总的来说，通过将 HEAR 干预措施纳入卫生系统，及时发现和管理耳疾病和听力问题，估计在未来 10 年内每投入 1 美元将产生约 16 美元的回报，这与提议的

> 扩大耳和听力保健覆盖率将会提高生产力，10 年内将会获得超过 2 万亿美元的收益。

两种扩大方案（即 50% 或 90%）相比非常接近（图 4.15）。尽管分析显示耳和听力保健投资有丰厚的回报，但这一回报很可能还是被低估了，因为并非所有的收益都可以被量化或货币化。

图 4.15  世界卫生组织各区扩大覆盖率方案每投资 1 美元的净回报率（美元）

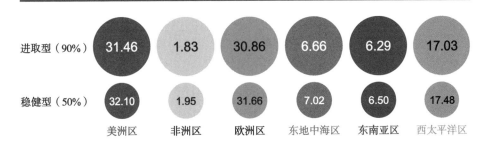

## 4.3.6 投资

所有国家都必须参与循证的政策对话,以制定政策,并最终确定将综合耳和听力保健投资纳入国家卫生系统。这应该通过一种系统的方法来实现,根据国家人口的具体健康需求进行优先排序,并应考虑成本效益、公平和金融风险保护。世界卫生组织的情况分析工具[7]和 EHC 服务规划工具[8]为制定战略政策提供了实用的指导。使用世界卫生组织 OneHealth 成本计算工具[4]可以为国家规划进程提供有效的支持和指导。

通过优先排序和规划练习确定的战略,必须按照以人为本的方法纳入国家卫生系统,并作为 UHC 实施的一部分。与此同时,必须增强卫生系统的能力,以便各国能够实现对耳和听力保健的国家愿望,并实现在该领域的投资盈利。

虽然我们的长期目标是让所有国家都实现 90% 或更高覆盖率的宏伟设想,但对一些国家来说,50% 的总覆盖率可能更为现实。根据这些成果以及其他相关考虑,各国必须决定其国家扩大覆盖率的目标,并使之与下文概述的全球目标保持一致。

目标：到 2030 年，HEAR 干预措施的有效覆盖率相对增加 20%。

## 4.4 扩大耳和听力保健的规模：全球目标和追踪指标

鉴于投资于系统性扩大 EHC 服务的重要性和益处，本报告概述了各国必须实现的全球目标。根据本报告提供的数据和信息，各国必须努力在 2021—2030 年实现 EHC 服务有效覆盖率相对增长至少 20%[28]。

为了监测实现这一目标的进展情况，各国必须在其国家卫生系统内综合并系统地评估一套综合指标[29]（详见 4.6 部分）。这对于有效提供 EHC 服务和跟踪卫生系统的长期绩效至关重要。然而，在全球水平上，确定了三个追踪指标，可以作为衡量未来 10 年内 EHC 服务增长的合理替代指标。确定的依据是三个指标应达到：

- 涵盖全生命周期的不同人群。
- 以有效的干预措施为基础。
- 关注被评估人群的影响或健康结果。
- 明确概述提高覆盖率的步骤。
- 适于间隔 5 年的评估。

### 4.4.1 用于监测耳和听力保健进展的追踪指标

全球监测的三个 EHC 指标是：

1. **新生儿听力筛查服务在人群中的有效覆盖范围** [30]：定义为特定人群中患有听力损失的婴幼儿在出生后 6 个月内接受适当干预以解决其听力损失的比例。

---

[28] 覆盖率的相对增加是指服务的扩大与现有基线服务覆盖率增长的比例

[29] WHO EHC：监测服务提供的指标 https://apps.who.int/iris/handle/10665/324936?show=full

[30] 有效性是衡量循证卫生服务取得期望结果的程度。这意味着需要卫生服务的人能够及时地获得卫生服务，并达到获得预期效果和潜在健康收益所必需的质量水平，参见：https://apps.who.int/iris/bitstream/handle/10665/174536/9789241564977_eng.pdf?sequence=1.

2. **学龄儿童慢性耳疾病和未干预的听力损失的患病率**：定义为患有慢性中耳炎或听力损失但未接受康复治疗的小学适龄儿童的百分比。

3. **人工听觉技术在听力损失成年人中使用的有效覆盖率**：定义为特定人群中通过使用人工听觉技术（如助听器和植入装置）而感知受益的成年人人数占听力损失（中度或以上程度）人数的比例。

该指标及其估计所需数据点的详细情况总结于线上资源 B。

### 4.4.2　全球和国家目标

考虑到上述追踪指标，扩大 EHC 服务覆盖范围的目标是：

1. 到 2030 年，新生儿听力筛查服务的有效覆盖率相对提高 20%。
   - 有效覆盖率低于 50% 的国家应争取至少 50% 的有效覆盖率。
   - 有效覆盖率为 50%~80% 的国家应争取有效覆盖率相对增加 20%。
   - 有效覆盖率目前在 80% 以上的国家应努力实现全民覆盖。
   - 新生儿听力筛查服务覆盖人群的国家应确保覆盖率达到 95% 或以上。
2. 5~9 岁学龄儿童慢性耳疾病和未干预的听力损失患病率相对降低 20%。
3. 到 2030 年，使用人工听觉技术（即助听器和植入装置）成年听力损失者的有效覆盖率相对增加 20%。
   - 有效覆盖率低于 50% 的国家应争取至少 50% 的有效覆盖率。
   - 有效覆盖率为 50%~80% 的国家应争取有效覆盖率相对增加 20%。
   - 有效覆盖率目前在 80% 以上的国家应努力实现全民覆盖。

世界卫生组织建议每 5 年对这些指标进行一次监测和报告，以此作为评估实现让所有人都能获得耳和听力保健的目标进展的一项手段。各国应收集并报告与这些指标相关的数据，这将大大有助于对未来几年耳和听力保健的全球趋势进行研究。尽管对这些追踪指标进行一致的评估和报告是全球监测的关键，但作为国家卫生信息系统内综合的 EHC 指标的一部分，衡量指标的重要性再怎么强调都不为过。

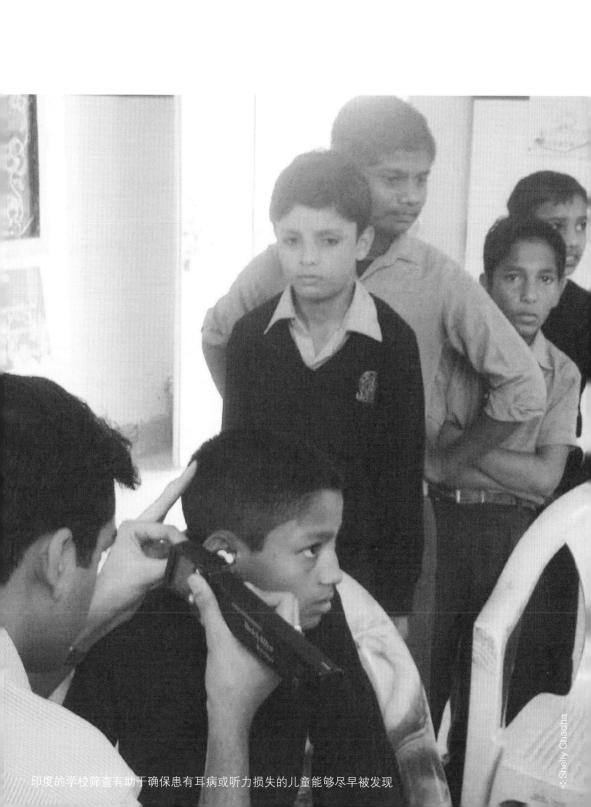

印度的学校筛查有助于确保患有耳病或听力损失的儿童能够尽早被发现

现有干预措施的力量必须与卫生系统的力量相匹配，以全面和适当的规模向最需要的人提供干预措施。[9]

## 4.5 通过强化卫生系统实施以人为本的耳和听力保健

全民健康覆盖的路径是建立初级保健为基础的强大且有弹性的以人为本的卫生体系。这种做法需要转变思路，从围绕卫生条件或临床服务设计的卫生系统转向以人为本的综合卫生服务。综合保健服务为人们提供一系列服务，包括健康促进、疾病预防、诊断、治疗、疾病管理、康复和姑息治疗。根据他们在全生命周期各个阶段的需求，协调在卫生部门内外在不同级别和保健地点的服务。IPC–EHC 服务的愿景概述见下文方框 4.2；方框 4.3 提供了此类服务如何使听力损失患者受益的假设案例。

"以人为本"是指社区成员被视为制定卫生政策和通过卫生系统提供服务的伙伴。以人为本的保健，是指服务围绕个人、家庭和社区的综合需要来组织和开展，而不是针对个体的疾病。这也意味着社区成员必须具备一定的认知和受教育程度，并对社区工作支持。这种方法可以确保保健提供者在有支持的工作环境中获得更高的满意度。

此外，它还涉及卫生系统对人们的需求做出反应，包括全生命周期的耳和听力保健需求；以综合方式提供所需的"HEARING"一揽子干预措施，并且不会给需要保健的人带来经济困扰。这种综合的全生命周期的方法是本报告建议的 EHC 规定的核心。

　　所有人都能平等地获得高质量的 EHC 服务( 作为健康服务的一部分 )。这些服务可以满足人们全生命周期的需求; 尊重社会偏好; 在整个护理过程中得到协调; 全面、安全、有效、及时、高效和可接受的; 并且拥有一支积极、熟练的员工队伍, 并在一个支持性和环境中开展工作。

　　以人为本的综合方法的关键执行原则是:

- 由国家主导。
- 以公平为中心。
- 具有参与性。
- 循证。
- 以结果为导向。
- 基于道德规范。
- 具有可持续性。
- 系统强化。

根据综合卫生服务框架, IPC–EHC 包括:

- **增强个人和社区的能力**: 通过知识和可获取的信息, 使人们了解自己的耳和听力保健需求。这确保了解决听力损失的关键知识障碍被克服, 以保证更多地接受和使用所提供的服务。
- **加强管理和责任制**: 通过有参与性的办法, 让所有利益相关方都能实现共同的愿景。这意味着决策者和社区利益相关方可以通过伙伴关系确定 EHC 需求, 从而优先考虑最紧迫的需求。
- **调整保健模式**: 以便初级保健和社区优质 EHC 服务得以优先考虑, 使人们能够在家附近获得相关的 EHC 干预措施。同时, 通过有效的转诊途径, 人们可以在二级和三级医疗机构获得高质量的临床服务( 图 4.16 )。

图 4.16　调整保健模式

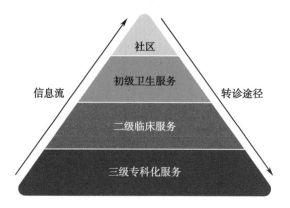

- **协调部门内与部门间的服务**：通过在卫生部门内的各种服务和方案之间建立联系，以便个人和家庭能够进行全生命周期的耳和听力保健。其他（非卫生）部门也需要协调，其中包括社会服务、金融、教育、劳工、住房、私营部门和执法部门。

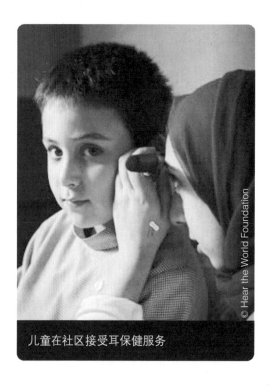

儿童在社区接受耳保健服务

- **创造有利的环境**：使卫生系统的所有部分都能以这样一种方式工作，即能够提供概念化的服务。这与卫生系统的所有部分都相关，包括领导能力、卫生信息系统、获得高质量和安全的临床服务、劳动力重新定位、监管框架及金融改革。这些因素将在 4.3.2 部分中讨论，作为提供耳和听力保健的卫生系统促成因素的一部分。

## IPC-EHC 对莱拉意味着什么？*

（*假设性案例）

莱拉是一个聪明的年轻女孩，生活在一个中等收入的热带国家的农村地区，她出现了右侧耳痛和耳漏，并伴有听力下降。她需要就医，以治疗她的耳疾病。IPC-EHC 对她意味着什么？

**赋予个人和社区权利**：村里的许多儿童都有耳漏和因此造成的听力下降。这种情况非常普遍，村民们过去都认为这是"正常的"，并不怎么注意，以为这些问题会随着时间的推移而消失。但现在情况变了。对所在地区所面临的常见健康问题，人们掌握了明确而实用的信息。他们了解到，许多孩子由于耳漏而导致听力损失，这种情况会进一步影响孩子的教育和学习成绩。他们还意识到，一些儿童由于耳部感染而出现了严重的问题这原本是可以避免的。通过当地政府，人们认识到耳部感染是这个社区的一个重要健康问题。因此，莱拉的父母意识到她的耳漏是一种需要引起重视的疾病，他们可以从当地卫生工作者那里得到相应的建议和帮助。

**强有力的政府支持**：由于耳疾病的高发病率和影响，政府在与社区居民沟通后，通过了一项提供综合耳和听力保健服务的政策。实施重点是提高对耳和听力问题的认识，并在各级保健机构提供 EHC 服务。这使得莱拉有可能得到她所需要的服务，她的父母也有可能负担得起这些服务。

**调整保健模式**：作为政府出台的政策，卫生保健提供者在社区和初级卫生保健（primary health care, PHC）的一级医师层面接受培训，并可对常见的耳疾病进行诊疗。当莱拉发现耳痛和耳漏，社区卫生工作者在定期访视时发现了这个问题。她教会了莱拉的父母如何清洁耳部和保持耳干燥，并强调其重要性。还把他们带到 PHC 中心，医生检查了莱拉的耳朵，并给予她抗感染药物。由于初级保健中心离他们的村庄很近，父母可以定期带莱拉随访。当数月后感染复发时，医生会把莱拉送到有专门耳鼻咽喉科服务的地区二级医院。有了转诊单和 PHC 的指导，莱拉的父母可以连夜带她就诊于耳鼻咽喉科医师。医师要求莱拉在几周后回来，并对她实施耳科手术。这些信息最后会反馈给 PHC 的医生和社区卫生工作者。

**跨部门协调服务**：在医生的要求下，社区卫生工作者告知了莱拉的学校有关她耳部的状况，并确保老师对她的教室座位进行了必要的调整，以便她能听得清楚。

**有利的环境**：由于政府通过国家健康保险计划为 EHC 服务提供经济保障的政策，莱拉的父母能够负担治疗费用和往返城市的旅费。此外，他们很清楚需要在各个级别的护理做什么。卫生工作者受过良好的培训，可发现和解决常见的耳和听力问题。

由于政府实施了 IPC-EHC 的方法，莱拉可以获得她需要的耳和听力保健。她的耳部情况现在恢复得很好，并定期去 PHC 随访。社区卫生工作者还指导莱拉的父母如何进行耳和听力保健，以确保莱拉的兄弟姐妹不会出现耳部问题，并教育所有家庭成员学会重视和保护自己的听力。

## IPC-EHC 对阿里和米娅意味着什么？*

（＊假设性案例）

阿里和家人住在一个镇上，而镇上有一家大型钢铁制造厂。和镇上大多数人一样，阿里在这家工厂工作，他的女儿米娅也是。他们工作的环境非常嘈杂。在过去的几年里，阿里感觉耳内一直在响，他注意到自己经常听不到家人在说什么。他的耳朵和听力问题需要治疗。IPC-EHC 对阿里意味着什么？

**赋予个人和社区权利**：镇上的许多人，特别是那些在钢铁制造厂工作的人，经常暴露在噪声和耳毒性化学物质的环境中。虽然这家工厂为员工提供听力保护，装置但过去大多数人因为佩戴不舒服而拒绝使用。结果很多人都出现了听力损失。以前大多数人只是把它归咎于"变老"，并没有把听力损失和他们的工作环境联系起来。当决策者和镇上的社区利益相关方举行联合讨论，确定公共卫生服务的框架时，社区成员们了解到噪声暴露对其健康和听力的风险。决策者也意识到这是社区内需要解决的重要健康问题之一。

**强有力的政府支持**：在此之后，运营钢铁厂与专家协商制订了一项全面的职业听力保护方案。政府密切监测该计划的执行情况，以确保工人了解避免噪声和耳毒性化学物质暴露以保护听力的需要和方法；获得高质量、舒适和有效的听力保护装置；定期举行培训和信息会议，反复强调听力保护的必要性和正确使用保护装置的方法；定期轮岗无噪声区域，以减少听力损失的风险；进入无噪声休息区；定期进行有充分记录的听力检查；必要时，需咨询专家意见。

**调整保健模式**：在工厂进行常规听力检查后，护士意识到阿里双耳听力损失十分严重，她立即把他带到镇上的医疗中心，那里提供专业的耳和听力保健服务。医生建议他使用助听器，并能在该中心验配合适的高质量助听器。他必须定期回来调试助听器，并学习如何合理使用。

　　**跨部门协调服务**：政府正与钢铁公司合作，确保在工厂实施全面的听力保护计划，并确保患有听力损失的人能够在附近的医疗机构获得高质量的助听器和相关服务。

　　**有利的环境**：用当地语言向居住在乡镇的家庭提供明确的、符合当地文化的信息，以便他们能够更多地了解和明白为什么会出现听力损失，听力损失的早期迹象，以及听力设备将如何帮助听力损失者。由于政府规定定期进行听力检查，尽早发现听力损失，这样人们可以得到所需的服务，而不必支付不必要的自付费用。

　　由于 IPC-EHC 的这些措施，阿里能够再次参与家庭对话交流。他鼓励他的女儿米娅坚持使用听力保护装置，并期望她不会患上他所患的耳鸣和听力问题。最重要的是，镇上关于听力损失的污名化正在消失，人们开始认识到保护听力的重要性，以及在最早阶段解决任何听力损失的必要性。

> 通过强化卫生系统实施以人为本的综合耳和听力保健可以克服面临的挑战。

## 4.6 整合以人为本的耳和听力保健卫生系统

要将"HEARING"一揽子干预措施纳入卫生系统时，各国必须评估并加强其卫生系统功能，以公平地提供全生命周期的干预。为此，世界卫生组织把卫生系统分成以下 6 个组成部分：领导和管理能力、卫生服务、卫生工作者、医疗产品和技术、卫生信息、筹资。"卫生服务"是核心，因为它代表临床和其他服务，将提供全生命周期的各级耳和听力保健。与此相关的关键干预措施反映在"HEARING"系统中。该系统的六个板块详细描述如下（图 4.17）。

为该系统配备最佳资源是促进服务提供的核心，这些资源包括人力资源、信息和通信技术、药品和医疗设备。本节提供了有关卫生系统促进因素的信息，这些因素必须在提供耳和听力保健的规划阶段加以考虑和发展。

图 4.17　加强以人为本的耳和听力保健的卫生系统战略

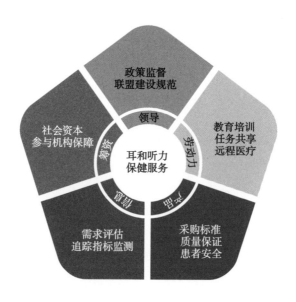

## 4.6.1 卫生系统构建模块

### 领导和管理能力

领导和管理能力也许是所有卫生系统中最关键的组成部分。它反映了政府在卫生方面的作用及其与其他利益相关方或行为者的关系,这些利益相关方或行为者的活动影响着人们的健康。此外,领导和管理能力涉及确保战略政策框架的存在,并与有效的监督、联合建设、规范、对卫生系统设计的关注和责任制相结合[9,10]。

提供卫生保健服务的管理重点是指导卫生系统,以促进获得 IPC-EHC 服务,并保障广大人民的利益。这种领导和政策规划是确保以下内容的关键:

- "HEARING"一揽子计划将耳和听力保健服务纳入国家卫生计划,并作为卫生系统应对耳和听力保健需求的一部分。这需要各政府部门和非政府合作伙伴进行协调,以确保一揽子计划的所有组成部分得到仔细考虑和系统解决,以及其他发现的相关需求。

- 各级耳和听力保健服务的提供(社区、初级、二级和三级医疗机构)贯穿全生命周期。例如,耳和听力保健服务必须是儿童发展计划、青少年健康、学校健康、老龄化以及职业健康服务等的一部分。此外,需要确保这些服务的可及性,它们必须被纳入到初级服务中。

> 政策制定和规划可以确保耳和听力保健服务贯穿于全生命周期的所有服务平台。

- 缓解耳和听力保健带来的经济问题和社会保障压力(如 3.4.5 部分所述)。

- 以适当的循证政策和法规来支持提议的耳和与听力保健干预措施。

这种卫生系统一体化的主要职能包括[9,10]:

- 政策指导和规划:为了确保公平获得 EHC 服务,制定适当的战略和技术政策至关重要。这些政策还必须明确公共、社会资本和志愿部门的作用和民间社会团体的作用。

- 情报和监督:生成、分析和使用关于听力损失和耳疾病流行趋势的情报;改善 EHC 工作者服务的可及性、能有效覆盖服务和统计卫生结果。

- 政府各部门间的合作和联盟建设(见 4.4 部分),并与政府以外的行为者,包括民间社会团体和社会资本机构合作,以改善各阶层人群获得耳和听力保健服务的可及性。

- 规范:如减少噪声;扩大卫生工作者的执业范围,提高听力技术的可及性(包括其实施和执行)。

　　国家层面对于规划和监测 EHC 服务可通过使用现有的世界卫生组织工具实现。在规划过程开始时，应用世界卫生组织 EHC 情况分析工具[7]是一种全面了解的方式，不仅可了解问题和需求，而且还可以了解卫生系统和人力资源能力。情况分析和规划过程必须由政府通过合作和透明的方式来主导。

　　制定的政策必须符合已确定的优先事项，并确保通过卫生系统提供高质量的耳和听力保健服务。这些政策必须应对关键挑战，并与有关部委和政府机构合作制定。政策应促进与非国家行为者的积极合作，以便有效地实施和监督。方框4.5 概述了世界卫生组织支持政策制定进程的现有工具。

**可持续筹资和社会保障**

良好的卫生筹资系统可利用充足的资金,使人们能够享受所需的服务,包括 EHC 服务,并保障人们免受因必须支付这些服务费用而遭受的经济困难或因此陷入贫困。

强有力的卫生筹资体系必须建立在三大关键支柱之上:①从家庭、公司或外部机构获取收入;②以允许分担风险的方式汇集预付收入;③采购设备、药品、服务等,或选择干预措施和为服务提供资金和支付供应商费用的过程(图 4.18)。

**图 4.18 稳健的筹资体系**

**必须以三个关键支柱为基础建立强有力的卫生筹资制度**

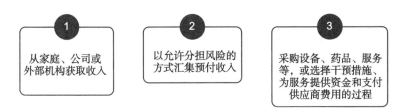

与其他医疗服务一样,全生命周期 EHC 服务的筹资没有完美的模式。然而,已证明对战略采购有效的原则和方法[11]包括[9,12]:

- 通过在不同人群中分担金融风险的预付系统,最大限度地减少自付款项。税收和健康保险是预付的形式。
- 确保社会保障,特别是对于经济状况欠佳者和弱势群体。
- 加强与社会资本的金融和其他关系。

**卫生工作者**

卫生系统只有在拥有并公平分配了有能力、有动力和可提供高质量保健的卫生工作者,并适合于所服务人群的社会文化背景的情况下才能发挥作用。与任何其他公共卫生领域一样,为确保提供高质量的 EHC 服务,必须达到以下要求:通过循证政策优化卫生工作者的绩效、质量和影响;使卫生人力资源投资与当前和未来人口和卫生系统的需求保持一致;建设适于工作者发展的体制;加强卫生工作者相关数据，以监测并确保责任制[13]。

处于社会经济发展各个阶段的国家，在卫生工作者教育、部署、留用和绩效方面，都面临不同程度的挑战。如果不能系统地应对这些挑战，卫生优先事项和目标将只能停留在理想阶段。那样，EHC 就与其他健康状况和倡议没有什么不同。

"3 耳和听力保健面临的挑战"描述了专业人员的动态化分布，如耳鼻咽喉科医师、听力师、言语治疗师和聋人教师。解决这些结构性差距，需要仔细的、循证的劳动力规划，以便在全生命周期提供以人为本的综合耳和听力保健。需要考虑若干因素，以确保教育和培训的机会，增加卫生工作人员的留任率，以及改善现有卫生工作者的分配和待遇。其中包括[9]：

> 与其他卫生服务一样，一支"表现良好"的卫生队伍，是指可行、有能力、有响应能力、有成效的队伍，这也是以人为本的综合耳和听力保健的核心。这样的队伍包括所有从事以下工作的人：参与保护和改善健康的人，包括在私营机构和公共部门中的卫生服务提供者、卫生管理者和支持人员[9]。

- 为可持续地扩大规模和教育项目筹资，增加 EHC 人力的数量并提高其技能。
- 为卫生工作者的其他（非 EHC）骨干设计培训方案，通过任务共享，促进各服务部门和全生命周期 EHC 的一体化。
- 使用远程医疗改善就医情况，特别是在偏远和服务不足的地区。
- 组织卫生工作者提供不同级别的 EHC 服务。

这就要求配套政策支持此类教育方案，并通过扩大（非 EHC）卫生工作者的实践范围和相应劳务促进任务分担。

如第 3 部分所述，任务分担作为更广泛的劳动力战略实施的一部分，可以改善获取耳和听力保健服务的机会，缩小保健差距，提高效率和改善全生命周期卫生服务的质量[14-17]。与劳动力相关的创新技术和远程医疗服务促进了解决方案的实施，促使人们获得优质的服务。

健康信息

通过健全的卫生信息系统获得全面、可靠信息是所有卫生系统构建模块的决策基础。卫生信息系统提供以下几个方面的信息：

- 卫生决定因素（社会经济、环境、行为和遗传因素）。
- 卫生系统运作的环境。
- 对卫生系统和相关程序的投入，包括政策、卫生基础设施和设备、成本以及人力和财力资源。

- 卫生系统的绩效或产出,如卫生服务和金融风险保护的可用性、可行性、质量和应用情况。
- 卫生结局(死亡率、发病率、疾病暴发、健康状况、残疾、福祉)。
- 卫生不平等。

与这些因素相关的数据和信息,通常在个人、医疗机构和人口层面上收集[18],对于规划和监测提供全生命周期以人为本的耳和听力保健服务都是必要的。规划和监测的目标必须是[19]:

- 通过预估全生命周期各年龄段的患病率和听力损失原因,并研究其随时间的趋势,确定不同年龄段的需求和优先事项。世界卫生组织耳和听力保健调查手册为此提供了标准化的工具[20]。
- 评估卫生系统提供所需临床服务的能力:发现差距并监测其绩效。世界卫生组织耳和听力保健现状分析工具(Ear and Hearing Care:Situation Analysis Tool)在这方面是有效的[7]。
- 设定现实、相关和有时限的目标;并确定相关指标,以评估服务的有效覆盖范围。世界卫生组织设定的全球目标见 4.4.2 部分,如果相关,应列入国家目标。国家目标需要根据确定的国家耳和听力保健优先事项以及计划采取的行动进行确定。图 4.19 显示了制订上述目标和指标的方法的不同阶段。
- 将指标纳入国家卫生信息系统并跟踪通过使用标准化监测工具取得的进展。
- 报告实现目标的进展情况,并展示该策略的影响;找出策略执行中的差距,以便能够弥补这些差距,并采取纠正措施。

图 4.19　制定耳和听力保健目标和指标的流程

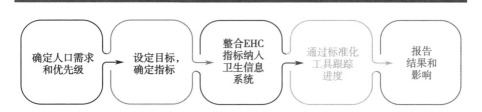

这种方法是否有效取决于[9]:一套运作良好的卫生信息系统,确保生产、分析、传播和利用可靠和及时的健康信息,包括卫生系统不同级别的耳和听力保健指标;有效的监测系统,持续应用已开发的工具和设备;由卫生部门负责EHC 的办公室收集与指标有关的数据,并定期向全国委员会报告并在卫生报告中发表[19]。

**医疗产品、疫苗和相关技术**

一个运作良好的卫生系统必须确保公平获得优质、安全、高效和成本效益有保证的基本医疗产品。其中包括：[20]

- 疫苗；
- 用于耳部检查和听力评估的诊断设备；
- 药物，如抗生素和滴耳液；
- 用于显微手术和其他耳科手术的手术设备；
- 人工听觉技术，如助听器、人工中耳和人工耳蜗。

为了确保其公平获取和合理使用，耳和听力保健相关产品应根据世界卫生组织现有清单在政府基本药物、医疗器械和辅助技术清单列入相关产品[21]。应制定符合国际标准的技术规范（如世界卫生组织"适合低收入和中等收入国家首选助听器简介"）[22]。应采购可靠材料，以避免假冒和不合格产品。应监测所含产品的采购和使用情况，以确保其质量、有效性和安全性。图4.20概述了卫生系统对确保公平获得辅助器具和产品的要求。

图4.20 卫生系统对公平获取设备和产品的要求

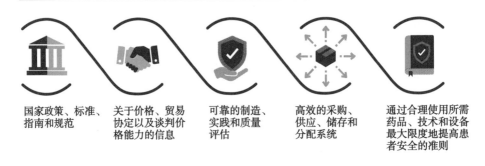

| 国家政策、标准、指南和规范 | 关于价格、贸易协定以及谈判价格能力的信息 | 可靠的制造、实践和质量评估 | 高效的采购、供应、储存和分配系统 | 通过合理使用所需药品、技术和设备最大限度地提高患者安全的准则 |

只要有可能，政府应鼓励创新和因地制宜的实行有效干预措施，如人工听觉技术和诊断或手术设备。然而，这种创新和适应必须经过严格的测试，以确保遵守国际公认的质量和安全标准。

### 4.6.2 以人为本的综合耳和听力保健的循证研究

除了上述要点外，重要的是要关注相关的、以影响为导向的研究。健全的卫生政策和政策执行[23]建立在研究、证据和信息的基础上。在本报告中，确定了研究和证据方面的差距，以及优先研究领域。耳和听力保健优先研究领域的流程在

图 4.21 中进行了总结。

在推广全生命周期以人为本的 EHC 的背景下，研究应针对以下目标[23,24]：

- 耳和听力保健的优先级，特别在中低收入国家；
- 建设卫生系统的服务影响能力；
- 支持创造有利环境的规范和标准；
- 创造能够适应不同文化和社会经济环境的知识和产品；
- 将优质证据转化为可负担的卫生技术和循证政策；
- 社会影响。

> 研究、证据和信息是综合卫生政策及其执行的基础。

**图 4.21　确定耳和听力保健优先研究领域所遵循的流程**

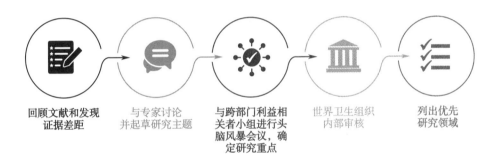

| 回顾文献和发现证据差距 | 与专家讨论并起草研究主题 | 与跨部门利益相关者小组进行头脑风暴会议，确定研究重点 | 世界卫生组织内部审核 | 列出优先研究领域 |

### 确定耳和听力保健优先研究领域

根据本报告撰写过程中发现的证据差距，以及来自积极参与服务提供的专家和利益相关方的意见，或国家内部进行的宣传，以下领域被确定为制定和实施以人为本的综合耳和听力保健（IPC–EHC）的优先领域：

1. 通过以人群为基础的研究，采用统一的方法评估听力损失的患病率和原因。
2. 研究在不同经济文化背景下获取耳和听力保健服务的障碍，以及克服这些障碍的策略。
3. 耳和听力保健的需求、障碍和方法，以及改善包括土著居民在内的弱势群体获取服务的途径。
4. 隐性听力损失以及声音对人耳的其他影响。

5. 用于改变，因不安全的聆听习惯而面临听力损失风险人群聆听行为的方法和工具。

6. 早期发现全生命周期听力损失的创新方法，包括其有效性和成本效益。应特别关注老年人和学龄儿童。

7. 提供改善包括人工听觉技术在内的听力康复的机会服务的方法，尤其是在中低收入国家。

8. 骨干之间的任务转移和任务分担模式，包括在改善 EHC 服务的可及性和成本效益方面的有效性。

9. 针对卫生工作者和辅助人员进行初级 EHC 培训。

10. 为服务资源不足的人群提供远程医疗、移动医疗和电子医疗的服务模式。

11. 符合国家需求并能在当地制造高质量、高性价比的人工听觉装置，尤其是自验配技术和其他类似技术。

12. 高质量、高性价比的创新诊断工具、助听器和人工听觉植入装置。

13. 改善听力技术和服务获取的卫生筹资模式。

14. 政策和法规对以下方面的影响：改善对技术和服务的可及性；强化安全聆听习惯；通过噪声控制和耳毒性药物 / 化学物质的监管来预防听力损失。

15. 公共卫生战略的有效性和成本效益，例如：
    - 安全聆听设备和安全聆听场所的标准和规范。
    - 预防耳疾病和听力损失的宣传活动。
    - 减少职业性、娱乐性或环境噪声。
    - 针对疫苗可预防的听力损失原因进行免疫接种。

16. 用于预防和管理听力损失的新疫苗（如巨细胞病毒）和治疗方法，以及其在公共卫生领域的应用模式。

17. 增强手语翻译、字幕服务和听力辅助技术（如环路系统）的方法和影响。

以上列出的关于 EHC 优先研究领域并不详尽：它主要集中在 HEARING 干预措施和卫生系统促进因素相关的耳和听力保健的公共卫生领域，并非对临床和治疗领域研究的详细介绍。新疗法和临床方面的研究对于确保获取耳病和听力损失的有效预防、医疗、手术和康复方案至关重要。但是，成本效益和相关服务提供模式的研究也同样重要，只有通过科学的成本效益和服务提供模式才能实现其对公共卫生的预期效益。

**日本将听力保健列为优先研究事项**

日本长期以来一直将老年人的护理作为一项重要的公共卫生策略来抓。这是因为日本是世界上老年比例最高的国家，通常被称为"超级老龄化"社会[25]。听力损失的高发及其与认知能力下降的相关性促使日本对此进行了科学研究，并与世界上其他国家分享他们的知识。同时，人们也认识到噪声暴露和不安全聆听是造成听力损失的原因，通过研究人员参与制定基于证据的 WHO-ITU 全球安全聆听标准，重点关注安全聆听的事项。此外，日本电信技术委员会（Telecommunication Technology Commission, TTC，日本信息和通信技术标准化机构）已将 WHO-ITU 全球标准作为国家标准。

必须在需要的时候和地点向所有人提供以人为本的综合耳和听力保健服务，而不造成经济负担。

## 4.7 结论和建议：让所有人获取耳和听力保健服务

在全球，超过 4 亿人因为未干预听力损失的而使日常生活受限，与此同时超过 10 亿人正面临这种日益严重的威胁所带来的风险。尽管听力损失的高患病率和巨大影响，*World Report on Hearing* 表明，可以通过及时有效的措施预防听力损失并减轻其影响。

在过去的几十年中，随着高端技术和创新服务提供方式的发展，耳和听力保健领域取得了长足的进步。但尽管有了这些进展，绝大多数需要 EHC 的人仍无法获取这些服务。即使在可提供服务的地方，也常常由于人们对听力损失的认识不足，以及有听力损失相关的耻辱感，而不主动寻求服务。因此，要确保技术和创新能够惠及所有需求的人，公共卫生方法至关重要。

本报告分析了耳和听力保健领域面临的许多挑战，并提出了解决方案。这可被归纳为，强调公共卫生关注在耳和听力保健方面的缺乏和对公共卫生方法的需求。

听力损失的风险、数量和影响不断上升，在全球疾病负担研究中占很大比重，每年造成超过 3 500 万 DALYs[31]，这必须引起全世界卫生政策制定者的警醒。为了确保全世界所有公民都能享有最佳健康和福祉，必须让所有人都能获取 EHC 服务。采取以人为本的方案，将耳和听力保健纳入国家卫生保健系统，并作为全民健康覆盖的一部分，是应对这一日益严峻挑战的唯一途径。

*World Hearing on Report* 提出了 "HEARING" 一揽子干预措施，可解决全生命周期的耳和听力问题的各个方面。除了展示耳和听力保健的投资成本（包括这些方案的益处和经济收益），该报告还制订了 2030 年全球扩大目标，并概述了可监测全球向该目标发展的追踪指标。

---

[31] 参见：http://www.healthdata.org/research-article/global-burden-369-diseases-and-injuries-1990%E2%80%932019-systematic-analysis-global-burden。

各国必须采取行动来评估自身需求,对人口需求最相关的干预措施进行优先级排序,并利用现有资源将其系统地纳入其国家卫生保健规划中。建议的关键操作方案如下。

## 4.7.1　针对卫生部门的建议

**建议1:**
**将以人为本的耳和听力保健纳入全民健康覆盖**

行动:

- 确定每个国家耳和听力保健的人口需求和优先事项,并根据确定的优先事项将 "HEARING" 一揽子干预措施纳入全民健康保健。
- 确保所有人都能公平地获取耳和听力保健服务,包括居住在偏远地区或属于弱势群体的人。
- 提供财务风险保障,减少用于耳和听力保健的自付费用。
- 让其他政府部门和民间社会团体参与进来,包括在规划和实施过程中为聋人和重听者提供服务的组织,以促进整体合作的方法。

**建议2:**
**加强卫生系统在各级保健中提供以人为本的耳和听力保健服务**

行动:

- 考虑将 IPC–EHC 作为国家卫生计划的一部分,以综合方式在提供服务的各个级别(社区、初级、二级和三级医疗机构)提供保健服务,以满足包括弱势群体在内的所有人群的需求。
- 确保将耳和听力保健纳入全生命周期的保健服务,其中包括儿童保健计划、健康老龄化、职业保健服务、环境卫生和健康促进活动。
- 建立或扩大教育计划,以发展耳和听力保健专业骨干人员。
- 加强对其他(非 EHC)医疗保健提供者和其他人员(例如教师、社会工作者等)的培训,包括听力损失及其相关影响和其在获取有效支持沟通中的作用。
- 改善获取优质、可负担的人工听觉技术(助听器、人工耳蜗和其他辅助听觉装置)及其有效使用所需的服务。

建议 3：

**开展提高认识运动，解决对耳疾病和听力损失的态度和污名化问题**

行动：

- 向公众告知在全生命周期可避免的耳疾病和听力损失的原因，相关影响以及干预措施的有效性。
- 制定有效的沟通策略，以改变由于不安全的聆听习惯而处于听力损失风险的人们的聆听行为。
- 将每年世界听力日提供的宣传，作为对公众进行耳和听力保健的信息告知和教育手段。
- 将专业培训课程纳入 IPC–EHC 模块中，包括耳鼻咽喉科学、听力学和言语治疗学，以便在 EHC 专业人员中促进公共卫生方法。
- 倡导相关政府部门在沟通和教育中提供使用手语服务和其他手段（例如字幕）。

建议 4：

**确定目标，监测国家趋势并评估进展**

行动：

- 使用已确定的追踪指标评估实现 EHC 目标的进度。
- 确定 EHC 指标并将其综合纳入国家卫生信息系统中，并确保对其进行定期监测。
- 作为国家卫生报告的一部分，公布指标并评估实现目标的进度。
- 将听力损失评估作为基于人群的健康调查的一部分，并以标准化的方式进行报告（即按照 WHO 的听力损失分级 [32]）。
- 通过强大的合作伙伴关系和协作网络与其他国家和地区共享数据、知识和资源。

建议 5：

**促进关于耳和听力保健的优质公共卫生研究**

行动：

- 根据全球和国家优先事项制订国家研究议程。
- 促进和支持侧重于公共卫生研究成果的相关性、意义和应用方面的研究。
- 加强卫生部门、研究组织和机构之间的联系，采取协作方式，以确保研究与国家 EHC 优先事项保持一致。
- 建立机制，鼓励资助以耳和听力保健为重点的公共卫生研究。

---

[32] 参见：https://www.who.int/pbd/deafness/hearing_impairment_gr

## 4.7.2 针对国际组织的建议

**建议 1：**
**与世界卫生组织的全球耳和听力保健目标保持一致，并支持对其进行监测**

行动：
- 倡导将获取"HEARING"一揽子干预措施作为实现 SDG 3.8 的持续努力的一部分。
- 支持中低收入国家开发、实施和监测 IPC–EHC 服务。
- 支持建立由 WHO 领导的全球监测系统，以评估用于监测"HEARING"一揽子干预措施的有效覆盖的追踪指标。

**建议 2：**
**采取措施改变对耳和听力保健的认识、态度和做法**

行动：
- 与全球和区域层面的领导者和影响者互动，提高关于听力损失污名化的认识，并制订消除污名化的方案。
- 利用每年世界听力日提供的机会，提高对听力损失的认识。
- 促进世界卫生组织的"安全聆听"[33] 倡议，并采取与其建议一致的做法。

**建议 3：**
**促进耳和听力保健知识的产生和传播**

行动：
- 鼓励和支持与耳和听力保健相关的研究，并符合世界卫生组织确定的研究优先级。
- 建立国际研究合作，以产生与国情相关的证据并促进经验交流。
- 使用统一的方法和平台，通过数据生成和共享进行协作。

**建议 4：**
**积极参与全球耳和听力保健行动**

行动：
- 加入、支持并为世界卫生组织牵头的世界听力论坛[34] 及其在耳和听力保健方面的全球行动做出贡献。

---

[33] 参见：https://www.who.int/activities/making–listening–safe
[34] 参见：https://www.who.int/activities/promoting–world–hearing–forum

- 促进全球合作，以改善对优质、可负担的人工听觉技术和相关服务的获取。
- 确保将耳和听力保健纳入全球和区域计划中，尤其是针对儿童、青少年和老年人健康。

### 4.7.3 向耳和听力保健领域的利益相关方，包括专业团体、民间社会团体和私营部门实体提出建议

建议 1：

**支持为各国政府和世界卫生组织提供、监测耳和听力保健的**

行动：

- 倡导和支持政府通过将"HEARING"一揽子干预措施整合到国家卫生计划中提供 IPC-EHC。
- 支持世界卫生组织监测已确定的追踪指标，作为评估全球 EHC 服务随时间推移而增加的手段。

建议 2：

**为提供耳疾病和听力损失的公共卫生方面的知识做出贡献**

行动：

- 根据世界卫生组织确定的事项优先研究开展相关研究；并将结果发布和共享。
- 通过在相关专业课程中纳入公共卫生模块，提高耳和听力专业人员的 EHC 素养。

建议 3：

**开展合作以确保所有利益相关方能为耳和听力保健做出贡献，并达成共同的愿景**

行动：

- 与世界卫生组织合作，建立并支持区域性和次区域性的多利益相关方，以发现特定区域的需求、资源和机会。
- 加入并支持世界听力论坛，以促进针对听力损失的协调和协作的全球行动。

建议 4：
**强调耳和听力保健的重要性、需求和方法，并倡导在政府卫生议程中优先考虑耳和听力保健**

**行动：**

- 每年参加世界听力日宣传活动，以此作为提高社区和各级决策者对耳和听力保健关注的一种方式。
- 组织国家和次区域启动活动和政策对话，以传播和倡导采纳 *World Hearing on Report* 中提出的建议。

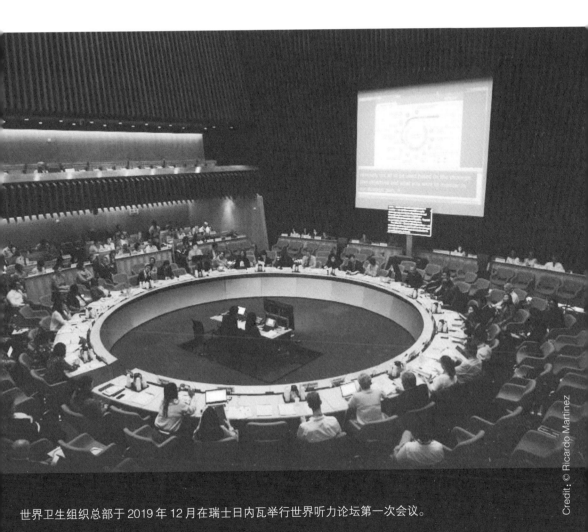

世界卫生组织总部于 2019 年 12 月在瑞士日内瓦举行世界听力论坛第一次会议。

# 参考文献

1. World Health Organization. Universal health coverage. Available at: https://www.who.int/ westernpacific/ health-topics/universal-health-coverage, accessed December 2020.

2. United Nations. Transforming our world: the 2030 Agenda for Sustainable Development. Sustainable Development Knowledge Platform. Available at: https:// sustainabledevelopment.un.org/post2015/ transformingourworld, accessed December 2020.

3. World Health Organization. Making fair choices on the path to universal health coverage: final report of the WHO consultative group on equity and universal health coverage. Geneva: World Health Organization; 2014. Available at: https://apps.who.int/iris/ handle/10665/112671, accessed December 2020.

4. World Health Organization. OneHealth Tool. Available at: http://www.who.int/choice/onehealthtool/en/, accessed December 2020.

5. Stenberg K, Hanssen O, Tan-Torres Edejer T, Bertram M, Brindley C, Meshreky A, et al. Financing transformative health systems towards achievement of the health Sustainable Development Goals: a model for projected resource needs in 67 low-income and middle-income countries. Lancet Glob Health. 2017; 5 (9): e875-e887.

6. Tordrup D, Smith R, Kamenov K, Cieza A, Bertram M, Green N, Chadha S, WHO H.E.A.R. group. 2021. Global return on investment and cost-effectiveness of World Health Organization H.E.A.R. interventions. Lancet Global Health. In review.

7. World Health Organization. Ear and hearing care: situation analysis tool. Geneva: World Health Organization; 2015. Available at: https://apps.who.int/iris/handle/10665/206141, accessed December 2020.

8. World Health Organization. Ear and hearing care planning and monitoring of national strategies. Geneva: World Health Organization; 2015. Available at: https://apps.who.int/ iris/handle/10665/206138, accessed December 2020.

9. World Health Organization. Everybody's business-strengthening health systems to improve health outcomes: WHO's framework for action. Geneva: Health Organization; 2007. Available at: https://apps. who.int/iris/handle/10665/43918, accessed December 2020.

10. World Health Organization. Health systems governance for universal health coverage: action plan. Available at: https://www.who.int/health-topics/health-systems-governance#tab=tab_1, accessed December 2020.

11. World Health Organization. Strategic purchasing for universal health coverage: key policy issues and questions. Geneva: World Health Organization; 2017. Available at: http://www. who.int/health_financing/ documents/strategic-purchasing-discussion-summary/en/, accessed December 2020.

12. World Health Organization. Resolution WHA.64.9. Sustainable health financing structures and universal coverage. In: Sixty-fourth World Health Assembly, Geneva, 16-24 May 2011. Resolutions and decisions, annexes. Available at: https://apps.who.int/gb/ebwha/pdf_files/ WHA64/A64_R9-en.pdf?ua=1&ua=1, accessed December 2020.

13. World Health Organization. Global strategy on human resources for health: workforce 2030. Geneva: World Health Organization; 2016. Available at: http://www.who.int/hrh/ resources/pub_globstrathrh-2030/en/, accessed December 2020.

14. World Health Organization. Task sharing in health workforce: an overview of community health worker programmes in Afghanistan, Egypt and Pakistan. Eastern Mediterranean Health Journal; volume 24, issue 9, 2018. Available at: http://www.emro.who.int/emhj-volume-24-2018/volume-24-issue-9/task-sharing-in-health-workforce-an-overview-of-community-health-worker-programmes-in-afghanistan-egypt-and-pakistan.html, accessed December 2020.

15. Fakhri A, Aryankhesal A. The effect of mutual task sharing on the number of needed health workers at the Iranian health posts: does task sharing increase efficiency? Int J Health Policy Manag. 2015 Aug 1; 4 (8): 511-6.

16. Dawson AJ, Buchan J, Duffield C, Homer CSE, Wijewardena K. Task shifting and sharing in maternal and reproductive health in low-income countries: a narrative synthesis of current evidence. Health Policy Plan. 2014 May; 29 (3): 396-408.

17. Suen, JJ; Han, HR; Peoples, CY; Weikert, M; Marrone, N; Lin, FR; Nieman, CL. A community health worker training program to deliver accessible and affordable hearing care to older adults. J Health Care Poor Underserved. 2021. In press.

18. World Health Organization. Section 3-Health information systems. Monitoring the building blocks of health systems: a handbook of indicators and their measurement strategies. Geneva: World Health Organization; 2010. Available at: https://www.who.int/ healthinfo/systems/WHO_MBHSS_2010_section3_web.pdf, accessed December 2020.

19. World Health Organization. Ear and hearing care: indicators for monitoring provision of services. Geneva: World Health Organization; 2019. Available at: https://www.who.int/ publications–detail/ear–and–hearing–care–indicators–for–monitoring–provision–of–services, accessed December 2020.

20. World Health Organization. WHO ear and hearing: survey handbook. Geneva: World Health Organization; 2020. Available at: https://apps.who.int/iris/handle/10665/331630, accessed December 2020.

21. World Health Organization. Priority Assistive Products List (APL) . World Health Organization. Available at: http://www.who.int/phi/implementation/assistive_technology/ global_survey–apl/en/, accessed December 2020.

22. World Health Organization. Preferred profile for hearing–aid technology suitable for low–and middle–income countries. Geneva: World Health Organization; 2017. Available at: https://apps.who.int/iris/handle/10665/258721, accessed December 2020.

23. World Health Organization. Health research. Available at: https://www.who.int/ westernpacific/health–topics/health–research, accessed December 2020.

24. Kuruvilla S, Mays N, Pleasant A, Walt G. Describing the impact of health research: a Research Impact Framework. BMC Health Serv Res. 2006 Oct 18; 6 (1): 134.

25. Muramatsu N, Akiyama H. Japan: super–aging society preparing for the future. Gerontologist. 2011 Aug 1; 51 (4): 425–32. Available at: https://doi.org/10.1093/geront/ gnr067, accessed December 2020.

# 线上资源

### 线上资源 A

证据质量

https://apps.who.int/iris/bitstream/hand le/10665/339906/9789240021501-eng.pdf

### 线上资源 B

预防和 / 或减轻听力损失影响的措施所获得的投资回报

https://apps.who.int/iris/bitstream/hand le/10665/339906/9789240021501-eng.pdf

### 线上资源 C

用于监测耳和听力保健进展的追踪指标

https://apps.who.int/iris/bitstream/hand le/10665/339906/9789240021501-eng.pdf